高等院校"十三五"规划教材

# 理疗技术

主　编　李　奎　崔　明

副主编　王育庆　叶正茂　李　鑫

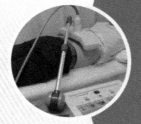
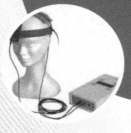
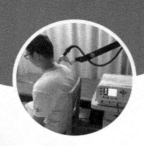
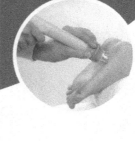

中山大学出版社
SUN YAT-SEN UNIVERSITY PRESS
·广州·

## 版权所有　翻印必究

**图书在版编目（CIP）数据**

理疗技术/李奎，崔明主编. —广州：中山大学出版社，2017.3
（高等院校"十三五"规划教材）
ISBN 978-7-306-05921-5

Ⅰ.①理… Ⅱ.①李… ②崔… Ⅲ.①物理疗法—技术手册 Ⅳ.①R454-62

中国版本图书馆 CIP 数据核字（2016）第 299631 号

出 版 人：徐　劲
策划编辑：曾育林
责任编辑：曾育林
封面设计：曾　斌
责任校对：马霄行
责任技编：何雅涛
出版发行：中山大学出版社
电　　话：编辑部 020-84111996，84113349，84111997，84110779
　　　　　发行部 020-84111998，84111981，84111160
地　　址：广州市新港西路 135 号
邮　　编：510275　　传　真：020-84036565
网　　址：http://www.zsup.com.cn　E-mail：zdcbs@mail.sysu.edu.cn
印 刷 者：广东虎彩云印刷有限公司
规　　格：787mm×1092mm　1/16　16.5 印张　400 千字
版次印次：2017 年 3 月第 1 版　2023 年 1 月第 2 次印刷
定　　价：38.00 元

如发现本书因印装质量影响阅读，请与出版社发行部联系调换

# 编 委 会

**主　编**　李　奎　崔　明

**副主编**　王育庆　叶正茂　李　鑫

**编　委**（排名不分先后）

　　　　李　奎（中山大学附属第三医院）

　　　　崔　明（广州体育职业技术学院）

　　　　吴丹丽（中山大学附属第三医院）

　　　　叶正茂（广州医科大学附属第二医院）

　　　　苏九龙（广州医科大学附属第二医院）

　　　　王育庆（广州军区广州总医院）

　　　　邝志强（暨南大学附属第一医院）

　　　　解东风（中山大学附属第三医院）

　　　　李　鑫（中山大学附属第三医院）

　　　　赵江莉（中山大学附属第一医院）

　　　　肖　冰（广州体育职业技术学院）

　　　　陆雪清（广州体育职业技术学院）

　　　　慕容嘉颖（广州体育职业技术学院）

# 前　言

在我国，理疗就是物理因子疗法的简称，它与功能训练和手法治疗一起，被誉为物理治疗（PT）的"三驾马车"，是康复治疗最主要的技术之一，也是所有其他治疗（如OT、ST等）的基础。理疗技术是指应用天然或人工的物理因子为主要手段，作用于人体，并通过神经、体液、内分泌和免疫等生理调节机制，达到保健、预防、治疗和康复目的的技术。

理疗在国内外都有悠久的历史，各种专著和教材也层出不穷，但往往都侧重于对理论基础长篇累牍的介绍，对具体操作着墨较少，且鲜有图解。这对大部分读者，尤其是注重实操的康复治疗学生来说影响较大，很难理解和记忆，理论与实践往往脱节。为解决以上问题，广州体育职业技术学院根据体育保健与康复专业发展广东省示范性高职院校重点专业建设的需要，启动了校企合作教材《理疗技术》的编写，以适应当前我国高等职业教育康复治疗技术专业教学的基本要求。

历时8个月，经过各位编者辛勤的编写、互审，副主编审稿、主编审稿，《理疗技术》终于成书了。全书共十四章，比较全面具体地介绍了目前常用的各种物理因子的治疗技术，包括最近几年在国内逐步开展应用的经颅磁刺激技术和冲击波治疗技术。本书在理论基础方面力求简洁清晰，在操作方面力求图文并茂、规范统一。希望本书能给广大高职康复治疗专业的学生和其他读者耳目一新的感觉，成为一本实用的教材和参考书。

感谢广州体育职业技术学院领导和体育保健与康复系领导的信任和支持，从而使得我们全体编委有机会共同完成这一光荣的使命；感谢各位编委不辞辛苦，利用业余时间查阅、收集资料，完成书稿的撰写和反复修订；感谢李鑫老师在书稿整理过程中做出的突出贡献。

因时间紧迫和编者学识有限，编写过程中遗漏和不足之处在所难免，敬请各位老师、同学和其他读者批评指正、不吝赐教，以便我们进一步完善。

李　奎

2017年3月

# 目　录

**第一章　理疗技术概论** / 1
　第一节　概述 / 1
　　一、概念 / 1
　　二、分类 / 1
　　三、应用范围 / 3
　　四、应用前景 / 5
　第二节　发展简史 / 5
　　一、萌芽阶段 / 5
　　二、形成阶段 / 6
　　三、发展阶段 / 6
　第三节　基本理论 / 7
　　一、反应过程 / 7
　　二、作用方式 / 8
　　三、反应规律 / 9
　　四、应答效应 / 10
　第四节　理疗对人体的作用 / 12
　　一、共性与特异性 / 12
　　二、治疗作用 / 14
　第五节　理疗处方 / 14
　　一、目的 / 14
　　二、基本原则 / 14
　　三、内容 / 15

**第二章　直流电疗法** / 16
　第一节　概述 / 16
　　一、定义 / 16
　　二、治疗作用与原理 / 16
　　三、适应证与禁忌证 / 17
　　四、设备与用具 / 18
　　五、操作方法与步骤 / 19
　　六、注意事项 / 20

　第二节　直流电药物离子导入疗法 / 21
　　一、定义 / 21
　　二、治疗作用与原理 / 21
　　三、适应证与禁忌证 / 22
　　四、设备与用具 / 24
　　五、操作方法与步骤 / 24
　　六、注意事项 / 25

**第三章　低频电疗法** / 26
　第一节　概述 / 26
　　一、定义 / 26
　　二、治疗作用与原理 / 26
　　三、适应证与禁忌证 / 27
　　四、设备与用具 / 27
　　五、操作方法与步骤 / 27
　　六、注意事项 / 28
　第二节　神经肌肉电刺激疗法 / 28
　　一、定义 / 28
　　二、治疗作用与原理 / 28
　　三、适应证与禁忌证 / 29
　　四、设备与用具 / 29
　　五、操作方法与步骤 / 30
　　六、注意事项 / 31
　第三节　功能性电刺激疗法 / 31
　　一、定义 / 31
　　二、治疗作用与原理 / 32
　　三、适应证与禁忌证 / 32
　　四、设备与用具 / 32
　　五、操作方法与步骤 / 33
　　六、注意事项 / 34

## 第四节 经皮神经电刺激疗法 / 35
- 一、定义 / 35
- 二、治疗作用与原理 / 35
- 三、适应证与禁忌证 / 36
- 四、设备与用具 / 37
- 五、操作方法与步骤 / 37
- 六、注意事项 / 38

## 第五节 感应电疗法 / 38
- 一、定义 / 38
- 二、治疗作用与原理 / 39
- 三、适应证与禁忌证 / 39
- 四、设备与用具 / 40
- 五、操作方法与步骤 / 41
- 六、注意事项 / 43

## 第六节 间动电疗法 / 43
- 一、定义 / 43
- 二、治疗作用与原理 / 43
- 三、适应证与禁忌证 / 45
- 四、设备与用具 / 45
- 五、操作方法与步骤 / 46
- 六、注意事项 / 47

## 第七节 超刺激电疗法 / 47
- 一、定义 / 47
- 二、治疗作用与原理 / 47
- 三、适应证与禁忌证 / 47
- 四、设备与用具 / 48
- 五、操作方法与步骤 / 48
- 六、注意事项 / 48

## 第八节 电睡眠疗法 / 49
- 一、定义 / 49
- 二、治疗作用与原理 / 49
- 三、适应证与禁忌证 / 49
- 四、设备与用具 / 50
- 五、操作方法与步骤 / 50
- 六、注意事项 / 51

## 第九节 直角脉冲脊髓通电疗法 / 51
- 一、定义 / 51
- 二、治疗作用与原理 / 51
- 三、适应证与禁忌证 / 52
- 四、设备与用具 / 52
- 五、操作方法与步骤 / 52
- 六、注意事项 / 53

## 第十节 高压低频电疗法 / 53
- 一、定义 / 53
- 二、治疗作用与原理 / 53
- 三、适应证与禁忌证 / 54
- 四、设备与用具 / 54
- 五、操作方法与步骤 / 54
- 六、注意事项 / 55

## 第十一节 经颅微电流刺激疗法 / 55
- 一、定义 / 55
- 二、治疗作用与原理 / 55
- 三、适应证与禁忌证 / 56
- 四、设备与用具 / 56
- 五、操作方法与步骤 / 56
- 六、注意事项 / 56

# 第四章 中频电疗法 / 57
## 第一节 概述 / 57
- 一、定义与分类 / 57
- 二、生理作用与治疗作用 / 57

## 第二节 音频电疗法 / 59
- 一、定义 / 59
- 二、治疗作用与原理 / 59
- 三、适应证与禁忌证 / 60
- 四、设备与用具 / 60
- 五、操作方法与步骤 / 61
- 六、注意事项 / 62

## 第三节 超音频电疗法 / 62
- 一、定义 / 62
- 二、治疗作用与原理 / 62
- 三、适应证与禁忌证 / 63
- 四、治疗技术与设备 / 63
- 五、操作方法与步骤 / 63
- 六、注意事项 / 63

第四节 调制中频电疗法 / 63
　一、定义 / 63
　二、治疗作用与原理 / 64
　三、适应证与禁忌证 / 65
　四、设备与用具 / 66
　五、操作方法与步骤 / 66
　六、注意事项 / 66
第五节 干扰电疗法 / 67
　一、定义 / 67
　二、传统干扰电疗法 / 67
　三、动态干扰电疗法 / 70
　四、立体动态干扰电疗法 / 70
第六节 音乐电疗法 / 72
　一、定义 / 72
　二、治疗作用与原理 / 72
　三、适应证与禁忌证 / 72
　四、设备与用具 / 73
　五、操作方法与步骤 / 74
　六、注意事项 / 75
第七节 波动电流疗法 / 75
　一、定义 / 75
　二、治疗作用与原理 / 75
　三、适应证与禁忌证 / 76
　四、设备与用具 / 76
　五、操作方法与步骤 / 76
　六、注意事项 / 76

第五章 高频电疗法 / 77
第一节 概述 / 77
　一、分类 / 77
　二、作用方式 / 78
　三、治疗作用与原理 / 78
第二节 共鸣火花疗法 / 79
　一、定义 / 79
　二、治疗作用与原理 / 80
　三、适应证与禁忌证 / 80
　四、设备与用具 / 80
　五、操作方法与步骤 / 80
　六、注意事项 / 81
第三节 短波疗法 / 81
　一、定义 / 81
　二、治疗作用与原理 / 81
　三、适应证与禁忌证 / 82
　四、设备与用具 / 82
　五、操作方法与步骤 / 84
　六、注意事项 / 88
第四节 超短波疗法 / 88
　一、定义 / 88
　二、治疗作用与原理 / 89
　三、适应证与禁忌证 / 89
　四、设备与用具 / 89
　五、操作方法与步骤 / 89
　六、注意事项 / 89
第五节 微波疗法 / 90
　一、定义 / 90
　二、治疗作用与原理 / 90
　三、适应证与禁忌证 / 90
　四、设备与用具 / 91
　五、操作方法与步骤 / 91
　六、注意事项 / 93
第六节 高频电热疗法 / 93

第六章 光疗法 / 95
第一节 可见光疗法 / 95
　一、概念 / 95
　二、治疗作用与原理 / 95
　三、适应证与禁忌证 / 96
　四、设备与用具 / 96
　五、操作方法与步骤 / 96
　六、注意事项 / 97
　七、临床应用 / 97
第二节 红外线疗法 / 97
　一、概念 / 97
　二、治疗作用与原理 / 98
　三、适应证与禁忌证 / 98
　四、设备与用具 / 99

五、操作方法与步骤 / 99
六、注意事项 / 99
第三节　紫外线疗法 / 100
一、概念 / 100
二、治疗作用与原理 / 101
三、适应证与禁忌证 / 102
四、设备与用具 / 102
五、操作方法与步骤 / 102
六、注意事项 / 105
第五节　激光疗法 / 105
一、概念 / 105
二、治疗作用与原理 / 106
三、适应证与禁忌证 / 107
四、设备与用具 / 107
五、操作方法与步骤 / 107
六、注意事项 / 108
第六节　超激光疗法 / 108
一、概念 / 108
二、治疗作用与原理 / 108
三、适应证与禁忌证 / 109
四、设备与用具 / 109
五、操作方法与步骤 / 110
六、注意事项 / 111

第七章　超声波疗法 / 112
第一节　概述 / 112
一、定义 / 112
二、物理特性 / 112
第二节　常规超声波疗法 / 117
一、治疗原理 / 117
二、治疗作用 / 118
三、设备与用具 / 121
四、适应证与禁忌证 / 123
五、操作方法与步骤 / 124
六、注意事项 / 126
第三节　超声波综合疗法 / 127
一、超声药物透入疗法 / 127
二、超声雾化吸入疗法 / 127

三、超声与低频、中频电流混合疗法 / 127

第八章　磁场疗法 / 128
第一节　概述 / 128
一、基本概念 / 128
二、治疗原理 / 130
三、治疗作用 / 132
第二节　静磁场疗法 / 134
一、定义 / 134
二、治疗作用与原理 / 134
三、适应证与禁忌证 / 134
四、设备与用具 / 134
五、操作方法与步骤 / 135
六、注意事项 / 136
第三节　动磁场疗法 / 137
一、定义 / 137
二、治疗作用与原理 / 137
三、适应证与禁忌证 / 137
四、设备与用具 / 137
五、操作方法与步骤 / 139
六、注意事项 / 140
第四节　经颅磁刺激疗法 / 141
一、定义 / 141
二、治疗作用与原理 / 141
三、适应证与禁忌证 / 144
四、设备与用具 / 144
五、操作方法与步骤 / 146
六、注意事项 / 150

第九章　传导热疗法 / 151
第一节　概述 / 151
一、基本概念 / 151
二、生物学效应与治疗作用 / 153
第二节　石蜡疗法 / 154
一、定义 / 154
二、理化特性与治疗作用 / 154
三、适应证与禁忌证 / 155

# 目录

　　四、设备与器械／155
　　五、操作方法／157
　　六、注意事项／160
　　七、使用蜡疗的优缺点／160
第三节　湿热敷袋疗法／161
　　一、定义／161
　　二、治疗作用与原理／161
　　三、适应证与禁忌证／161
　　四、设备与器械／162
　　五、操作方法／163
　　六、注意事项／164
　　七、使用热敷袋的优缺点／164
第四节　泥疗法／165
　　一、定义／165
　　二、治疗作用与原理／165
　　三、适应证与禁忌证／166
　　四、设备与器械／166
　　五、操作方法／167
　　六、注意事项／168
第五节　其他常用传导热疗法／168
　　一、坎离砂疗法／168
　　二、蒸汽熏蒸疗法／170
　　三、湿热布法／171
　　四、化学热袋疗法／171
　　五、热水袋法／171
　　六、炒盐疗法／172

## 第十章　冷疗法与冷冻疗法／173
第一节　冷疗法／173
　　一、概述／173
　　二、治疗作用与原理／174
　　三、适应证与禁忌证／176
　　四、设备与用具／177
　　五、操作方法与步骤／177
　　六、注意事项／179
第二节　冷冻疗法／180
　　一、概述／180
　　二、治疗作用与原理／182

　　三、适应证与禁忌证／183
　　四、设备与用具／184
　　五、操作方法与步骤／184
　　六、注意事项／187

## 第十一章　水疗／188
第一节　概述／188
　　一、水疗的定义／188
　　二、水疗法的分类／188
第二节　水疗的作用与原理／189
　　一、水疗原理／189
　　二、治疗作用／190
第三节　设备与用具／191
　　一、水疗的基础设备／191
　　二、设备较完善的水疗室／193
第四节　操作方法与步骤／195
　　一、湿布包裹法／195
　　二、淋浴法／196
　　三、水中运动疗法／198
　　四、涡流浴／201
　　五、浸浴／202
　　六、泉水疗法／206
　　七、擦浴／207
　　八、桑拿浴／208
第五节　临床应用／209
　　一、水疗技术的适应证／209
　　二、水疗技术的禁忌证／210
　　三、水疗技术的注意事项／212

## 第十二章　压力疗法／213
第一节　概述／213
　　一、定义／213
　　二、分类／213
第二节　正压疗法／213
　　一、正压顺序循环疗法／213
　　二、体外反搏疗法／216
第三节　负压疗法／217
　　一、分类／217

二、治疗作用与原理 / 217
三、适应证与禁忌证 / 217
四、设备与用具 / 218
五、注意事项 / 218
第四节　正负压疗法 / 218
一、概述 / 218
二、治疗作用与原理 / 218
三、适应证与禁忌证 / 219
四、设备与用具 / 219
五、注意事项 / 219

第十三章　生物反馈疗法 / 220
第一节　概述 / 220
一、基本概念 / 220
二、生物反馈治疗的作用与原理 / 221
三、适应证与禁忌证 / 222
四、注意事项 / 223
第二节　肌电生物反馈疗法 / 223
一、定义 / 223
二、治疗作用与原理 / 223
三、适应证与禁忌证 / 225
四、设备与用具 / 225
五、操作方法与步骤 / 226

六、注意事项 / 228
第三节　其他生物反馈治疗 / 228
一、脑电生物反馈 / 228
二、手指温度生物反馈 / 229
三、血压生物反馈 / 230
四、心率生物反馈 / 231

第十四章　冲击波疗法 / 232
第一节　概述 / 232
一、冲击波与体外冲击波的概念 / 232
二、治疗作用与原理 / 234
三、适应证与禁忌证 / 237
四、设备与用具 / 237
五、操作方法与步骤 / 238
六、注意事项 / 239
第二节　常见病症的冲击波疗法 / 240
一、可用冲击波疗法治疗的病症 / 240
二、常见病症的冲击波疗法 / 241
三、冲击波疗法的主要优点 / 247

**中英文对照** / 248

**参考文献** / 250

# 第一章 理疗技术概论

## 第一节 概 述

### 一、概念

物理治疗学（physical therapy or physiotherapy，PT）是研究如何通过各种类型的功能训练（functional training）、手法治疗（manual therapy），并借助于电、光、声、磁、冷、热、水、力等物理因子（physical agents）来提高人体健康，预防和治疗疾病，恢复、改善或重建躯体功能的一种专门学科，是康复治疗的基本构成、康复医学的重要内容，也是物理治疗师必须掌握的主要技能。

在物理治疗学中，把应用天然或人工的物理因子为主要手段，作用于人体，并通过神经、体液、内分泌和免疫等生理调节机制，达到保健、预防、治疗和康复目的的方法，称为物理因子疗法，简称"理疗"。

### 二、分类

理疗可以按传统理疗和现代理疗分类。

#### （一）传统理疗分类

在我国传统医学中，有一个完全不同于现代物理治疗的传统治疗手段，称为外治疗法，或称传统物理疗法。其种类繁多，内容丰富。主要分类如下。

(1) 针刺疗法：毫针、三棱针、皮肤针、皮内针、耳针。
(2) 温灸疗法：温针灸、艾条灸、艾炷灸（直接灸：瘢痕灸、无瘢痕灸；间接灸：隔姜灸、隔盐灸、隔蒜灸、附子饼灸）。
(3) 手法治疗：推拿、捏脊、点穴按摩、指针。
(4) 拔罐疗法：火罐、竹罐、药罐。
(5) 运动疗法：气功、太极拳、五禽戏、八段锦等。
(6) 中药外治：药浴（熏、洗、浸、喷、淋等）、热熨（药熨、盐熨、葱熨、姜熨、醋熨等）、贴敷（药泥、药糊、药膏、药末等）、填塞（填脐、塞耳、塞鼻等）。

理疗技术

## （二）现代理疗分类

在现代康复治疗学中，治疗疾病的物理因子种类繁多，通常根据治疗时所采用的物理因子的属性分为以下九类。

### 1. 电疗法

应用电治疗疾病的方法称为电疗法（electrotherapy，ET）。

（1）低频电疗法（low frequency electrotherapy）：频率 0～1000 Hz，包括静电疗法、直流电疗法、离子导入疗法、感应电疗法、间动电疗法、点兴奋疗法、痉挛肌电刺激疗法、神经肌肉电刺激疗法、超刺激疗法、经皮电刺激神经疗法、直角脉冲脊髓通电疗法、电水浴等。

（2）中频电疗法（median frequency electrotherapy）：频率 1～100 kHz，包括等幅正弦中频电疗法（又称音频电疗法）、调制中频电疗法、脉冲中频电疗法、干扰电疗法、音乐电疗法、波动电疗法等。

（3）高频电疗法（high frequency electrotherapy）：频率 100 kHz 以上。以短波疗法和超短波疗法应用比较多，其次是微波疗法，包括分米波疗法、厘米波疗法、毫米波疗法。

### 2. 光疗法

应用人工光源或日光辐射治疗疾病的方法称为光疗法（phototherapy），通常包括以下 4 种。

（1）红外线疗法：包括波长 0.76～1.5 μm 的近红外线（又称短波红外线）及 1.5～400 μm 的远红外线（又称长波红外线）。

（2）可见光疗法：包括红光、蓝光、蓝紫光疗法等。

（3）紫外线疗法：包括短波紫外线和长波紫外线疗法。

（4）激光疗法：包括 He-Ne 激光、$CO_2$ 激光、氩离子激光及氮分子激光疗法等。

### 3. 超声波疗法

应用超声波治疗疾病的方法称为超声波疗法（ultrasound therapy），包括传统超声波疗法、较高频超声波疗法、较低频超声波疗法和脉冲超声波疗法等。操作方法有接触法、雾化吸入法、药物透入法、水下法、水囊法等。

### 4. 磁疗法

将磁场作用于人体以治疗疾病的方法称为磁疗法（magnet therapy），包括静磁场疗法、脉动磁场疗法、低频交变磁场疗法、高频交变磁场疗法等。

### 5. 热疗法

运用比人体温度高的物理因子（传导热、辐射热等）刺激来进行治疗的方法称为热疗法（heat therapy），包括石蜡疗法、黏土疗法、泥疗法、沙浴疗法等。

### 6. 低温疗法

利用低温治疗疾病的方法称为低温疗法（hypothermia），包括寒冷疗法（0 ℃以上，但低于体温）、超低温疗法（-100 ℃以下）、冷冻疗法（-100～0 ℃）。

## 第一章 理疗技术概论

### 7. 水疗法

应用水治疗疾病、促进功能康复的方法称为水疗法（hydrotherapy），通常包括浸浴（冷水浴、温水浴、热水浴、淡水浴、药物浴、气体浴）、淋浴（雨样淋浴、雾样淋浴、直喷淋浴、上行淋浴）、水中运动和涡流气泡浴。

### 8. 生物反馈疗法

应用电子技术和训练使人能对自己体内异常的不随意生理活动进行自我调节控制以治疗疾病的方法称为生物反馈疗法（biofeedback therapy，BFT）。主要有肌电生物反馈、脑电生物反馈、心率生物反馈、血压生物反馈、皮温生物反馈、皮肤电生物反馈等疗法。

### 9. 其他理疗方法

其他理疗方法包括压力疗法、高压氧疗法、空气负离子疗法等。

## 三、应用范围

理疗的种类很多，在医学上应用很广泛，现简述如下。

### （一）理疗在预防医学中的应用

#### 1. 卫生保健

利用自然物理因子和医疗体育锻炼身体，例如日光浴、空气浴、水浴、医疗体育等，可提高人体对各种气候变化的适应能力，提高身体对疾病的抵抗力，增强神经、循环系统和皮肤的功能，增进健康。又如紫外线照射、空气负离子疗法、水疗及推拿等也是有效的卫生保健措施。

#### 2. 预防疾病

物理预防措施可以增强身体免疫和其他防御机能，提高身体对外界环境的适应性，提高机能的稳定性及抵抗力，在预防疾病上有十分积极的意义。例如，经常进行冷水浴就不容易患感冒，流感流行期间进行紫外线预防照射可以明显降低发病率，日光浴或紫外线照射对预防佝偻病有独特的作用，医疗体育锻炼对预防心血管疾患也有一定意义，手术前后应用物理预防措施可以防止伤口感染、促进伤口愈合、防止并发症等。

#### 3. 环境卫生化

在使外界环境卫生化的各种预防措施中，物理预防措施也是常用的。如用紫外线照射消毒空气和饮用水，进行用品、家具、玩具等消毒；应用空气负离子可以增加氢离子浓度，净化空气。

### （二）理疗在临床医学中的应用

理疗在临床上的应用广泛，一般很少有副作用，且无创伤，易为患者接受。如果能及时适当选择应用，把它纳入综合治疗中去，就会收到良好的治疗效果。过去理疗多用

理疗技术

于治疗一些慢性疾病及其他方法治疗效果不好的疾病,未能充分发挥其积极作用,故其应用受到很大的限制。其实理疗不仅对慢性病有良好的治疗作用,而且对急性病甚至传染病也能起一定的作用。例如大叶性肺炎,早期除应用磺胺或抗生素外,如果同时进行超短波电疗法,就可以加强药物对病灶的作用,缓解症状,促进病灶吸收,并可缩短疗程及防止一些并发症。所以说理疗并不是可有可无的。我们必须正确认识理疗在临床上的治疗作用,这样才能正确、及时、广泛和有效地应用各种物理疗法。现将理疗在临床上的主要作用简述如下。

**1. 综合治疗作用**

应用物理因子的刺激反应来提高、加强或巩固药物及手术治疗的效果。把理疗适当纳入综合治疗中,作为一种主要或辅助治疗手段,这是理疗在临床上应用最广泛的一个方面。例如上述大叶性肺炎早期应用超短波电疗法就是比较典型的例子。

**2. 症状治疗作用**

利用物理因子的刺激来减轻或消除症状。许多物理疗法都具有镇痛、解痉和消肿等作用,临床上常用热敷来镇痛就是最好的例子。

**3. 特殊治疗作用**

利用物理因子引起的特殊反应来达到治疗目的。例如利用紫外线可促进维生素D生成的作用治疗佝偻病,利用低频电流引起神经肌肉兴奋冲动的作用治疗肢体麻痹等。

**4. 暗示治疗作用**

利用物理因子的刺激来进行暗示治疗。某些物理因子有比较强的特异感觉和反应,暗示作用较强。例如,用低频电刺激治疗癔症性瘫痪,常可获得满意的效果。

## (三)理疗在康复医学中的应用

康复医学是对伤病者和残疾人在身体功能上、精神上和职业上进行功能康复的学科,它的目标是清除或减轻患者功能上的残损,帮助患者最大限度地恢复其生活和劳动能力。理疗是康复医学的基础组成部分,是康复医学的主要措施之一。理疗在调节、促进、维持、恢复或代偿各种生理功能有良好的作用,特别是对恢复或代偿生理功能有独到之处,这在康复医疗中是十分重要的。应用理疗促使受伤病损害的功能恢复,效果较好,是一般药物或其他疗法所不能比的。例如对创伤后遗症、瘫痪等的康复治疗,理疗是极为重要的。理疗在预防性康复学、骨科康复学、老年病康复学及心脏病康复学中应用也有较大的价值。

综上所述,理疗应用广泛,效果也是肯定的。但必须指出,所有的物理因子,在一定强度或某种特殊情况下都能成为致病因子,严重的还可能致命。因此,如应用不当,轻则收不到治疗效果,重则可使病情恶化,甚至破坏组织及其功能,增加患者痛苦。例如,在出血部位进行透热疗法,会使病情恶化;在有金属存留的部位进行透热疗法,容易造成组织烧伤等。因此,应用物理治疗时,必须从诊断、病情、身体功能状态及其特异性、禁忌证、治疗目的、应用剂量和方法等各个方面详加分析,只有这样才能发挥理疗的积极作用,取得良好的治疗效果。

## 四、应用前景

基于理疗在临床长期广泛的应用所取得的成效和有关机制的研究成果,已形成临床各专科理疗学;同时,理疗在预防医学和康复医学领域中的应用也受到重视,正在深入发展并开拓其应用的范围。理疗学包括以下内容:内科理疗学、神经精神科理疗学、外科理疗学(骨科理疗学)、妇产科理疗学、儿科理疗学、眼科理疗学、耳鼻喉科理疗学、口腔科理疗学、皮肤科理疗学、传染科理疗学、运动创伤理疗学、战伤理疗学以及人工物理因子在保健和疾病预防方面的应用,物理疗法在伤病后及残疾患者康复中的应用等。

# 第二节 发展简史

理疗有着悠久的历史。理疗技术的形成和发展是通过人类在与疾病长期斗争的过程中不断实践、不断总结经验而形成的,并随着现代科学技术的兴起和发展而不断发展、完善。

## 一、萌芽阶段

### (一)理疗在我国有着悠久的历史

早在 4000 多年前,物理因子治疗的雏形在我国就已形成。我们的祖先已经懂得使用尖状和刮削过的石器刺破痈疡,排出脓血。

春秋战国时期,著名医学家扁鹊就经常用砭石、针灸、熨帖与按摩等治疗各种疾病。

中国现存最早的医书——战国时期的《黄帝内经》详细记载了针灸、角(拔罐)、药熨(传导热)、导引(呼吸体操)、按跷(按摩)、浸渍发汗(水疗)等用物理因子治疗疾病。

汉书《艺文志》记载有《黄帝岐伯按摩十卷》的书目,这说明远在公元前722—公元 220 年的春秋战国和秦汉时期,按摩治疗已经是当时一种重要的医疗手段。

此外,中国是世界上发现、应用矿泉水和磁石最早的国家。早在东汉时期,《神农本草经》中有利用磁疗治"周痹风湿,肢节肿痛……除大热烦满耳聋"的记载。唐代医家孙思邈著《千金方》记载用磁疗的方法治眼疾。中国古书中不乏磁石、矿泉水治疗疾病的记载。

针灸疗法在物理治疗发展史上独树一帜,从砭石到金属针,内容之丰富,经验之多,为其他疗法所罕见。针灸在国外的影响也很大,公元 562 年,吴人知聪携《明堂

理疗技术

图》等医书到日本，17世纪又传入法国、德国和意大利。当今更为世人瞩目，世界上有数十个国家研究应用针灸疗法。在唐代之前，医疗上即有"外治"与"内治"并重的理论观点。

清代吴尚先著《理瀹骈文》一书，详细记载了日晒、火烤、熏蒸、热熨、薄贴等治病方法，是一部罕见的外治疗法专著。

### （二）西方国家早有记载

早在古罗马和古希腊时代，人们就已经开始应用日光浴、空气浴及水疗。据文献记载，人类在发明电之前就知道电能治病，如古希腊的渔夫们常利用一种会放电的鱼来治疗关节痛。

公元前400年希腊医生希波克拉底（公元前460—前377年）第一个利用日光治病。他还积极提倡利用阳光、空气和水等自然疗法增强体质、防治疾病，这在全世界产生了一定的影响。

公元129—200年，古希腊医生用磁石治疗腹泻；公元502—550年，古罗马医生用磁石治疗手足疼痛；16世纪，瑞士医生用磁石治疗脱肛、水肿、黄疸等外科疾病。

## 二、形成阶段

现代物理因子治疗技术的兴起始于第一次世界大战后。由于战争造成了众多的伤残，而脊髓灰质炎的流行又使残疾人增多，迫使当时的医务工作者们去寻求一些非手术和非药物、行之有效的评定和治疗方法，特别是电诊断和电疗等技术。这些方法不仅用于治疗，还用于诊断及残疾的预防，从而促进了物理因子治疗学的迅速发展。

## 三、发展阶段

随着自然科学的发展，许多物理因子陆续被人类掌握，并应用到医学上，特别是近百年来在光疗与电疗方面发展迅速，紫外线、红外线、感应电、高频电、超声波等相继应用于疾病的治疗。20世纪50年代发展起来的微波疗法，20世纪60年代发展起来的激光及生物反馈疗法也很快应用于一些疾病的治疗，20世纪70年代获得显著发展的射频治疗癌症技术和光敏诊治癌症技术受到了世界上许多国家的重视。20世纪90年代兴起、21世纪初从临床到基础都得到广泛深入研究的脉冲电刺激技术、功能性电刺激技术、冲击波技术、经颅磁刺激技术、小脑顶核电刺激技术、吞咽障碍电刺激技术，以及近几年兴起的聚焦超声技术都将物理因子治疗技术推入了快速发展的轨道。特别是脉冲电磁场技术和冲击波技术在骨科康复领域的应用更是具有划时代的重要意义，而冲击波疗法已经成为治疗特定运动系统疾病的新疗法。这些都不断地丰富了物理治疗的内容，并增添了许多新课题。可以说，理疗学既是最古老的医学学科，又是现代医学的独立分支。

## 第一章 理疗技术概论

虽然理疗作为一种治疗手段已运用了数千年，但作为医学的独立分支，它仅有70余年的历史。经历了70余年的实践，物理治疗专业，特别是物理因子治疗技术，不仅积累了丰富的临床经验，而且在探索作用机制方面，也进行了大量尝试性的研究工作。在临床应用方面，局部加温治疗恶性肿瘤、电刺激镇痛、磁场治疗毛细血管瘤、光敏诊断和治疗恶性肿瘤等，均取得了显著的疗效。

我国的物理治疗专业，在中西医结合方面，应用经穴低频与中频电疗、经穴激光照射、经穴微波针灸、经穴磁场疗法和经穴超声波疗法等，也都取得了一定的经验，并将传统医学辨证施治理论应用于理疗方面，给现代理疗学赋予了新的内容。

## 第三节 基 本 理 论

### 一、反应过程

物理因子直接作用于机体，能引起一系列的反应，这种反应大致分为3个阶段。

#### （一）物理反应阶段

这个阶段主要是物理因子与局部细胞及其周围基质相互作用，发生能量转移，机体吸收能量。能量吸收多寡，取决于组织形态、化学成分、生物物理性质和作用深浅等条件。能量只有被吸收，才能对机体产生理疗作用，这是理疗作用的基础。

#### （二）理化效应阶段

物理能被组织吸收之后，随即产生一系列生物物理、生物化学、生物磁学及电力学等理化反应。这些反应包括组织形态反应、温度梯度变化、离子迁移、自由基形成、pH值变化、生化过程酶的活化、生物活性物质产生等，并引起一些内环境恒温的改变。在物理因子作用的部位，紫外线照射引起蛋白分解，红外线照射引起温度升高，低频、中频电流产生去极化，高频电引起极性取向作用，超声波引起质点高频振动等。正是这样的一系列反应，构成了神经－体液输入信息的源泉。

#### （三）生物效应阶段

物理因子生物学效应，可分为3种类型。
**1. 局部反应**
局部理化效应，其结果是引起细胞功能状态、体液循环、微循环和物质代谢的改变，使组织建立起新的营养代谢水平，这是物理因子直接作用的结果。

## 2. 全身反应

在物理因子的作用下，神经兴奋信息通过内外感受器和传入神经通路，内分泌信息则通过体液途径，传递到控制机体产生适应性的中枢神经结构，各系统相互作用，引起机体产生复杂综合的反应。在神经和内分泌信息输入综合反应的基础上，形成具有全身性的适应反应。

## 3. 机体内环境恒定反应

物理因子的刺激作用，能激活机体产生特异性内环境恒定反应。生理调节机制则竭力恢复被物理因子破坏的内环境机制。在病理情况下，这种反应有助于调节和恢复机体生理功能，构成稳定内环境机制。恒定的内环境是机体各种生理活动发生的必备条件。

## 二、作用方式

物理因子对人体的作用方式主要包括直接作用和间接作用两种。作用因子不同，作用方式的差别也很大。现以光疗和电疗法为例进行比较分析，用以说明不同物理因子的作用方式与深度。

### （一）直接作用

物理因子直接引起局部组织的生物物理和生物化学的变化，称为直接作用。

#### 1. 对组织器官的直接作用

在短波电场下，可使偶极子产生振荡，并产生热效应和非热效应；低频脉冲电流刺激运动神经，可引起其所支配的肌肉发生收缩；二氧化碳激光聚集治疗疣、赘生物；等等。这些都是物理因子的直接作用。

#### 2. 对致病因子的直接作用

超短波、微波、紫外线等物理因子有杀菌或抑菌作用，以及将某些细菌或病菌破坏或减弱的作用。

#### 3. 对组织直接作用的深度

物理因子治疗可以直接作用于人体而获得治疗效果，但各种物理因子直接作用的深度不同，其有效穿透度在临床应用上有着十分重要的意义。

### （二）间接作用

物理因子作用于人体后，通过神经-体液内分泌调节的共同参与，包括穴位-经络，以及一系列的理化变化而发挥作用，称为间接作用。

#### 1. 神经系统调节作用

神经调节是人体主要的调节方式，物理因子治疗时，如声、光、热等物理能量，可刺激内外感受器，冲动经传入神经纤维、中枢不同部位和传出神经纤维，发生全身性反射、节段反射及反射轴突反射而产生效应。例如，进食时引起唾液分泌，疼痛引起肢体

# 第一章 理疗技术概论

回缩，运动引起心率加快、呼吸加快加深，强光照射使瞳孔缩小，高温环境下可导致血管扩张和出汗等。这些例子说明，在中枢神经系统的参与下，机体对内外环境的刺激发生了适应性反应。

**2. 体液系统调节作用**

机体内分泌腺分泌多种激素，通过血液循环抵达全身各部调节机体新陈代谢、生长、发育、生殖等基本功能。这种调节方式称为体液调节。

各类低频、中频脉冲电流引起肌肉收缩反应时，可产生三磷腺苷和乳酸，致使血管扩张，局部血液循环加强，营养代谢改善，水肿渗出消退，肌肉营养改善，从而可促进肌肉功能恢复；紫外线照射时，可刺激组织细胞释放组胺，使组胺酶增多，细胞免疫和体液免疫功能受到刺激，前列腺素释放，形成非特异性炎症等一系列反应。

总而言之，理疗的作用是靠神经-体液调节机制共同参与实现的，体液系统也是理疗作用的重要组成部分。一般来讲，通过体液途径所产生的作用比通过神经反射所产生的作用要迟缓，它常常是连锁式反射途径的一个环节，并且同样是在大脑皮层的调解下进行的。神经活动与体液活动是相互联系而不可分割的，因此，在物理因子的直接作用下，也会引起体液的变化。

## 三、反应规律

物理因子作用于人体可视为一种刺激。每种刺激可使人体发生一定的反应，在刺激与反应之间存在一些共性的规律。主要有 Grotthus-Draper 规律、Bunsen-Roscoe 规律及 Arndt-Schulze 规律。

### （一）Grotthus-Draper 规律

光化学第一定律是由 Grotthus（格罗杜斯）和 Draper（德拉波）于 19 世纪总结出来的，故以他们的名字命名。只有被分子吸收的光才能引起光化学反应。对光化学反应有效的光是可见光和紫外线，红外线因其能量较低，不足以引发化学反应。例如，用红外线照射人体，反射和穿透的红外线是无作用的。此规律适用于理疗中的光线疗法。

### （二）Bunsen-Roscoe 规律

Bunsen-Roscoe 规律指出，吸收能量的大小和作用时间长短的乘积，决定了一定的反应量。为达到相同的反应，当能量减少时，可以延长作用的时间；当能量增大时，可减少作用的持续时间。只要能量与作用时间的乘积不变，其反应的大小就不变。即强度与时间之间的常数引起机体的反应是恒定的。例如，紫外线照射引起皮肤红斑时，指数约为 2。此法则广泛适用于光线疗法。

理疗技术

### （三）Arndt-Schulze 规律

Arndt-Schulze 规律指出，弱刺激可以引起生活活动，中等度刺激可以促进生活活动，强烈刺激则妨碍生活活动，最强的刺激即可使生活活动停止。物理治疗中最典型的例子为温热疗法所致的充血。轻度温热疗法可致充血，但强度温热疗法反而会使血管运动神经麻痹而引起瘀血。适量的紫外线可使关节结核趋向治愈，但过度辐射则无效，或可使静止的病灶复发。此规律要求在治疗中物理能的用量要适当。

上述规律只指出了在一般情况下理疗的共性特点。

## 四、应答效应

### （一）理疗的基本效应

#### 1. 改善机体的自我调节功能

这是物理因子对机体具有广泛意义的、最根本的作用效应。当代医学深刻揭示：大多数疾病的发生源于体内自稳态失去平衡。中医学家王文鼎在总结其半个世纪以上的行医经验时指出："治病之要，贵在调整，自力更生，尤为重要。"科学地应用人工的或自然的物理因子可改善机体或部分系统器官，乃至细胞-分子的自我调节功能，促使信号转导、能量转换、物质合成等恢复正常，从而消除自我调节障碍，实现对中枢和周围神经系统兴奋和抑制平衡的调节，对机体各系统器官功能的调节，因此对疾病的预防、治疗和康复有十分重要的作用。

#### 2. 改善营养功能

物理疗法通过加强交感神经对血液循环的支配和对物质代谢的调节作用，可改善微循环，改善皮肤、黏膜、血管壁、血脑屏障以及生物膜的通透性和生物活性，增强酶活性，加强线粒体的能量合成功能等，促进核酸、蛋白质、激素、糖、免疫因子、维生素等的合成，改善体内矿物质代谢和微量元素的分布，从而改善局部组织、某些系统器官，甚至整个机体的营养状态。

#### 3. 加强能量储备

针对机体的功能状态，合理选择物理疗法并系统地（一定疗程）应用后，在其调节物质代谢和增强能量合成的基础上，可加强生物物理的和生物化学的能量在组织细胞内的储备，故可提高机体或部分系统器官的健康水平。

#### 4. 增强适应功能

人类在长期的进化过程中，已经形成了对外界环境中的物理因子、化学因子、生物因子以及精神-心理因素的复杂作用的适应能力，机体发生某些病理变化或衰老与其适应能力的减弱有密切关系。选择并系统地应用物理疗法，通过其复杂的调节作用，可提高机体对外界环境各种作用因子的适应能力，从而增强体质、预防疾病、延缓衰老，治疗因适应障碍而产生的疾病，加快病后康复。

## 5．加强防卫功能

理疗可加强细胞和体液因子的免疫功能，这早已被临床实践和实验研究所肯定。20世纪80年代的研究进一步发现：某些病理状态下，当细胞免疫成分和体液免疫成分发生异常改变时，合理选用物理疗法，可产生调节作用，促进免疫系统恢复正常。部分人工的或自然的物理因子多次作用于皮肤或黏膜后，可提高其功能。物理疗法还可调节机体的免疫反应，具有脱敏或致敏作用。总之，针对具体情况合理选用物理疗法可改善机体对生物的、化学的、物理的有害因子作用的防卫功能，提高机体对这些不良因子的作用的反应性。

## 6．加强修复功能

理疗通过改善物质代谢、微循环、生物膜活性以及调节信号转导等作用，可加速组织的再生与修复功能，如加速皮肤和黏膜上皮的修复，加速血管内皮细胞的再生、周围神经的再生以及骨折组织的修复等。

## 7．加强代偿功能

人体的组织器官在一部分发生病变或受到损伤的情况下，另一未受损部分的功能可逐渐加强，以代偿因病变而失去的功能，这是人类在进化过程中形成的重要功能。人的肝脏、肺脏、心脏甚至脑等重要器官都具有不同程度的代偿功能。构成微循环的毛细血管在单位体积组织中一般情况下只有15%是开放的，而其余85%作为后备是处于关闭状态的，当增加负荷或发生病变时，后备毛细血管开放。物理治疗因子系统地作用于机体时具有锻炼性作用。当组织器官某一部分功能减弱或丧失时，选用物理疗法，通过其锻炼性作用，可加强相关的正常组织器官的功能，从而起到代偿作用。

## 8．理疗的后作用

理疗的后作用是具有重要医疗价值的理疗效应。在全疗程的理疗停止后，所治疗的疾病及身体某些方面的健康状况继续好转，有些观察指标甚至比理疗过程中的改善更为明显，其机制尚未彻底阐明，但是显然与体内相应的组织器官在细胞-分子水平对物理治疗因子的信息和能量的储备及转化有密切关系。

### （二）影响物理因子应答反应的因素

物理因子是一种外因，因此，当物理因子作用于机体某一部位或一定组织后，机体产生的应答反应也遵循事物发展的一般规律，即"外因是条件，内因是依据，外因通过内因起作用"。但是在一定条件下，外因也可以成为应答反应的决定因素。因此，影响物理因子应答反应的因素有以下两大类。

#### 1．外因

应答反应主要与外因刺激的种类和性质、刺激的剂量、刺激的环境、刺激的时间和条件等有关。

（1）外因刺激的种类和性质：不同物理因子刺激产生的应答反应不同。每一种物理因子作用机体后，其应答反应各有其特征。例如直流电、各种低频电、高频电、紫外线、各种激光等其应答反应都不一样。

（2）刺激的剂量：包括物理因子刺激的强度、频率等。刺激的剂量不同，其他条件相同，即使是同一种物理因子，其产生的应答反应也不一样。一般规律是小剂量或中等剂量有兴奋、促进作用，大剂量起抑制作用，超大剂量则产生破坏甚至致死作用，并伴有量变到质变的转化、发展过程。

（3）刺激的环境、时间和条件：机体对外因包括物理因子的刺激引起的应答反应，也受条件反射和生物钟节律的影响。体内交感信息控制系统的昼夜节律与人体阳气的昼夜节律完全相同，都是昼高夜低；而体内副交感信息控制系统的昼夜节律与人体阴气的昼夜节律完全相同，都是昼低夜高。所以，如能在同一优美安静的环境条件下，定时进行物理治疗或康复治疗，其产生的应答反应一般能达到最佳的治疗效果。

**2. 内因**

从人体信息控制系统生理学和病理学的理论、观点出发，人体是物质能量系统即形态结构系统、信息控制系统即功能活动系统和心理精神系统的统一体。所以，不论哪一个系统出现异常或障碍均可产生疾病。因此，在采用物理因子和康复手段防治疾病时，其产生的应答反应必然与以下因素有关。

（1）机体状态：心理精神因素和中枢神经系统的功能状态，已被证明对物理因子或康复治疗因子作用后的应答反应有重要的影响。因此，在进行物理康复治疗阶段，必须密切配合有效的心理治疗和护理，以及相应的治疗环境和时间等，这样才能取得最佳的治疗效果。

（2）疾病情况：疾病的性质、轻重、处于急性期还是慢性期等不同，其应答反应也不同。

（3）个体差异：如体质的强弱、性别、年龄、反应的敏感性和用药情况等都与应答反应有关。

（4）刺激部位：同一种类、剂量的物理因子，如果作用于机体的部位不同，其产生的应答反应也不同。例如，紫外线照射膝关节时产生局部应答反应为主；作用在脊髓节段部位皮肤，除产生局部皮肤反应外，还会引起相应节段内脏及肢体范围的反应；如进行全身紫外线照射，或取出一定量血液，在体外照射后再回输到体内，就会引起许多全身性应答反应。

# 第四节　理疗对人体的作用

## 一、共性与特异性

各种物理因子对机体具有共同性或非特异性作用是公认的。

## 第一章 理疗技术概论

### （一）物理因子对机体作用的共性

物理因子对机体作用的共性在生理作用方面主要表现为：①改变组织细胞和体液内离子的比例和微量元素的含量；②引起体内某些物质分子（如蛋白分子、水分子等）结构的变化；③影响各种酶的活性；④调节物质代谢；⑤使体内产生生物学高活性物质；⑥增强血液和淋巴液循环；⑦改变生物膜、血管、皮肤、黏膜和其他组织的通透性；⑧引起组织温度改变；⑨调节神经－内分泌信息控制系统机能；⑩加强单核－吞噬细胞系统的功能；等等。

物理因子共性的治疗作用主要表现为：①促进神经－内分泌信息控制系统机能障碍的消除；②提高机体或某些系统、器官的功能水平；③改善组织器官的血液循环和营养，促进组织修复和再生；④提高局部或全身的抵抗力；⑤镇痛；⑥消炎、消肿；⑦缓解痉挛；⑧脱敏或致敏；⑨增强机体的适应能力；⑩促进药物向组织器官内的透入，等等。

但对上述共性作用需说明：①并非每种物理因子都有上述全部的共性作用；②由于各种物理因子的性质不同，使用的方法不同，机体功能状态不同，病变性质和发展阶段不同，因此在共性作用方面含有特异性的作用成分。

### （二）物理因子对机体作用的特性

物理因子作用于机体后，引起共同性效应的同时，也会引起特异性效应，这一论点已被日益增多的事实所证明。许多实验和临床研究证明，物理因子的共同性作用和特异性作用是互相联系的。研究物理因子的特异性作用是理疗重点研究的方向之一。深入研究和掌握各种物理因子的特异性作用有可能显著提高理疗的效果。

物理因子的特异性作用效应只有在使用小剂量的条件下方可最明显地呈现，在使用大剂量时，分子的布朗运动（热运动）可掩盖其特异性作用效应（例如小剂量超短波作用有明显增强机体防卫机能的作用，而大剂量超短波则有抑制作用）。

物理因子的特异性作用效应是基于不同的物理因子对不同的细胞、组织和器官有相对的选择性作用，这是因为各种物理能－信息的性质不同，各种组织细胞对不同的物理因子的感受性有差异。例如，紫外线优先作用于外胚层组织，如表皮、皮肤的神经末梢感受器；超短波优先作用于结缔组织、巨噬细胞系统，并可较明显地作用于血管系统、植物神经－内分泌信息控制系统、骨组织等；直流电优先作用于周围末梢神经感受器和周围神经纤维；用同一强度的超声波直接作用于不同的组织（皮肤、肌肉、肌肉的神经结构、小肠、脊髓腰段），比较其形态变化，发现脊髓前角的神经细胞变化最明显；神经系统对分米波的感受较超短波为高；正弦调制中频电流可使疲劳肌肉中 RNA 的含量升高，并能增强大脑皮层锥体神经细胞核内脱氧核糖核酸蛋白的荧光强度。

研究结果证明，不同的物理因子引起的组织形态学变化、体液因子的变化、超微结构功能形态直至组织器官功能的变化，以及物质代谢的变化等均可具有一定的特异性。

## 二、治疗作用

在临床应用时理疗的基本治疗作用表现如下：①促进解除体内各系统器官的功能障碍和器质性病变的修复；②促进机体各类创伤的修复；③提高机体对细菌、病毒等的抵抗力，防治感染，控制传染源的播散；④消炎、消肿、镇痛、止痒、解痉等；⑤改善机体对外界各类因子作用的反应性，脱敏、致敏；⑥提高机体系统器官的功能水平，提高机体对外界环境的适应能力，提高脑力劳动和体力劳动的效率，增强体质，促进发育，延缓衰老；⑦发挥与药物等其他疗法的协同作用。

# 第五节 理疗处方

## 一、目的

开具理疗处方有三大目的：①提高医疗质量，便于操作者理解处方并遵照执行；②积累原始资料，进一步开展科学研究；③搞好登记统计，对治疗处方、记录进行科学管理。

## 二、基本原则

### （一）明确诊断并针对病情选择合适的理疗种类

对病情比较复杂的，如何进行理疗要有通盘考虑。先解决什么问题，后解决什么问题，用一种方法理疗还是综合治疗等都应考虑到。

### （二）综合治疗

一般是先解决急性的、痛苦较大的问题。

### （三）方法选择

处方的图示应尽可能准确地表明治疗部位，表明治疗种类和方法。

### （四）表达明确以便于理解

处方可以文字和图案两种方式同时表达，以便物理治疗师准确执行。

## 三、内容

理疗处方内容应包括治疗种类、治疗部位与范围、波形、频率、剂量、时间、疗程次数及签名等。

### （一）书写要求

治疗处方应用钢笔或圆珠笔书写，力求通顺、简练、完整、准确。

### （二）初诊要求

初诊时，应书写治疗因子种类、部位、范围、波形、频率、剂量、时间、示意图、治疗次数并签名。

### （三）治疗结束后要求

治疗结束后，及时在治疗单上做出疗效判定，对重点观察的患者应做出治疗小结。

（王育庆　李　奎）

# 第二章 直流电疗法

## 第一节 概　述

### 一、定义

直流电是一种方向固定不变，强度也不随时间变化的电流，又称恒流电流或稳恒直流电（direct current therapy，DCT）。直流电疗法是将低电压、小强度的平稳直流电通过人体一定部位以治疗疾病的方法。

### 二、治疗作用与原理

人体内各种体液是组织细胞进行代谢和功能活动的内在环境，体液中的阳离子主要有 $K^+$、$Na^+$、$Ca^{2+}$、$Mg^{2+}$ 等，阴离子有 $Cl^-$、$HCO_3^-$、$HPO_4^{3-}$、$SO_4^{2-}$、有机酸离子、蛋白质等。所以，人体体液是电解质溶液，能够导电，这是直流电疗法的生理基础和物质基础。但由于不同组织电离特性不同，如神经、肌肉是良导体，皮肤和脂肪则是不良导体。在进行直流电治疗时，电疗机与人体组织形成完整的电流回路，两电极之间存在恒定的电势差，人体组织内的各种离子向着一定方向移动形成电流。离子移动及由此引起的体液中离子浓度的变化是直流电疗法理化作用和治疗作用的基础，具体理化作用见表 2-1。

表 2-1　直流电阴、阳极理化作用对比

| 作　用 | 阴　极　区 | 阳　极　区 |
| --- | --- | --- |
| 电极下酸碱性变化 | 偏碱 | 偏酸 |
| 阳离子浓度增高 | $K^+$、$Na^+$ | $Ca^{2+}$、$Mg^{2+}$ |
| 组织蛋白质改变 | 稀疏 | 聚集 |
| 电极下组织水分变化 | 相对增多 | 相对脱水 |
| 组织兴奋性改变 | 增高 | 降低 |
| 对细胞膜的影响 | 疏松 | 致密 |

直流电疗法对人体的理化作用及临床试验研究表明，直流电疗法主要有以下治疗作用：

## （一）改善血液循环和加速新陈代谢

直流电治疗后，电极部位皮肤会出现潮红，局部血液循环量可增加140%左右，可持续30～40 min。血液循环改善，能加强组织营养，提高细胞活力，加速代谢产物排出，故直流电疗法能促进炎症消散，加速组织的新陈代谢与再生。

## （二）对神经系统有镇静和兴奋的作用

全身治疗时，下行电流有镇静作用，上行电流有兴奋作用。局部治疗时，阳极周围组织兴奋性降低，阴极周围组织兴奋性增高。故以下行电流或阳极为主电极时，有催眠、镇痛和缓解痉挛的作用。相反，以上行电流或阴极为主电极时，可以治疗器官功能低下、神经麻痹、知觉障碍等病症。临床应用时应根据患者具体情况有所选择。

## （三）促进骨折的愈合

实验证明，适量的直流电阴极有促进骨再生和修复的作用，能促进骨折愈合。

## （四）促进静脉血栓溶解退缩

在较大强度直流电作用下，静脉血栓会从阳极一侧松脱，向阴极一侧退缩，血管逐渐开放。临床上用大剂量直流电治疗血栓静脉炎有一定疗效。

## （五）对冠心病的治疗

微弱直流电最接近生物电的电流强度，可刺激心血管反射区的皮肤感受器反射性地对异常冠状动脉舒缩功能进行调节。

## （六）对癌症的治疗

直流电电极下产生的强酸强碱能杀死癌细胞。对癌症的治疗一般采用电化学疗法，使用专门的肿瘤治疗仪器进行治疗。

## 三、适应证与禁忌证

### （一）适应证

周围神经损伤疾病、自主神经功能紊乱、神经症、高血压病、各类关节炎、慢性炎症浸润、静脉炎、瘢痕、粘连、慢性盆腔炎、颞颌关节功能紊乱等。

## （二）禁忌证

出血倾向、急性化脓性炎症、急性湿疹、皮肤局部破损。禁用于孕妇腰腹骶部及装有心脏起搏器者。

## 四、设备与用具

直流电疗仪，输出电压在100 V以下，输出电流50～100 mA连续可调，电极线插口标明阳极（+）和阴极（-），见图2-1。还包括以下仪器辅助配件。

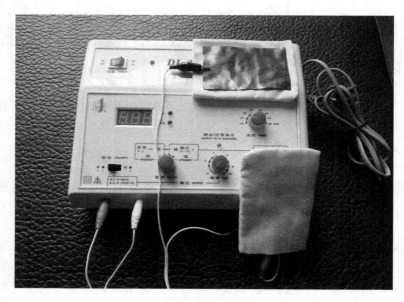

图2-1 直流电疗机

### （一）电极片

多为铅片、铝合金板及导电橡胶板，形状可为圆形、矩形或特殊形状。

### （二）衬垫

材料一般是吸水性强的纯棉织品，厚1 cm左右，衬垫各边应比电极片宽1～2 cm。衬垫的作用：①可吸收电极板下面的电解产物，以免化学灼烧；②使皮肤湿润；③使电阻下降；④使电极板与体表紧密接触；⑤使电流分布均匀。

## （三）导线

长度为 2 cm 左右，质地柔软，绝缘性能良好。导线一般有两种不同颜色，一般红色与阳极连接，其他颜色导线连接阴极。

## （四）其他用品

绝缘布和沙袋固定带可根据需要酌情使用。电水浴法可使用陶瓷或塑料盆（盆壁插以碳棒电极或铅电极）。

## 五、操作方法与步骤

### （一）暴露治疗部位并观察

治疗部位皮肤如有破损，用绝缘胶布或涂抹凡士林遮盖。

### （二）准备衬垫和电极

根据治疗部位选择合适大小、形状的电极，使电极板尽量平坦。衬垫要微温而湿润，以不滴水为度。

### （三）放置电极

使衬垫紧密接触于皮肤，以导线将电极连于关闭状态的电疗机，然后将电极置于衬垫之上。用沙袋、绝缘布或患者自身重力将电极固定稳妥。主电极（作用极）放在治疗局部，将辅助电极（非作用电极）与主电极对置或者并置于适当的部位。对置法：一个电极置于病灶一侧，另一电极置于对侧（图 2-2），适合局部和较深的疾病。并置法：两个电极均放置在身体同侧，适合面积较大但病变较浅的部位，如周围神经、血管及肌肉的病患。

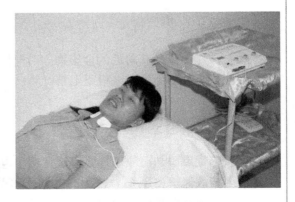

图 2-2 颈部对置法

## （四）开机前准备

检查电极导线与治疗输出口的极性是否与治疗要求相符。检查输出旋钮是否均在零位。向患者说明通电时可能产生的感觉，如轻微针刺感、蚁走感等，以取得患者配合。叮嘱患者在治疗过程中不可移动体位，不能接触机器金属用品等。

## （五）开机操作

（1）调节电流。缓慢旋转电位器，使电流表指针平稳上升。
（2）剂量以电流密度和通电时间为标准。成人治疗的电流密度为 $0.03 \sim 0.1$ mA/$cm^2$，儿童为 $0.02 \sim 0.08$ mA/$cm^2$；老人、颈面部治疗时，电流密度应酌减。通电时间一般为 $15 \sim 25$ min。每天或隔天一次，$10 \sim 15$ 次为一疗程。
（3）电流强度。一般单个肢体采用 $10 \sim 15$ mA 电流，两个肢体采用 $15 \sim 20$ mA 电流，四个肢体采用 $25 \sim 40$ mA 电流。
（4）治疗过程中应询问患者感觉，如出现灼痛感或其他异常感觉应检查电流强度，必要时关闭机器。检查皮肤，如有灼伤应立即停止治疗并妥善处理。

## （六）治疗结束

治疗结束时缓慢将电位器旋回到零位，取下电极；检查皮肤，关闭电源。

# 六、注意事项

## （一）治疗前

除去治疗部位及其附近的金属物。两电极不能接触，以防短路。检查电极，放置平整，保证安全，避免造成电极下电解产物所致的灼伤。

## （二）治疗中

皮肤感觉障碍与血液循环障碍区使用小电流强度。电极下电解产物刺激皮肤，可外用甘油酒精液保护皮肤。阴极下的电灼伤多为碱性灼伤，阳极下的电灼伤多为酸性灼伤。电极在皮肤上敷贴不均匀或电极、导线裸露直接接触皮肤会引起皮肤烫伤。患者不能接触治疗仪或移动体位，以免造成电极与皮肤分离。

## （三）治疗后

局部皮肤出现小丘疹或刺痒，叮嘱患者勿抓破，外涂膏药并予解释说明。电极衬垫使用后应按阴极性、阳极性分别充分清洗、煮沸消毒，以清除残留的寄生离子。

# 第二节　直流电药物离子导入疗法

## 一、定义

利用直流电使药物离子通过皮肤和黏膜进入人体以达到治疗疾病目的的方法称为直流电药物离子导入疗法（electrophoresis）。

## 二、治疗作用与原理

在药物溶液中，一部分药物离解成离子或带电的胶体微粒，在直流电的作用下，阴离子和阳离子向异性电极进行定向移动，即阴极衬垫中带负电荷的药物离子或者阳极衬垫中带正电荷的药物离子，向人体方向移动而进入体内。直流电离子导入疗法就是根据直流电场内同性电荷相斥、异性电荷相吸的原理，使药物离子或带电的胶体微粒通过完整的皮肤或黏膜进入人体。通过直流电导入的药物能保持原有的药理特性。金属、生物碱等阳离子只能从阳极导入，而非金属、酸根等阴离子只能从阴极导入。氨基酸、肽及酶类蛋白质是两性电解质，其极性与溶剂 pH 值有关。

已经证明，药物离子主要通过皮肤汗腺导管口和毛孔进入皮肤内，而人体皮肤汗腺导管内径为 $15\sim80~\mu m$，能通过蛋白质（$1\sim100~\mu m$）等大分子物质的离子。药物离子进入皮肤后其深度一般不超过 1 cm，主要在表皮内细胞间隙形成"离子堆"，可与局部组织发生反应，也可通过渗透作用逐渐进入淋巴和血液，通过血液循环等体液循环可选择性地停留到某器官组织内，如碘主要停留在甲状腺中而磷则主要蓄积在中枢神经和骨骼等组织中。

药物离子导入的数量和很多因素有关。在一定范围内（一些常用的溶液浓度在 5% 以下），溶液浓度越大，导入数量越多。复杂的溶液寄生离子多，离子内径大，药物导入量减少。药物经不同溶剂处理在电场中的转移量也有所不同，蒸馏水和乙醇是较好的溶剂，但乙醇可能使一些药物发生变化，故要按需选择使用。离子导入数量在一定范围内与电流强度和通电时间成正比。在一般情况下，通电时间越长导入量越多，电流强度越大导入药物越多。不同部位导入的数量也有差别，躯干导入最多，上肢次之，下肢特别是小腿最少。现代研究表明，在直流电药物离子导入前进行红外线、超短波等温热疗法，能增加药物离子导入量。但总的来说，导入体内的药量是很少的，只占衬垫中药物总量的2%～10%。

直流电药物离子导入疗法具有直流电疗法和药物的综合作用，两者互相加强，其疗效比单纯的药物或直流电疗法好。故目前直流电药物离子导入疗法应用率较单用直流电疗法多。

由于导入体内的是有治疗作用的药物成分，大量没有治疗价值的溶剂和基质不进入体内，药物可直接导入较表浅的病灶内，在局部表浅组织中浓度较高、作用时间长，因此直流电药物离子导入疗法能提高药物疗效。直流电药物离子导入疗法导入量少，无过量危险，副作用较少，能避免口服或注射对胃肠道和血管的不良刺激，保持皮肤完整性，过程无痛苦，患者较易接受。但导入药物不能直接作用于深层组织，导入量少且不能对药量进行精确控制和测定，对全身发挥作用较慢，这是直流电药物离子导入疗法的局限性。

## 三、适应证与禁忌证

### （一）适应证

与直流电疗法和所导入药物的适应证相同，常用于周围神经损伤、各种神经炎、自主神经功能紊乱、高血压病、关节炎、颈椎病、慢性炎症浸润、瘢痕、粘连、慢性咽喉炎、颞颌关节功能紊乱等，见表2-2。

### （二）禁忌证

对拟导入药物过敏者禁用，其余与直流电疗法相同。

表2-2 直流电离子导入常用药物应用表

| 导入成分 | 极性 | 药物名称 | 浓度（%） | 主要作用 | 主要适应证 |
| --- | --- | --- | --- | --- | --- |
| 钙 | + | 氯化钙 | 3～5 | 保持神经、肌肉的正常反应性，降低细胞膜通透性，消炎，收敛 | 神经炎，神经根炎，局限性神经性水肿，神经官能症，功能性子宫出血，过敏性结肠炎 |
| 镁 | + | 硫酸镁 | 3～5 | 降低平滑肌痉挛，舒张血管降低血压，利胆 | 高血压病，冠心病，肝炎，胆囊炎 |
| 锌 | + | 硫酸锌 | 0.25～2 | 降低交感神经兴奋性，收敛杀菌，改善组织营养，促进肉芽生长 | 溃疡病，慢性胃炎，创面，过敏性鼻炎 |
| 钾 | + | 氯化钾 | 3～5 | 提高神经、肌肉组织兴奋性 | 周围神经炎，周期性麻痹 |
| 碘 | - | 碘化钾 | 1～5 | 软化瘢痕，松解粘连，促进慢性炎症吸收 | 瘢痕增生，术后粘连，神经根炎，蛛网膜炎，角膜浊晕，视网膜炎 |

续上表

| 导入成分 | 极性 | 药物名称 | 浓度（%） | 主要作用 | 主要适应证 |
|---|---|---|---|---|---|
| 溴 | - | 溴化钾 | 3～5 | 增强大脑皮层的抑制过程 | 高血压病，神经官能症，失眠，脑外伤后遗症，溃疡病 |
| 银 | + | 硝酸银 | 1～3 | 杀菌，消炎，收敛腐蚀组织 | 溃疡，伤口，子宫颈糜烂，真菌性炎症 |
| 新斯的明 | + | 溴化新斯的明 | 0.02～0.1 | 缩瞳，加强胃肠道、膀胱平滑肌的张力和蠕动 | 青光眼，尿潴留，肠麻痹，重症肌无力，面神经麻痹 |
| 氯丙嗪 | + | 盐酸氯丙嗪 | 1～2 | 安定，降血压 | 神经官能症，高血压病，皮肤瘙痒症 |
| 苯海拉明 | + | 盐酸苯海拉明 | 1～2 | 抗组胺，抗过敏 | 过敏性鼻炎，局限性血管神经性水肿，皮肤瘙痒症 |
| 肾上腺素 | + | 盐酸肾上腺素 | 0.01～0.02 | 使皮肤、腹腔内脏血管收缩；骨骼肌、心肌血管舒张，支气管平滑肌松弛，抗过敏 | 支气管哮喘，过敏性鼻炎 |
| 普鲁卡因 | + | 盐酸普鲁卡因 | 1～5 | 局部麻醉，止痛 | 各种疼痛，溃疡病，高血压病，脑血管硬化 |
| 阿司匹林 | - | 阿司匹林 | 2～10 | 解热镇痛，抗风湿 | 风湿性关节炎，神经炎，神经痛，肌炎 |
| 青霉素 | - | 青霉素钠 | 1万～2万 U/mL | 对革兰氏阳性菌、阴性球菌有抑制杀菌作用 | 浅部组织感染 |
| 庆大霉素 | + | 硫酸庆大霉素 | 2000～4000 U/mL | 对铜绿假单胞菌、大肠杆菌、金黄色葡萄球菌有抑制和杀灭作用 | 浅部组织感染 |
| 维生素 $B_{12}$ | + | 维生素 $B_{12}$ | 50～100 μg/mL | 抗恶性贫血，营养神经 | 神经炎，神经痛、肝炎、外周神经损伤 |
| 肝素 | - | 肝素 | 5000 U/mL | 抗凝血 | 冠心病、血栓性静脉炎 |
| 透明质酸酶 | + | 透明质酸酶 | 5～10 U/mL | 提高组织通透性，促进渗出液吸收 | 局部外伤肿胀，血肿，粘连，注射后硬结，瘢痕，硬皮症 |
| 胰蛋白酶 | - | 胰蛋白酶 | 0.05～0.1 | 加速伤口净化，促进肉芽生长 | 慢性溃疡，创面感染，浅部组织炎症，肉芽生长不良，血栓性静脉炎 |

## 理疗技术

续上表

| 导入成分 | 极性 | 药物名称 | 浓度（%） | 主要作用 | 主要适应证 |
|---|---|---|---|---|---|
| 氢化可的松 | + | 氢化考的松 | 10~20 mg | 抗感染，脱敏 | 关节炎，变态反应性疾患 |
| 草乌 | + | 草乌总生物碱 | 0.1~0.3 | 消炎，镇痛 | 关节痛，神经痛 |
| 延胡索 | + | 延胡索乙素硫酸盐 | 30~40 mg | 镇痛，镇静 | 胃肠道及肝胆系统疾病的疼痛，脑外伤后遗症 |
| 川芎 | − | 川芎煎剂 | 30 | 扩张血管 | 高血压病，冠心病，脑供血不足 |

## 四、设备与用具

### （一）设备

直流电疗仪及辅助配件与直流电疗法基本相同。

### （二）用于导入的药液

（1）遵医嘱选择不同的药物配伍制成不同浓度的导入药液备用，配置导入药液的溶剂一般为蒸馏水、无离子水、乙醇、葡萄糖溶液等。

（2）药物必须新鲜，成分纯，无污染。

（3）导入药液配制后应妥善保存于阴凉处或棕色玻璃瓶内，一般保存不超过1周，使用前应检查药物有无变质或失效。

（4）使用导入药液前，应明确其有效成分及极性。

（5）将拟导入药液均匀洒在滤纸上，贴敷于治疗部位。

## 五、操作方法与步骤

### （一）常规法

（1）采用衬垫法或电水浴法。

（2）将浸有药液的滤纸或纱布放在衬垫下，或将药液倒入水浴盆中。

（3）电水浴时的盆内药物浓度为衬垫法的十分之一。

（4）操作方法与直流电疗法相同。

## （二）非极化电极

药物导入较少应用抗生素。需要使用抗生素时，部分药物需要做过敏试验，阴性者方能做离子导入治疗，需采用特殊的非极化电极。非极化电极共有 4 层，依次摆放：①仅有抗生素药液的纱布或滤纸；②普通湿衬垫；3.5% 葡萄糖或 1% 甘氨酸溶液浸湿的纱布或滤纸；③普通湿衬垫；④铅板。放置后按需用绝缘布或沙袋等固定。辅电极不放药物，置于相应部位。其他操作与直流电疗法相同。

## 六、注意事项

临床上需做过敏试验的药物如青霉素、普鲁卡因等必须进行过敏试验，如发生过敏禁止进行离子导入。电水浴时注意避免手、足、肢体接触盆壁的电极以防发生电灼伤；滤纸于治疗后丢弃，如使用浸药纱布，经彻底清洗消毒后可反复使用，但必须专用。其余与直流电治疗注意事项相同。

（慕容嘉颖　崔　明）

# 第三章 低频电疗法

## 第一节 概 述

### 一、定义

应用频率 1000 Hz 以下的脉冲电流治疗疾病的方法，统称为低频电疗法（low frequency electrotherapy）。临床上，根据波形和频率的不同可将低频电疗法分成许多类型，包括神经肌肉电刺激疗法、功能性电刺激疗法、经皮神经电刺激疗法、感应电疗法、间动电疗法、超刺激电疗法、电睡眠疗法、直角脉冲脊髓通电疗法、高压低频电疗法等。

### 二、治疗作用与原理

各种低频电疗法的治疗作用虽有侧重，但归纳起来主要有以下 4 个方面。

#### （一）兴奋神经-肌肉组织引起肌肉收缩

通过刺激运动神经、肌肉而引起肌肉收缩，达到增强肌肉力量、延缓肌肉萎缩的目的，可用于治疗神经肌肉麻痹，例如神经肌肉电刺激疗法和感应电疗法。

#### （二）镇痛

通过抑制感觉神经的兴奋性而产生较好的镇痛效果，例如间动电疗法、超刺激电疗法和经皮神经电刺激疗法。

#### （三）兴奋自主神经

通过兴奋自主神经以调节平滑肌张力及扩张血管，例如感应电疗法及间动电疗法。

#### （四）催眠作用

低频脉冲电流直接作用于间脑或脑干中某些神经组织时，可以引起睡眠。例如电睡眠疗法和直角脉冲脊髓通电疗法。

## 三、适应证与禁忌证

### （一）适应证

各种神经炎、脑与脊髓损伤所致的肢体瘫痪、外周神经损伤、癔症性瘫痪、废用性肌萎缩、肌张力低下、尿潴留、各种扭挫伤、肌筋膜炎、瘢痕、粘连、慢性炎症、颈肩腰腿痛、骨关节炎、脉管炎等。

### （二）禁忌证

出血倾向、癫痫、传染性疾病、重要脏器疾病急性进展期和危重期、身体局部有金属异物、有心脏起搏器、皮肤过敏或有破损、感染、皮疹等。结核病灶部位、心前区、颈动脉窦区、孕妇腰骶部等部位禁止使用该疗法。

## 四、设备与用具

根据所患疾病及治疗目的，选择具有相应波形和参数的低频电疗仪，如神经肌肉电刺激治疗仪、功能性电刺激治疗仪、经皮电神经刺激治疗仪、感应电治疗仪、间动电治疗仪等，以及电极片、衬垫、导线等配件。

## 五、操作方法与步骤

### （一）治疗前准备

按照治疗目的与部位选择电极，检查电极、导线连接是否正确，仪器电流输出调零后开机。暴露患者治疗区域皮肤，按照需要放置电极，采取并置法或对置法，电极紧密平整接触皮肤。

### （二）治疗操作

选择所需波形与物理参数，缓慢调节电流强度直至达到治疗剂量，治疗剂量可用电流量直接表示，也可用感觉阈、运动阈等人体反应情况表示，在治疗时间内可根据需要调节电流输出。当需要移动治疗时，可采用单点手柄电极或滚动电极为主电极。

## （三）治疗结束

输出调零，取下电极后检查治疗部位皮肤，关机。

## 六、注意事项

### （一）治疗前

将治疗中的正常感觉和可能的异常感觉告知患者，使其更好地配合治疗，并询问患者有无皮肤过敏现象。

### （二）治疗中

皮肤微细损伤局部可用绝缘衬垫后使用低频电疗法。局部感觉障碍区域治疗时，需采用低电流强度谨慎治疗。电极需有良好固定，保证治疗过程中电极不滑落。治疗时，请详细参考各种仪器说明及操作注意事项。

### （三）治疗后

如发现皮肤过敏或破损，马上进行相应处理。

# 第二节　神经肌肉电刺激疗法

## 一、定义

神经肌肉电刺激疗法（neuromuscular electrical stimulation，NMES），又称为电体操疗法，是应用低频脉冲电流刺激神经或肌肉使其收缩，以恢复肢体运动功能的方法。该疗法主要用于刺激中枢神经损伤后的瘫痪肌肉、失去外周神经支配的肌肉及废用性肌萎缩。

## 二、治疗作用与原理

### （一）对失神经肌肉的治疗作用

（1）延缓病变肌肉的萎缩在人和动物身上均得到验证，电刺激虽不能防止肌肉萎缩，但是可以延缓萎缩的发展。其原理尚未阐明，可能与下列因素有关：被动的节律性收缩所产生的"唧筒效应"，可促进静脉及淋巴回流，改善肌肉的血液循环和营养，保留肌肉中的糖原含量，借此节省肌肉中蛋白质的消耗。实验证明，电刺激能使正常肌动脉血流增加86%。

（2）防止肌肉大量失水和发生电解质、酶系统及血管收缩物质的破坏。

（3）保留肌肉中结缔组织的正常功能，防止其挛缩和束间凝集。

（4）抑制肌肉的纤维化。

### （二）对痉挛肌的治疗作用

将波宽和频率相同，但出现的时间有先后顺序的两组方波，分别刺激痉挛肌及其拮抗肌，使两者交替收缩，可缓解痉挛。两路电流均采用双极法放置，一路电流刺激痉挛肌两端肌腱处，另一路电流采用两个小电极刺激拮抗肌的肌腹。这种治疗方法的原理，目前一部分还处于假设阶段，主要是利用刺激痉挛肌肌腱中的高尔基器引起的反射抑制和刺激其拮抗肌的肌腹引起的交互抑制来达到使痉挛松弛的目的。

## 三、适应证与禁忌证

### （一）适应证

脑卒中、脑性瘫痪、脊髓损伤、帕金森病、外周神经损伤、各种神经炎、废用性肌萎缩等。

### （二）禁忌证

肌萎缩侧索硬化症，多发性硬化的病情进展恶化期。

## 四、设备与用具

神经肌肉电刺激治疗仪，见图3-1。两条输出导线，电极片可用5 cm×8 cm或3 cm×6 cm，视肌肉大小而定。贴电极片时，一般主张双极法，可使电流集中于目标肌肉而不至影响邻近的肌肉。

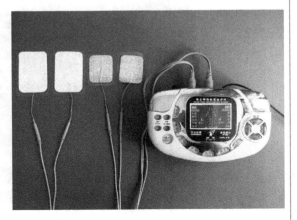

图3-1 神经肌肉电刺激治疗仪

## 五、操作方法与步骤

（1）检查导线连接是否正确，接通电源，开机。
（2）暴露患者治疗部位皮肤，酒精棉签去除皮脂。
（3）采用双极法放置电极，电极需紧贴皮肤，见图3-2。

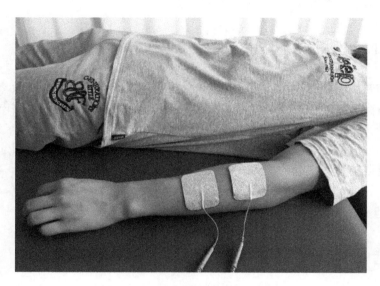

图3-2 上肢伸腕刺激电极放置位置

（4）选择治疗时间、治疗部位，调节治疗强度，以能引起目标肌肉收缩而无痛为宜，见图3-3、图3-4。

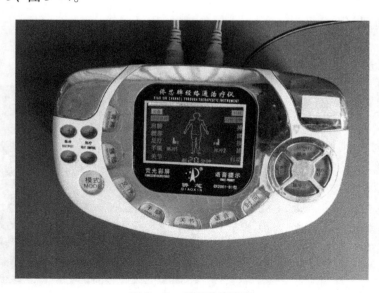

图3-3 设定治疗时间

第三章 低频电疗法

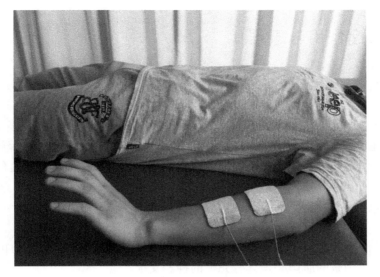

图3-4 电刺激强度要能引起肌肉收缩

（5）治疗结束后，电流输出自动归零，取下电极片并检查皮肤，关机。

## 六、注意事项

### （一）治疗前

将治疗中的正常感觉和可能的异常感觉告知患者，使其更好地配合治疗，并询问患者有无皮肤过敏现象。

### （二）治疗时

先开机，再放置电极片；治疗结束时，避免直接关闭电源，"瞬间电流"会损伤患者治疗部位皮肤。要经常询问患者有无不适。

## 第三节 功能性电刺激疗法

### 一、定义

功能性电刺激（functional electrical stimulation，FES）属于神经肌肉电刺激的范畴，是利用一定强度的低频脉冲电流，通过预先设定的程序来刺激一组或多组肌肉，诱发肌肉运动或模拟正常的自主运动，以达到改善或恢复功能的目的。

## 二、治疗作用与原理

### (一) 治疗作用

(1) 代替或矫正代替或矫正肢体和器官已丧失的功能。

(2) 功能重建 FES 在刺激肌肉的同时，也刺激传入神经，加上不断重复的运动模式信息，传入中枢神经系统，在皮层形成兴奋痕迹，使身体逐渐恢复原有的运动功能。

### (二) 原理

FES 的工作原理是利用神经细胞的电兴奋性，通过刺激支配肌肉的神经使肌肉收缩，因此要求所刺激的肌肉必须具有完整的神经支配。

适当的电流通过体表传输到神经或者肌肉组织上，可产生兴奋作用，向下传导，到达运动终板，引起一系列反应，诱发肌肉收缩，最终产生有效动作，从而补偿所丧失的肢体运动功能，同时也刺激传入神经，神经冲动经脊髓投射到高级中枢，可促进肢体运动功能的重建以及心理状态的恢复。

## 三、适应证与禁忌证

### (一) 适应证

脑卒中、脑外伤、脊髓损伤等所致的单瘫、偏瘫、截瘫、四肢瘫等各种肢体瘫痪，马尾或其他脊髓损伤引起的排尿功能障碍，呼吸功能障碍，特发性脊柱侧弯，以及肩关节半脱位等。

### (二) 禁忌证

植有心脏起搏器者及意识不清、肢体骨关节挛缩畸形、骨折未愈合、下运动神经元受损、神经应激性异常者。

## 四、设备与用具

FES 治疗仪多种多样。医疗机构使用的一般是大型精密的多通道仪器，也有便携式仪器，见图 3-5。一般为单通道或双通道输出，患者可穿戴仪器回家治疗或一边工作一边治疗。

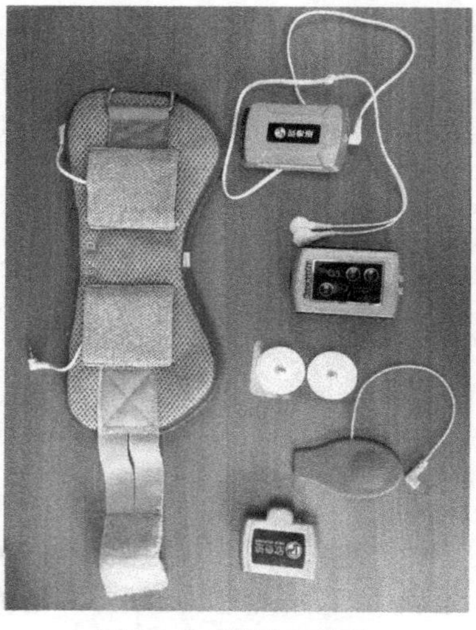

图 3-5 FES 治疗仪

### （一）设备物理特性

操作时治疗参数的选择，因人因病而异，必须循序渐进，持之以恒。

（1）频率。理论上 FES 的频率为 1～100 Hz。

（2）脉冲波宽。常在 100～1000 μs 之间，多使用 200～300 μs。

（3）刺激周期。中枢神经损伤患者多以 1∶3 开始，骨科患者以 1∶5 开始，随着患者的进步，逐渐调整刺激周期。占空比常见 1∶1 或 1∶3，一般刺激时间为 5～20 s，休息时间为 5～60 s。

（4）波升/波降。波升是指达到最大电流所需要的时间，波降是指从最大电流回落到断电时所需的时间，波升/波降通常取 1～2 s。

（5）波长。以引起有效肌肉收缩及患者感觉舒服为度，临床上常见 200～400 μs。

（6）电流强度。一般 FES 使用表面电极时，其电流强度在 0～100 mA 之间。使用肌肉内电极时，其电流强度在 0～20 mA 之间。

（7）治疗时间与治疗频率。治疗时间因病患种类、症状严重度及治疗目的而异，通常 1 次 15 min 至数小时，由 1 周 2 次至每天数次。

### （二）电极片系统

FES 常用电极类型有 3 种，分别是表面电极、肌肉内电极和神经电极，电极导线分为外用、透皮和植入 3 种。所有表面电极均用外用导线，而肌肉内或神经电刺激采用透皮或植入导线。由于 FES 大部分会引起肌肉收缩而产生动作，因此电极片应柔软且能紧贴皮肤。

## 五、操作方法与步骤

临床上 FES 常用于矫正垂足步态，促进肢体协调运动，加速随意控制的恢复。本书以足下垂助行仪为例，详细描述其原理、操作方法与步骤。

### （一）原理

在患侧摆动相开始前，足跟离地，放在鞋后跟里的开关接通，见图 3-6。电流通过腓神经出口或胫骨前肌，使踝背屈。进入站立相后，开关断开，电刺激停止。

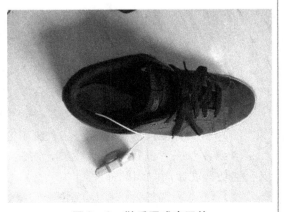

**图 3-6　鞋后跟感应开关**

## （二）操作方法与步骤

（1）让患者坐在高凳上，双膝稍弯曲，将腿放在矮凳上，用足跟支撑腿。

（2）接好电极，其中阴极电极片放置于腓神经出口，阳极电极片放置于胫骨前肌合适位置，见图 3-7。

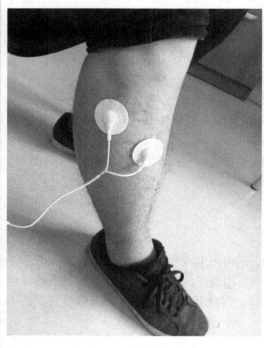

图 3-7　电极放置位置　　　　　　图 3-8　FES 治疗中

（3）开启开关，调节至合适训练模式，诱发出足外翻及背屈的运动，见图 3-8。若足外翻或踝背屈不足，应重新调整电极片位置或电流输出强度。

## 六、注意事项

（1）电极片避免放置在颈部前方，电刺激不要横跨胸廓，伤口或伤疤处避免放电极片。

（2）对于刚完成骨科手术的患者，应注意其肌肉活动的安全限度。

（3）对于脊髓损伤患者，应注意使用电刺激中或后有无反射失常症状。

（4）在对患者进行电刺激之前，需让患者慢慢接受电刺激感觉，再逐渐增加到可以产生功能性肌肉收缩的强度。

（5）注意观察患者的脸上表情、呼吸、心跳或其他肢体动作，如有不舒服，应先暂停刺激。

第三章 低频电疗法

# 第四节 经皮神经电刺激疗法

## 一、定义

经皮神经电刺激疗法（transcutaneous electrical nerve stimulation，TENS）也称周围神经粗纤维电刺激疗法，是应用一定技术参数的低频脉冲电流，经过皮肤输入人体，用于治疗急、慢性疼痛为主的无损伤性治疗方法。

TENS 疗法与传统的神经刺激疗法的差异在于：传统的电刺激主要是刺激运动纤维，而 TENS 主要是刺激感觉纤维。所以，TENS 的波宽和电流强度要选择兴奋 A 类纤维而不兴奋 C 类纤维的，这样有助于激活粗纤维，关闭疼痛闸门和释放内源镇痛物质。

### （一）波形

大部分 TENS 仪能产生持续、不对称的平衡双相波形，形状一般为变形方波，没有直流成分。但因为是不对称双相波，所以一个时相的作用可能比另一个强一些。此外，少数的 TENS 仪使用单相方波、调制波形等。

### （二）频率

TENS 的频率一般为 1～150 Hz 可调。最常用的是 70～110 Hz（常规 TENS），其次是 1～5 Hz（类针刺样 TENS），中频率（20～60 Hz）和 120 Hz 以上的频率较少选用。

### （三）脉冲宽度

一般为 100～300 ms 可调。对于脉冲群输出方式的仪器，脉冲群的宽度一般为 100 ms 左右，每秒钟 1～5 个脉冲群，群内载波为 100 Hz 的常规 TENS 波。

## 二、治疗作用与原理

### （一）治疗作用

（1）止痛。传统 TENS 镇痛作用快，但持续时间短，能获得即时的止痛作用；针刺式 TENS 有明显的镇痛和按摩作用，缓解疼痛的维持时间较长，作用较深；脉冲式 TENS 的刺激强度愈强止痛效果愈好；调节式 TENS 的波宽、频率和强度在一定范围内可自动改变，从而避免产生神经的适应，临床常用该作用来抑制各种不同性质的疼痛。

（2）防止呕吐。TENS 对于手术后患者使用吗啡类物质止痛所产生的呕吐也很有效。应用方法是将电极片放置于内关穴处。

（3）微血管扩张。TENS 刺激可使皮肤的组织胺释放，从而产生微血管扩张作用。

（4）减少水肿。TENS 通过刺激肌肉收缩产生机械性压迫，可促进静脉和淋巴回流，减少水肿；也有学说认为是电刺激增加了蛋白活动，从而加速了静脉和淋巴回流，或电刺激降低了血管通透性，从而减少了组织液的渗出。

（5）其他。有研究显示 TENS 可降低交感神经张力，0.2 ms、10 Hz 电刺激桡神经可增加其传导速度。

## （二）原理

（1）阀门控制学说。在周围神经中有直径粗细不同的纤维，粗纤维（$A_\beta$）兴奋阈值低、传导速度快且易于兴奋，用传统 TENS 刺激大 $A_\beta$ 纤维，可以抑制 $A_\delta$ 纤维和 C 类纤维的传递，在脊髓后角产生突触前抑制，降低疼痛传入时神经的兴奋活性，产生短时镇痛效应。

（2）内源性吗啡多肽类物质释放理论。低频度、高强度的脉冲电刺激可使 $A_\delta$ 纤维产生类似吗啡物质的作用，同时可促进中间神经元分泌内源性吗啡物质，抑制 C 类纤维的疼痛传入，使脑内释放内源性物质，起到长时镇痛作用。

# 三、适应证与禁忌证

## （一）适应证

各种慢性疼痛：各种神经痛、头痛、关节痛、肌痛、术后伤口痛、分娩宫缩痛、牙痛、癌痛、肢端疼痛、幻肢痛等，也可用于治疗骨折后愈合不良。

## （二）禁忌证

（1）佩戴心脏起搏器者严禁使用。

（2）严禁刺激颈动脉窦。

（3）孕妇的腹部和腰骶部不要使用。

（4）以下情况需慎用眼部位置的治疗：脑血管意外患者的头部，电极植入人体体腔内的治疗等。

（5）有认知障碍的患者不应进行自我治疗。

## 第三章　低频电疗法

### 四、设备与用具

临床上，多采用经皮神经电刺激治疗仪或者低中频诊疗仪，见图3-9。仪器输出类型有恒流型和恒压型两种，恒压型患者容易接受，输出通道有单道、双道和三道，采用导电胶电极，用不干胶粘贴固定。便携式TENS机体积较小，插电源或用电池均可，便于携带。

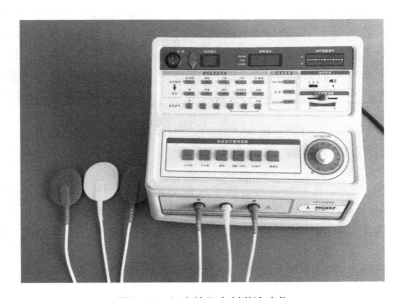

图3-9　经皮神经电刺激治疗仪

### 五、操作方法与步骤

#### （一）电极的放置

（1）电极置于痛区、运动点、扳机点、穴位上。

（2）电极置于病灶同节段的脊柱旁，沿着周围神经走向，在病灶上方节段、病灶对侧同节段上，两个电极或两组电极并置、对置、交叉放置等，见图3-10。

（3）眼-枕经颅法。

（4）电极放在术后切口两旁。

上述这些电极位置放置方法，有利于兴奋神经粗纤维，关闭脊髓后角闸门，产生镇

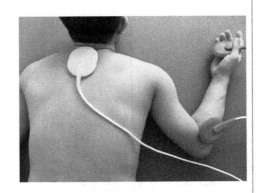

图3-10　电极放置位置

痛作用。TENS 的治疗方式目前可分为常规型、类针刺型、短暂强刺激型 3 种。一般情况下，每次治疗 30～60 min，每天 1～2 次，每周 3～6 次。各种方式的治疗参数见表 3-1。

表 3-1　3 种 TENS 的参数和适应证比较

| TENS 方式 | 强　度 | 脉冲频率 | 脉冲宽度 | 适　应　证 |
| --- | --- | --- | --- | --- |
| 常规型 | 舒适的麻颤感 | 75～100 Hz | <0.2 ms | 急慢性疼痛，短期疼痛 |
| 类针刺型 | 运动阈上，一般为感觉阈的 2～4 倍 | 1～4 Hz | 0.2～0.3 ms | 急慢性疼痛，周围循环障碍，长期疼痛 |
| 短暂强刺激性 | 肌肉强直或痉挛样收缩 | 150 Hz | >0.3 ms | 用于小手术，在致痛性操作过程中加强镇痛效果 |

（二）操作方法与步骤

（1）打开电源，检查导线连接。患者取舒适的体位。治疗前向患者解释治疗中可能出现的麻木感、震颤感或肌肉抽动感等应有的感觉。

（2）将电极固定于相应的部位上，选择治疗频率、脉宽、治疗时间，再调节输出的电流强度。

（3）治疗结束后将输出旋钮复位，取下电极，关闭电源。

## 六、注意事项

（1）皮肤有瘢痕、溃疡或皮疹时，电极应避开这些部位；电极与皮肤应充分接触以使电流均匀作用于皮肤，以免电流密度集中引起灼伤；电极部位保持清洁，便于通电。

（2）对儿童进行治疗时，缓慢开机先以弱电流消除恐惧，再将电流逐步调至治疗量。

（3）联合治疗时，先采用温热治疗法，再行 TENS 进行镇痛，这样可增加局部血流量，降低皮肤电阻，增强治疗作用。

# 第五节　感应电疗法

## 一、定义

感应电流是通过电磁感应原理产生的电流，又称法拉第电流。临床上，应用这种电流治疗疾病的方法，称为感应电疗法（faradotherapy）。感应电流是一种双向、不对称的低频脉冲电流,它的频率为 60～80 Hz。在现代新技术中,已能生产出单向尖波脉冲电流,称新感应电,频率为 50～100 Hz,脉冲宽度为 1 ms,这种脉冲参数能兴奋运动神经与肌肉,引起横纹肌完全强直收缩,达到治疗疾病的效果。

## 二、治疗作用与原理

### (一)防止肌萎缩

当神经损伤或受压迫时,神经冲动的传导受阻,这时脑的冲动就不能通过损害局部到达该神经支配的肌肉,结果随意运动减弱或消失;较长时间制动术(如石膏绷带、夹板等)后出现的废用性肌萎缩等,神经和肌肉本身均无明显病变,此时,可应用感应电流刺激这些暂时丧失运动功能的肌肉,使之发生被动收缩,从而防止肌萎缩。

### (二)防止粘连和促进肢体血液和淋巴循环

感应电刺激可加强肌肉活动,促进肢体的静脉与淋巴回流,增加组织间的相对运动,从而使轻度的粘连松解。同时当肌肉强烈收缩时,其中的静脉和淋巴管即被挤压排空,肌肉松弛时,静脉和淋巴管随之扩张和充盈,因此用电刺激肌肉产生有节律的收缩,可改善血液和淋巴循环,促进静脉和淋巴的回流。

### (三)止痛

感应电刺激穴位或病变部位时,可降低神经兴奋性,产生镇痛效果。临床上用来治疗神经炎、神经痛和用作针刺麻醉。

## 三、适应证与禁忌证

### (一)适应证

适用于废用性肌萎缩、肌张力低下、胃下垂、弛缓性便秘、术后产后排尿无力、癔症性瘫痪、癔症性失语、癔症性麻痹、软组织粘连、血循环障碍等。

### (二)禁忌证

肌肉痉挛、高热、昏迷、恶性肿瘤(电化学疗法除外)、出血倾向、急性化脓性炎症、急性湿疹、心力衰竭。孕妇腰腹骶部、皮肤破损局部、金属异物局部、安装有心脏起搏器局部及其邻近部位禁止使用。对直流电过敏者禁用。

## 四、设备与用具

### （一）感应电疗仪

能输出双相不对称低频脉冲电流，其峰值电压 40～60 V，频率 60～80 Hz，周期 12.5～15.7 ms，波形尖峰部分为高尖三角形，有效波宽 1.57～2.5 ms，并有低平的负波；或能输出仅有高尖三角形的正波，频率 50～100 Hz，有效波宽 0.1～1 ms，见图 3-11。

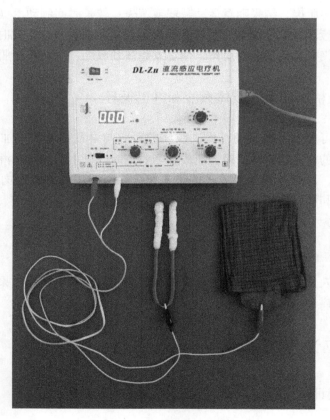

图 3-11 直流感应电疗仪

### （二）配件

电极分为片状电极（多呈不同大小的矩形）、点状电极（方形或圆形）、手柄电极（带有手动的断续器）或滚式电极（又称碾式电极，呈圆柱状，棍形，可以滚动），见图 3-12。所用衬垫与直流电疗法要求相同。点状电极呈 1 cm×1 cm 的方形或直径 1 cm 的圆形。手柄电极和滚式电极外包数层厚绒布。

# 第三章 低频电疗法

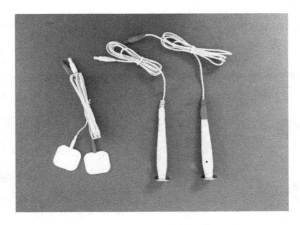

图 3-12 各种电极片

## 五、操作方法与步骤

### （一）固定法

（1）选好治疗所需的两个片状电极和衬垫，一般两个电极、衬垫等大，衬垫以温水浸透。患者取舒适体位，暴露治疗部位，如皮肤有小破损，粘贴胶布保护。

（2）将衬垫和电极对置或并置于治疗部位上，治疗肢体肌肉时可将两电极并置于肌肉的两端。使衬垫紧贴皮肤，处于电极与皮肤之间，电极边缘不得突出于衬垫之外。以沙袋、固定带等固定电极。

（3）检查感应电疗仪的输出旋钮是否在零位。将电极导线接至治疗仪的输出插口，打开电源。

（4）按顺时针方向旋转电位器，调节电流强度至治疗部位有麻刺感或肌肉收缩反应。

（5）治疗完毕，取下电极和衬垫。一般每次治疗15～20 min，1～2 d 治疗1次，10～15次为1个疗程。

### （二）点状法

（1）用点状电极和衬垫或一个手柄电极作为主极，衬垫以温水湿透。

（2）患者取舒适体位，暴露治疗部位，将片状电极放在背部（治疗上肢时）或腰部（治疗下肢时），加以固定，或放在病患肢体的近端，以沙袋、固定带等固定。将点状电极和衬垫放在病患肌肉的运动点上，用沙袋、固定带等固定电极。使用手柄电极时，可让患者手握手柄电极紧压在病患肌肉的运动点上，见图 3-13。

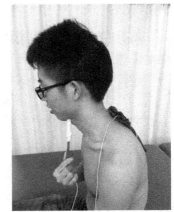

图 3-13 感应电极放置位置

理疗技术

（3）检查感应电疗仪的输出旋钮是否在零位，将电极导线接至治疗仪的输出插口，见图3-14。

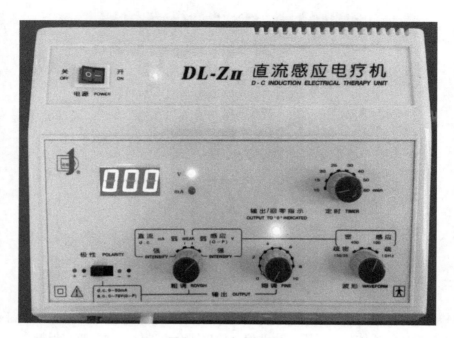

图3-14 治疗仪面板

（4）以顺时针方向旋转电位器，调节电流强度至患肌有收缩反应。使用手柄电极时，操作者可用手指按压断续开关，进行断续性刺激，使患肌发生节律性收缩，以引起肌肉明显收缩为度。一般通电刺激1～2 s，间歇1～2 s，反复刺激30/60/90次。

（5）每次治疗一般15～20 min，治疗完毕，将输出电流调至零位，取下电极和衬垫。1～2 d治疗1次，10～15次为1个疗程。

（三）滚动法

（1）用滚式电极作为主极，用100～150 cm$^2$的片状电极和衬垫作为辅极。衬垫以温水湿透。

（2）操作者手持滚式电极，紧压在治疗部位上。

（3）调节电流强度至滚式电极下有肌肉收缩反应。操作者在治疗部位上缓慢地往返推动滚式电极，使治疗部位的肌肉依次收缩。

（四）电兴奋法

两个圆形电极（直径3 cm）在穴位、运动点或病变区来回移动或暂时固定于某点做断续刺激。

## 六、注意事项

（1）感应电疗法不分极性。

（2）感应电疗法的电流强度难以精确表示，一般以治疗部位肌肉收缩反应与电极下的麻刺感为度，但不应出现灼痛感。对有感觉障碍患者进行治疗时，电流强度不宜过大。

（3）治疗前应向患者说明治疗目的、方法和注意事项，以充分取得患者的合作。

# 第六节　间动电疗法

## 一、定义

将 50 Hz 正弦交流电整合后叠加在直流电之上的一种低频脉冲电流叫作间动电流，应用间动电流作用于人体以治疗疾病的方法称为间动电疗法（diadynamic electrotherapy，DE）。间动电流经调制后可以连续或断续出现，可以半波或全波整流出现，或半波与全波交替出现，共有疏波、密波、疏密波、间升波、断续波、起伏波 6 种波形。间动电流与其他脉冲电流一样，因频率较低尚不足以克服细胞的极化现象，故作用部位表浅；另外，由于它具有直流电性质，故也有电解作用，治疗时需要明确阴阳极，并配备衬垫。

## 二、治疗作用与原理

### （一）止痛作用

间动电流的止痛作用明显。实验研究证明，在正弦电流上加入直流电成分可使组织兴奋阈升高，止痛效果增强，两者有协同作用。止痛作用原理与间动电的掩盖效应及其消除纤维间水肿压迫的作用有关。间动电流中直流电所引起的电兴奋性改变和正弦电流所引起的肌肉微小震颤感，是一种适宜的刺激，它可阻断或干扰痛冲动的传导，通过掩盖作用而止痛。但这种止痛效应是短暂的。在间动电治疗后几个小时，由于改善了血液循环，组织的营养障碍及神经纤维间水肿得以解除，因此可获得较持久的止痛效果。间动电各波形中止痛作用最显著的为间升波，次为疏密波，再次为密波和疏波。

### （二）改善血液循环

间动电流有明显的促进周围血循环的作用，这与它所引起的血管扩张有关。治疗后，常见局部皮肤充血发红和温度升高。实验证明，治疗时皮肤温度可升高 0.3 ℃，治疗后 10 min 皮肤温度可上升 0.6 ℃，40 min 后平均上升 0.7 ℃，然后缓慢下降，2 h 后才恢复到原来的水平。间动电流治疗动脉内膜炎后，供血量可增加50%；治疗动脉硬化时能使血流量增加80%，与其他阻断交感神经的治疗方法效果相似。当把电极放在星状神经分布区域时，上肢血流量能增加40%，说明间动电流扩张血管的作用与降低交感神经的兴奋性有关。此外，该作用还与治疗时引起的轴索反射、组织胺释放及肌肉的微细运动存在一定关系。间动电疗法对功能性周围血液循环障碍、急性侧支循环性水肿有较明显的效果，对心性、肾性水肿和机械堵塞水肿无效。

（三）对神经肌肉组织的作用

只有强度不断变化的电流，才能引起神经兴奋而引起肌肉收缩。频率过高时，单个刺激持续时间过短；频率过低时，组织又易于适应。间动电流是频率50～100 Hz的变型正弦电流，对兴奋神经肌肉组织是适宜的，其中以断续波、起伏波最显著，次为疏波。一般用断续波或起伏波来锻炼废用性萎缩的肌肉，其他几种波型由于是连续脉冲，没有脉冲群间歇，故不适宜用。至于失神经支配的肌肉，由于其时值较长，甚至高于正常值的50～100倍，因此容易疲劳，只能耐受较低的刺激频率，并需有较长的间歇时间，故间动电流不适宜治疗失神经支配的肌肉，甚至不能使失神经支配的肌肉收缩。各型间动电流的作用特点见表3-2。

表3-2 各型间动电流的作用特点

| 类型 | 频率周期 | 感觉和运动反应 | 生理作用 | 适应证 |
| --- | --- | --- | --- | --- |
| 密波（DF） | 频率100 Hz的正弦波，周期10 ms，幅度恒定 | 针刺感，细振动 | 止痛（早而短），降低交感神经张力，促进局部血循 | 疼痛，交感神经过度兴奋，周围血循不良 |
| 疏波（MF） | 频率50 Hz的正弦波，间歇10 ms | 强震颤感、紧压感，量大可见肌收缩 | 止痛（晚，较久） | 痉挛性疼痛 |
| 疏密波（CP） | 疏波和密波交替出现，各持续1 s | DF、MF的感觉交替出现 | 促进渗出物吸收 止痛 | 软组织扭挫伤，神经炎，神经痛，局部循环和营养不良 |
| 间升波（LP） | 疏波持续4 s，密波持续8 s，且密波中一组电压保持稳定，另组电压缓慢起伏 | 同CP，有渐升和渐降的蚁爬感 | 止痛（明显） | 神经痛，肌痛，疤痕 |
| 断续波（RS） | 疏波断续出现，通电、断电时间各为1 s | 断续震颤感，量大见肌收缩 | 肌肉节律性收缩 | 废用性肌萎缩 |
| 起伏波（MM） | 疏波断续出现，通、断电时间各4 s，疏波的出现和消失是缓慢的 | 同RS，刺激较缓和 | 同RS | 同RS（适于病情较重者） |

## 三、适应证与禁忌证

### （一）适应证

（1）神经系疾患。由于间动电具有止痛、消除神经纤维周围的微水肿、调整神经功能等作用，因此已广泛用于治疗三叉神经痛、枕大神经痛、舌咽神经痛、肋间神经痛、坐骨神经痛、神经根炎、交感神经症候群等。其中，对表浅的、较局限的病症疗效显著，如枕大神经痛、三叉神经痛。

（2）创伤性疾患。间动电流治疗肌肉、肌腱、韧带等软组织的急性挫伤、扭伤疗效显著。对慢性劳损创伤或手术后关节功能障碍亦有一定疗效。

（3）运动系统疾病。对肩周炎、网球肘、肌筋膜炎、关节纤维性挛缩、骨性关节炎、坐骨神经痛、颞颌关节功能紊乱、肱二头肌腱鞘炎、狭窄性腱鞘炎等有一定效果。

（4）某些血管疾患。可用于治疗动脉内膜炎、雷诺氏病、肢端紫绀症、中心性视网膜炎、高血压等。

### （二）禁忌证

急性化脓性炎症、急性湿疹、出血倾向、严重心脏病、恶性肿瘤、血栓性静脉炎、活动性肺结核。有金属异物的局部、心区、孕妇下腹部禁用，植入心脏起搏器者、对直流电流过敏者、高热患者等禁用。

## 四、设备与用具

间动电疗机，见图3-15。电极与直流电电极相似。还有一种杯状电极，大杯直径 4~6 cm，小杯直径 1.5~2.5 cm，可装在活动的手柄上，进行痛点"追踪"治疗。

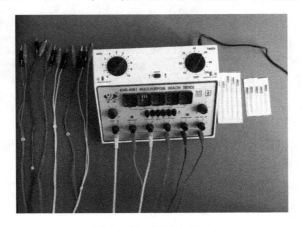

图3-15 间动电疗机

## 五、操作方法与步骤

（1）根据治疗部位选择金属板和衬垫。金属板要擦拭干净，并使之平坦。衬垫在使用前需洗涤煮沸，目的是消毒并清除黏附的电解质，衬垫要微温而湿润。

（2）检查患者皮肤有无知觉障碍或破损等情况。如有抓伤、擦伤，贴以胶布或涂以凡士林；如有感觉迟钝或丧失，不可在此处治疗。

（3）将衬垫紧贴皮肤，其上放金属极板，然后盖以胶布或塑料布，根据情况用沙袋、搭扣或者用患者身体的重量将电极固定，见图3-16。

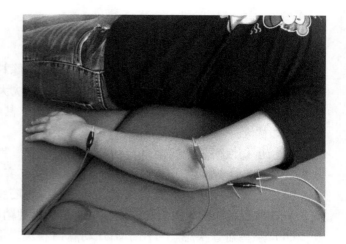

图3-16　电极放置

（4）开机前向患者交代通电时产生的各种感觉，有轻微的针刺感和蚁走感是正常的。

（5）检查电疗机，输出按钮应在零位，转向开关指向正确，导线连接的极性正确无误，电表倍数开关所指的量程应适合治疗量的要求，然后开启电疗机，见图3-17。

（6）先开总开关，再开分开关，然后徐徐转动电位器逐渐增加电流量，根据患者的感觉来调节，一般常用量，直流电为 0.5～3 mA，脉冲以引起较明显的震颤感为宜，但不应有刺痛感。一般主张短时间，

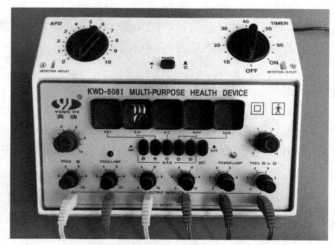

图3-17　间动电疗机控制面板

每次 5 min 左右，慢性病可延长到 12～15 min。

（7）治疗完毕，缓慢向逆时针方向转动电位器，将电流调降到零位，再关闭开关取下电极板，检查皮肤有无异常。

（8）一般每日 1 次，急性期每日 2 次。6/10/15 次为 1 个疗程，疗程间隔为 1～2 周。

## 六、注意事项

（1）治疗时对电流形式、电极种类、电极放置方法与极性，以及对治疗时间的掌握等均有较大的灵活性，要根据疾病的性质、疾病的不同阶段及治疗效果，严格恰当地选择。

（2）治疗前向患者充分说明治疗时可能出现的反应和注意事项。

（3）治疗前去除治疗部位的金属物，以免烫伤。

（4）治疗时衬垫要湿透，与皮肤紧密接触，以免作用于治疗区的电流强度减弱而影响疗效。

（5）治疗时两极不能接触，防止短路。

（6）治疗时先开直流电，在此基础上再逐渐通入脉冲部分。

## 第七节　超刺激电疗法

### 一、定义

应用超出一般治疗剂量的电流强度治疗人体疾病的方法，称超刺激电疗法（ultrastimulation electrotherapy，UE）。超刺激电流是一种方波电流，其波宽为 2 ms，频率为 5～143 Hz（常用 143 Hz）。电流密度高达 0.3 mA/cm$^2$。因为治疗电极面积只有 100 cm$^2$ 左右，电流峰值可达 80 mA，平均值达 20～30 mA，所以这种电流强度远高于一般低频脉冲电流的治疗剂量。

### 二、治疗作用与原理

超刺激电疗法的主要作用表现为镇痛和改善血液循环，临床上主要应用于镇痛。每次治疗后，镇痛作用可持续 3 h 左右，皮肤充血反应可持续 5 h 左右。止痛作用原理是电流刺激神经粗纤维，关闭闸门使痛觉不能传入。同时，强电流刺激产生掩盖效应，电流改善血液循环和局部供氧，加速致痛物质排除，也能产生镇痛作用。

### 三、适应证与禁忌证

#### （一）适应证

各种急慢性疼痛如关节痛、头痛、牙痛、肋间神经痛、腰痛、灼样神经痛、颈椎病、软组织劳损、腰椎间盘突出症，等等。也可以用于治疗骨折后骨连接不良。

理疗技术

### （二）禁忌证

急性化脓性炎症、出血倾向、心脏病。颈动脉窦附近、孕妇的腹部和腰骶部禁用，体内有心脏起搏器者、对直流电过敏者禁用。

### 四、设备与用具

超刺激电疗仪。配件包括电极和衬垫。电极大小与直流电疗法相同，衬垫至少 1～2 cm 厚，质柔软为宜。

### 五、操作方法与步骤

（1）治疗前先仔细询问患者有无禁忌证，向患者解释治疗中出现的麻颤感、震颤感或肌肉抽动感等应有的感觉，并嘱患者如有不良反应及时告知。

（2）将电极和湿衬垫放置于患者待治疗部位，阴极置于痛区上，根据治疗所需和患者耐受程度用 RP 选择合适电流，电流强度由具有两个量程的电流表 PA 表指示。使用时，应调节 RP 使电流由零逐步增大。每次通电时间不宜超过 15 min。

（3）结束时，将电流调为零再拆除电极。

（4）每日或隔日治疗一次，一般经 3～4 次治疗无效时应放弃此疗法，有效者可治疗 6～12 次。

### 六、注意事项

（1）向患者解释刚通电时会有触电感，但随即消失，继之有肌肉颤动感。

（2）治疗后局部皮肤有损伤者，可涂以烫伤软膏或氢化可的松软膏，同时应停止治疗。

（3）电极与皮肤应充分接触，否则会产生电热烧伤。治疗前后都需要检查治疗部位皮肤状况。

（4）对儿童进行治疗时，先施以弱电流消除恐惧，再将电流调到治疗量。

（5）反复调整无效时，应终止治疗，取下电极，检查电极放置位置皮肤状况，检查电极导线是否完好，检查仪器是否工作正常。

# 第八节 电睡眠疗法

## 一、定义

电睡眠疗法（electrosleep therapy）是指以弱量的脉冲电流通过颅部引起睡眠或产生治疗作用的方法，亦称脑部通电疗法。该疗法采用直角脉冲波，其波型很像脑电图的 δ 波，合乎生理要求，但脉冲前沿陡，在低强度时能获得最佳效应。波宽 0.2～0.5 ms，频率 10～200 Hz。

## 二、治疗作用与原理

电睡眠疗法所用的电流是仿效生理睡眠时中枢神经的电活动规律而定的。脑电图研究证明：安静闭目时，呈现 8～13 Hz 的 α 波，入睡时呈现 0.5～4 Hz 的 δ 波；电诊断测得皮层运动区的时值为 0.1～2 ms。因此，用于电睡眠的电流频率多选在 α、δ 波范围，1～25 Hz；脉宽多为 0.2～0.3 ms。脉宽大于 0.5 ms 的脉冲会兴奋视神经，引起主观的闪光而影响入睡。波形多用方波，因它前后沿均陡，用较小电流即可引起反应。

电睡眠治疗的作用是导致或深化生理睡眠，加强中枢的抑制作用，而且即使治疗过程中不入睡，也有调整性的治疗作用。关于电睡眠治疗产生睡眠的机制尚无统一的认识，有人认为透入颅内的电流直接作用到皮质-脑干部位，按负诱导法原则，引起皮层的抑制。电睡眠治疗时脉冲电对皮质-脑干部有特异性作用，并通过它而作用到皮层。另有一些人认为，电睡眠治疗时电流刺激了大脑皮质，使皮质对网状结构产生主动性抑制而导致睡眠。

## 三、适应证与禁忌证

### （一）适应证

神经官能症，高血压病（Ⅰ、Ⅱ期），偏头痛，神经性皮炎，脑动脉硬化（初期），冠心病，胃及十二指肠溃疡，早期妊娠中毒症，幻觉痛以及精神分裂症的躁狂型、紧张型、单纯型等。植物神经-内分泌机能障碍患者用低频率（8～16 Hz）治疗可使正常化。

### （二）禁忌证

动脉硬化的高龄患者，某些眼病患者（结膜炎、眼缘炎、视网膜剥离、高度近视）等。

## 四、设备与用具

### （一）仪器

电睡眠治疗仪。

### （二）电极

铅板、衬垫同直流电疗法。

## 五、操作方法与步骤

### （一）电极的位置

电极放置法有双眼－乳突法或双眼－枕部法。对眼部通电特别不适应的患者，可改在前额放置电极，阴极连接双眼（额部）电极，阳极连接枕部（双乳突）电极。两个眼部电极接阴极，枕部（特制的梳状电极可插入头发中）或乳突部（两个4 cm 电极）电极接阳极。

### （二）电流强度

输出电流强度依据患者自身感觉而定，一般以在眼眶出现轻微敲打和震颤感，不使患者感到不安和不适为度。常用电流强度均值为 6～1299 μA，峰值可达 5～8 mA。

### （三）波形选择

选用方波，波宽 0.2～0.3 ms，适当频率（一般从 12～16 Hz 开始逐渐降至 1～2 Hz），电流强度 6～8 mA，以患者有轻度舒适的震动感或蚁走感为宜。

### （四）治疗时间

一般第 1 次治疗 15～20 min，渐增至 40～60 min。抑制过程轻度减弱时，需较长时间，可达 1.5～2 h；兴奋与抑制过程明显减弱时，需较短时间，以 20～40 min 为宜。每日或隔日 1 次，15～20 次为 1 个疗程，疗程间隔 7～10 次。

### （五）治疗环境

应保持室内安静，光线暗淡，温度适宜，空气新鲜。选择舒适的治疗床及枕头，用适量咖啡因与溴剂合用，可加强治疗效果，调节大脑皮层的兴奋与抑制过程。

## 六、注意事项

注意事项同直流电疗法。

# 第九节　直角脉冲脊髓通电疗法

## 一、定义

以体表电极和直角脉冲（方波）电流刺激脊髓的方法称为直角脉冲脊髓通电疗法，此法最先在日本应用，主要用于治疗中枢性麻痹。治疗中将作用极放置于后颈部，辅极置于腰骶部，通以下行直角脉冲电流，故称为直角脉冲脊髓通电疗法。

## 二、治疗作用与原理

### （一）治疗中枢性麻痹

轻度运动麻痹者可以治愈，重度的也能显著改善，一般下肢比上肢恢复效果显著。

### （二）治疗感觉障碍

轻度感觉迟钝者治疗数次即可恢复正常，重度者也可获得改善。以痛觉和触觉恢复较早，其次为冷觉和深部感觉，热的感觉恢复较慢。

### （三）治疗伴随偏瘫的症状

头痛、头重感、易怒、失眠、无力和语言障碍均能在治疗后减轻或消失。植物性神经系统功能障碍如麻痹肢体的皮温低下、便秘等，经治疗后亦可渐改善。

关于应用低频直角波脊髓通电治疗中枢性麻痹的理论根据，目前尚不大清楚，通过肌电图检查发现一些迹象，推测可能在病变区某些不能传导或传导很差的神经纤维，在治疗后恢复了传导功能，使神经兴奋趋向正常化。一般在中枢性麻痹中，病变部位的神经纤维并没有被完全破坏，残留不同程度的兴奋性，治疗中的极性作用能促使其恢复正常状态。

此外，也可通过对植物神经和内分泌系统的调节作用，恢复其正常的生理功能。

## 三、适应证与禁忌证

目前该疗法主要用于运动神经麻痹（包括中枢性和周围性），特别适用于脑出血后遗症的治疗。其他如脑血栓、脑梗死、脊髓炎、脊髓压迫症、假性球麻痹、脊髓空洞症、脊髓灰质炎后遗症、肌萎缩侧索硬化症等所引起的感觉与运动障碍等均可试用。

禁忌证同 TENS。

## 四、设备与用具

设备与用具同 TENS，见图 3-18。

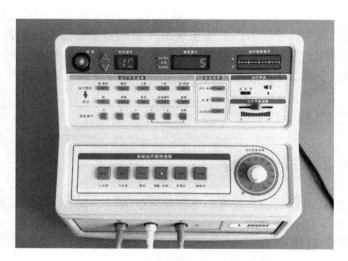

图 3-18 直角脉冲脊髓通电疗仪

## 五、操作方法与步骤

（1）与 TENS 相似。作用极面积为 25 cm$^2$，接阳极（有时也用阴极），置后颈部；辅极为 100 cm$^2$，置腰骶部，见图 3-19。

（2）电流强度 4～6 mA（如输出以电压表示则为 30～60 V）。

（3）频率为 165～2 000 Hz，脉冲持续时间为 0.1～0.5 ms。

（4）脑出血患者在出血后 3～4 周、病情稳定后开始治疗。每次 30～60 min，开始每日或隔日 1 次，以后每周治疗 2 次。治疗次数因病情而异，一般在 5～30

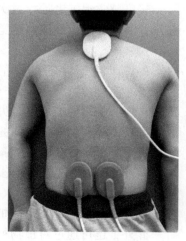

图 3-19 直角脉冲脊髓通电治疗电极放置位置

次，但若治疗10次以上仍无进步者可认为无效。

### 六、注意事项

（1）伴有高血压时，治疗后常可见收缩压升高，故通电前后应测量血压。
（2）电极需紧贴皮肤，以防止电流在个别点上过于集中，发生烫伤和刺痛。
（3）治疗中如发现肢体肌张力增高，影响活动，则应缩短治疗时间和减少电流强度或更换极性。
（4）麻痹肢体的痛感在治疗后可见加剧，这时可降低电流强度或缩短治疗时间，一般治疗2～3周后症状即会减轻或消失。
（5）其他与TENS相同。

## 第十节　高压低频电疗法

### 一、定义

高压低频电疗法（high voltage pulsed current stimulation，HVPC）是一种应用高电压的低频脉冲电流来治疗疾病的一种方法。一般使用单相方波，脉冲频率较低，常为1～3 Hz或10 Hz，输出电压峰值可达2 000 V，脉冲宽度在1～10 ms之间。HVPC虽然峰值电压很高，但电流平均值一般不超过1.5 mA，对人体的刺激性较TENS更弱。

### 二、治疗作用与原理

#### （一）止痛

高压低频电疗法所设定的波型、频率及脉冲波宽度对神经肌肉的刺激，是产生良好的止痛效果的物理基础。与TENS相比，HVPC更适合于治疗急性表浅性疼痛。HVPC兴奋神经纤维的能力比TENS小，故治疗时电极一般只置于痛点、扳机点或穴位上。常用的治疗参数见表3-3。

表3-3　高压低频电疗法常用的治疗参数

| 参　数 | 急性/表浅痛 | 慢性/深部痛 |
| --- | --- | --- |
| 频率 | 50～100 Hz | 1～5 Hz |
| 脉冲宽度 | 5～65 μs | 65 μs |
| 电流强度 | 感觉阈 | 引起肌肉收缩 |

理疗技术

### （二）扩张血管和促进周围血液循环

HVPC 治疗后常见局部皮肤发红、皮温升高，具有扩张血管、促进血液循环、改善局部组织营养代谢、消炎镇痛的作用。

### （三）促进平滑肌的蠕动

可促进蠕动频率和幅度的增高，并能使不规律蠕动变有规律蠕动，临床上应用此疗法治疗尿路结石亦可取得较好的排石疗效。

### （四）其他作用

其他作用包括刺激经络穴位、调节经络气血平衡的作用，促进皮肤伤口愈合，以及抗菌消炎作用。

## 三、适应证与禁忌证

### （一）适应证

神经痛、面神经麻痹、颈椎病、腰腿疼、冻疮、慢性荨麻疹、扭挫伤、带状疱疹、各种急慢性疼痛、因疼痛引起的反身性肌肉痉挛、废用性肌萎缩、血液循环不良性疾病等。

### （二）禁忌证

（1）全身情况出血倾向、癫痫、传染性疾病、各种重要脏器疾病急性进展期和危重期。

（2）局部情况。金属异物及结核病灶局部，有心脏起搏器，心前区、颈动脉窦区、体腔、孕妇腰腹部等特定部位，皮肤过敏、破损、感染、皮疹等区域禁用。

## 四、设备与用具

国外生产的 HVPC 治疗仪类似于 TENS 仪。

## 五、操作方法与步骤

（1）患者体位：患者取舒适的体位。

(2) 治疗前准备：治疗前向患者解释治疗中可能出现的麻颤感、震颤感或肌肉抽动感等应有的感觉。按照治疗目的与部位选择电极，检查电极，正确连接导线，仪器电流输出调零后开机。暴露患者治疗区域皮肤，按照需要放置电极，采取并置法或对置法，电极紧密平整接触皮肤。

(3) 治疗操作：选择所需波形与物理参数，缓慢调节电流强度直至达到治疗剂量，治疗剂量可用电流量直接表示，也可用感觉阈、运动阈等人体反应情况表示，在治疗时间内可根据需要调节电流输出。当需要移动法治疗时，可采用单点手柄电极或滚动电极作为主电极。

(4) 治疗结束：输出调零，取下电极后检查治疗部位皮肤，关机。

## 六、注意事项

### （一）治疗前

以兴奋神经肌肉为主要治疗目的时，神经肌肉电诊断有助于治疗参数的合理选择。将治疗中的正常感觉和可能的异常感觉告知患者，使其更好地配合治疗。

### （二）治疗中

皮肤微细损伤局部可用绝缘衬垫后使用低频电疗法。对局部感觉障碍区域进行治疗时，需采用低电流强度谨慎治疗。电极需有良好固定，保证治疗过程中不滑落。

# 第十一节　经颅微电流刺激疗法

## 一、定义

经颅微电流刺激疗法（cranial electrotherapy stimulation，CES）是一种与传统药物治疗、电抽搐治疗完全不同的治疗方法，它通过低强度微量电流刺激大脑，改变患者大脑异常的脑电波，促使大脑分泌一系列与焦虑、抑郁、失眠等疾病存在密切联系的神经递质和激素，以此实现对这些疾病的治疗作用，俗称脑反射治疗。由于与药物治疗相比，该治疗方法不存在任何副作用，且疗效稳固，因而在许多国家已被普遍使用，作为治疗焦虑、抑郁、失眠等疾病的一种安全、有效的治疗方法。

## 二、治疗作用与原理

一方面，CES疗法的原理是通过夹在耳垂上的耳夹电极对大脑、脑干、丘脑等脑区通电，直接刺激机体增加 5 - 羟色胺、内啡肽、褪黑素的释放，增强 γ - 氨基丁酸的浓度，迅速有效地控制和缓解焦虑、抑郁、失眠等；另一方面，CES 可改善脑电地形图，对主管心理及情绪活动的下丘脑、边缘系统和网状结构系统产生直接调整作用，使人进行一种身体松弛、心情愉悦且思维清晰的状态，即大脑放松状态，减少 δ 波活动，从而缓解及治疗症状。

## 三、适应证与禁忌证

### （一）适应证

适应证为抑郁症、焦虑症、失眠症、认知障碍、纤维肌痛综合征、反射性交感神经营养不良等。

### （二）禁忌证

禁忌证同 TENS。

## 四、设备与用具

经颅微电流刺激仪和耳夹电极。

## 五、操作方法与步骤

（1）治疗前向患者说明刚通电时会有触电、麻木感，但随即消失。
（2）接通仪器电源，检查导线连接情况，将两个耳夹电极夹在耳垂上。
（3）调节电流输出强度、治疗时间等参数。
（4）治疗结束后，取下电极，关闭电源。

## 六、注意事项

注意事项同 TENS。

（解东风　李　奎）

# 第四章　中频电疗法

## 第一节　概　　述

### 一、定义与分类

#### （一）定义

应用频率为 1～100 kHz 的脉冲电流治疗疾病的方法，称为中频电疗法（medium frequency electrotherapy）。当脉冲频率在 1 kHz 以下的低频范围内时，每一个脉冲均能使运动神经和肌肉产生一次兴奋，称为周期同步原则。当频率大于 1 kHz 时，运动和肌肉的兴奋即不符合周期同步原则，而是依赖中频电流特有的规律发挥作用。当脉冲频率超过 100 kHz 时，脉冲周期短于运动神经和肌肉组织的绝对反应期，就不能引起足够的兴奋，因此医学上把中频电流的频率规定为 1～100 kHz。

#### （二）分类

中频电疗法所采用的频率多为 2～8 kHz。根据所采用中频电流的不同产生方式和波形与频率，中频电疗法可分为 4 种。

(1) 干扰电疗法，包括：①传统干扰电疗法；②动态干扰电疗法；③立体动态干扰电疗法。
(2) 等幅中频电疗法，包括：①音频电疗法；②音频电磁场疗法；③超音频电疗法。
(3) 调制中频电疗法，包括：①正弦调制中频电疗法；②调脉冲制中频电疗法。
(4) 低中频电混合疗法，包括：①音乐电疗法；②波动电疗法。

### 二、生理作用与治疗作用

#### （一）镇痛作用

中频电疗作用的局部，皮肤痛阈明显增高，临床上有良好的镇痛作用，尤其是低频调制的中频电作用最明显。其镇痛作用包括即时止痛作用及后续止痛作用。

## 1. 即时止痛（直接止痛）作用

即时止痛的机制有以下4种假说。

（1）掩盖效应：中频电流能引起明显震颤感，其冲动闯入痛冲动传入道路的任一环节，可以阻断或掩盖疼痛刺激的传导，从而达到止痛或减弱疼痛的目的。

（2）闸门控制假说：①周围感觉神经中的粗纤维传入非痛性冲动，细纤维传入痛性冲动，两种纤维进入脊髓后角后，一方面通过突触向中枢投射，另一方面二者对后角中的胶质细胞（SG）又有不同的控制作用；②粗纤维兴奋的结果，兴奋SG，抑制了传入道路，结果细纤维传导的痛冲动传入受阻；③细纤维兴奋的结果，抑制SG，开放了传入道路，结果细纤维的传入增加，出现痛冲动；④中频电流引起明显振颤感和肌肉颤动感，是对粗纤维的一种兴奋刺激，粗纤维兴奋引起"闸门"的关闭，阻止了细纤维的传入，从而产生镇痛作用。

（3）皮层干扰假说：电刺激冲动与痛冲动同时传入皮层感觉区，在中枢发生干扰，从而减弱或掩盖了疼痛感觉。

（4）即时止痛作用的体液机制：目前多用内源性吗啡样多肽理论解释。内源性吗啡样多肽（OLS）是从脑、垂体、肠中分离出来的一种多肽，具有吗啡样活性，是体内起镇痛作用的一种自然神经递质，与镇痛有关的主要有脑啡肽（即时止痛达3～4 min）和内啡肽（镇痛持续3～4 h）。中频电流刺激可激活脑内的内源性吗啡样多肽能神经原，引起OLS释放，达到镇痛效果。这些物质镇痛效果较吗啡强3～4倍，又无吗啡之副作用。

## 2. 后续止痛（间接止痛）作用

目前认为中频电流治疗后的止痛作用的主要机制是：这种电流作用后，改变了局部的血液循环，使组织间、神经纤维间水肿减轻，组织内张力下降，使因缺血所致的肌肉痉挛缓解，缺氧状态改善，钾离子、激肽、胺类等病理致痛化学物质得以清除。

### （二）促进血液循环

中频电流，特别是50～100 Hz的低频调制中频电流，有明显的促进局部血液和淋巴循环的作用，可使皮肤温度上升，小动脉和毛细血管扩张，开放的毛细血管数目增多等。其作用机理如下。

（1）轴突反射。中频电流刺激皮肤感受器，冲动一方面传入神经元，一方面经同一轴突的另一分支逆行到小动脉壁，引起局部血管扩张。

（2）血管活性物质的作用。中频电流刺激感觉神经，使神经释出少量的P物质和乙酰胆碱等血管活性物质，引起血管扩张反应。

（3）肌肉活动代射产物的作用。肌肉收缩的代射产物如乳酸、ADP、ATP等均有明显的血管扩张作用。

（4）对植物神经的作用。中频电流促进局部血循环的作用可能与抑制交感神经有关。

## （三）锻炼骨骼肌

低频调制的中频电流与低频电流的作用相仿，能使骨骼肌收缩，因此常用于锻炼骨骼肌，且较低频电流优越。该疗法对皮肤感觉神经末梢的刺激小，又无电解作用，较有利于长期治疗。

## （四）软化瘢痕作用

等幅中频电流（音频电）有软化瘢痕和松解粘连的作用，临床上广为应用，但作用机制研究尚不够。

# 第二节 音频电疗法

## 一、定义

应用频率为 1000～20000 Hz 的等幅中频正弦电流治疗疾病的方法称为音频电疗法（audio frequency current therapy），常用频率为 2000 Hz。等幅中频电是一种幅度、频率恒定不变，波形呈正弦波形的中频电流，音频电是等幅中频正弦电的一种，音频电具有典型的中频电的物理特征。

## 二、治疗作用与原理

### （一）止痛作用

音频电流的镇痛作用比较明显，治疗后痛阈明显上升，但其镇痛效果不如脉冲中频电流，而且持续时间不长。

### （二）促进局部血液循环

音频电流具有调节或改善局部微循环的作用，因而有消炎、消肿、镇痛、促进血管神经功能恢复的作用。

### （三）软化瘢痕和松解粘连

音频电流刺激瘢痕或粘连组织，使之产生震动，得到松解及软化之效应。

### （四）消散慢性炎症及硬结

音频电流对慢性炎症、炎症机化、外伤后瘀血、血肿等均有促进吸收、消散、软化的作用。

### （五）调节神经系统功能

音频电流作用于神经节段或反射区，可以促进汗腺、乳腺分泌，增进食欲，降低血压，对自主神经及高级神经活动具有调节作用。

### （六）增强细胞膜通透性和药物透入

生物实验证明，音频电流可提高活性生物膜的通透性，使药物分子因浓度梯度而扩散透过生物膜。

## 三、适应证与禁忌证

### （一）适应证

瘢痕疙瘩及纤维结缔组织增生、肥厚、粘连、挛缩，关节纤维性强直，肌肉、韧带、关节劳损，颈肩背腰腿痛，狭窄性腱鞘炎、风湿性肌炎、关节炎，周围神经病损（神经炎、神经痛等），外伤后或术后皮下浸润粘连、血肿机化，注射后浸润，浅静脉炎后残留硬索状肿块，声带肥厚，乳腺小叶增生，外伤后或术后肠粘连、内脏粘连、腔道内粘连狭窄等，慢性炎症（如慢性盆腔炎、附件炎、前列腺炎、腹腔盆腔感染后残留炎性包块等），平滑肌张力低下疾病与尿路结石。

### （二）禁忌证

急性感染性疾病、肿瘤、出血性疾病、严重心力衰竭、肝肾功能不全、局部有金属异物。心区、孕妇腰腹部禁用，带有心脏起搏器者禁用。

## 四、设备与用具

音频电疗机输出的电流为 1 000～5 000 Hz，临床常用的为 2 000 Hz，或 2 000 Hz、4 000 Hz 两种频率，目前也有频率可调的音频电疗设备运用于临床治疗。多数治疗机为导电胶的电极，也有用黏附式电极和负压吸附式电极的。音频电疗机可与直流电疗机或超声波治疗机连接起来联合治疗。

## 五、操作方法与步骤

### （一）单纯音频治疗

（1）首先要检查机器和导线的完好状态，打开电源开关，见图 4-1。

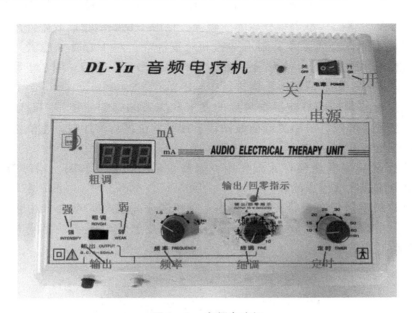

**图 4-1　音频电疗机**

（2）根据临床需要选择适合于治疗的铜条、铝片作为治疗电极，用浸过生理盐水的纱布包好以利于导电。根据不同电极的使用要求将电极放置在损害部位（或治疗部位）的上下两端或两侧并固定。

（3）缓慢调节"输出调节"钮，调节电流应缓慢，不能突然改变电流强度，以使患者感觉舒适并能耐受。

（4）治疗结束，将电流调至"0"（有的仪器在结束后自动复位），取下电极，关闭开关。

（5）治疗持续 20～30 min，每日 1～2 次，10 次为 1 个疗程。

### （二）音频直流电药物离子导入疗法

（1）开始治疗时先接通直流电，先调节直流电量，然后接通音频电，以免引起患者不适。

（2）治疗结束后逆上述顺序，先关音频电，再关直流电。

（3）每次治疗 15～30 min，每日 1 次，15～30 次为 1 个疗程。治疗瘢痕及粘连时可连续治疗数个疗程。

## 六、注意事项

（1）中频电疗机特别是微电脑控制的治疗机应与高频电疗机分开，分设于两室，至少应将两者的电路分开，以免中频电疗机的工作受高频电磁波的干扰。

（2）使用治疗机前应检查治疗机能否正常工作，电极、导线等是否完好，导线插头、导线夹等是否牢固，不得将有故障、破损、接触不良的治疗机或附件用于治疗。

（3）电极不能在心前区及其附近并置和对置治疗；对于心脏病患者，电流不宜过强，并要注意观察患者反应，如有不良反应立即停止治疗；孕妇忌用于下腹部、腰骶部及邻近部位；佩戴心脏起搏器者不得进行中频电治疗。

（4）治疗电流量的调节应根据治疗的要求和患者的感觉而定，一般以感觉阈或运动阈为准。在瘢痕部位、浅感觉或血液循环不佳的部位进行治疗时，电流强度的调节不应以患者的感觉为准。

（5）治疗期间注意观察有无副作用，如有头晕、头痛、胸闷、嗜睡等症状发生，应及时调节电流强度或停止治疗。

（6）治疗时电极板要充分和皮肤接触，使电极下电流均匀分布。中频电流虽没有电解作用，但在治疗时若电极、导线夹等直接接触皮肤或电极不平而使电流密集于某处，也可能造成皮肤损伤。

## 第三节　超音频电疗法

### 一、定义

超音频电疗法是等幅中频正弦电疗法的一种，它是利用超音频振荡器产生 22 kHz 等幅交变正弦电流，以高电压（输出电压达 3～4 kV）、弱电流（输出电压强度小于 2 mA）、火花放电的方式进行治疗的。

### 二、治疗作用与原理

该治疗用的玻璃电极内充有 1.33～2.00 kPa（10～15 mmHg）的惰性气体氖，治疗时接通 3～5 kV 电压。电极与人体接触时，由于电压差较大而产生无声的火花放电，同时由于空气电离，可产生少量的臭氧与氧化氮。

在火花放电的刺激和电磁振荡的作用下，神经兴奋性降低，血管、淋巴管扩张，组织的代谢过程和营养状况改善，故而有止痛、止痒、解痉、消炎的作用。

## 三、适应证与禁忌证

### （一）适应证

外科疾病，如皮肤皮下组织感染（消散期）、骨髓炎、术后浸润、血肿、早期闭塞性动脉内膜炎、早期雷诺病、膀胱炎；皮肤科疾病，如慢性湿疹、神经性皮炎、过敏性皮炎、硬皮病；妇科病，如慢性附件炎、月经不调、子宫发育不良；神经科疾病，如神经官能症、血管性头痛；口腔炎症，如牙周炎、牙龈炎等。

### （二）禁忌证

禁忌证同音频电疗法。

## 四、治疗技术与设备

超音频电治疗仪，电压为 3～5 kV，功率为 10 W，输出电流的频率为 22 kHz，玻璃电极有蕈状电极（直径为 25 mm、10 mm，用于体表治疗）、圆柱样电极（直径为 15 mm、11.7 mm），可用于肛门、直肠、阴道等的治疗。

## 五、操作方法与步骤

治疗时玻璃电极与人体皮肤或体腔黏膜接触，发生火花放电时有热感，无局部痛感或不适感，每次治疗 5～10 min。每日治疗 1 次，6～10 次为 1 个疗程。

## 六、注意事项

同音频电疗法。

# 第四节　调制中频电疗法

## 一、定义

调制中频电疗法（modulated medium frequency current therapy，MMFCT），又称脉冲中频电疗法，使用的是一种低频调制的中频电流，其幅度随着低频电流的频率和幅度的变化而变化，具有低频、中频电流的特点和治疗作用。

### （一）电流类型

调制中频电流主要有以下 4 种形式：
（1）连续调制波。调制波连续出现，简称"连调"。
（2）交替调制波。调制波和未调制波交替出现，简称"交调（等调）"。
（3）间歇调制波。调制波间歇出现，简称"间调"。
（4）变频调制波。两种频率不同的调制波交变出现，简称"变调"。
4 种波型电流均可以全波或正、负半波形式出现。

### （二）调制中频电流的特点

（1）用 10～150 Hz 的低频电流调制的"外生"中频电流兼有低频、中频两种电疗的特点。
（2）不同波型和频率交替出现，可以克服机体对电流的适应性。
（3）调幅波（或调制深度）可以改变，用以改变刺激的强度。调制深度小（25%～50%）则电流的兴奋作用弱，调制深度大（75%～100%）则电流的兴奋作用强。
（4）断调波型中，加入可调的断电时间，在治疗失神经肌肉时，可让肌肉得到不同时间的休息，克服了干扰电流中无通电间歇或间歇过短的缺点。
（5）半波的调制波型电流有类似间动电或直流电的作用，可以用于药物离子导入。而且它具有更显著的刺激作用及对深部组织的刺激和改善营养作用。

## 二、治疗作用与原理

### （一）镇痛作用

正弦调制中频电流作用于机体时，有明显的舒适振动感。100 Hz 全波连调波，持续时间 2.5 s、3 s 的全波交调波（调幅波频率 100 Hz）及 90～120 Hz 全波变调波均有较好的止痛效果。疼痛较剧时调幅度用 25%～50%，疼痛减轻后用 75%～100%。

### （二）促进血液循环

正弦调制中频电流作用于局部血管，可使小血管及毛细血管扩张，血循环加快。正弦调制中频电流作用于高血压患者肾区，肾血流量可增加 19%～35%。用频率 100 Hz、调幅度 100%、通断比 1 s∶2 s 的间调波治疗动脉阻塞性周围血管疾病，有改善局部血液循环的效果。

## （三）促淋巴回流作用

有人采用下列波型：①交调波，持续时间 1 s∶1 s，调频 30～50 Hz，调幅波 100%，通电 5 min；②150 Hz 及 50 Hz 变调波，持续时间 1 s∶1 s，调幅度 100%，通电 5 min；③以上交调波、变调波各 5 min；④100 Hz 间调波，通断比各 3 s，调幅度 100%，通电 5 min。以上每一种电流都可使淋巴管径增大，对促进淋巴回流有较好作用，临床上可用于治疗肢体淋巴淤滞。

## （四）兴奋神经肌肉作用

此电流有提高神经、肌肉兴奋性的作用，可预防和减轻肌萎缩和骨质疏松、抗肌痉挛、改善脊髓损伤所致的神经源性膀胱。①对废用性肌萎缩用通断比 1 s∶1 s、50 Hz、调幅度 100% 的间调波。②对部分失神经肌肉用通断比 1 s∶1 s、20～50 Hz、调幅度 100% 的间调波。③对完全失神经肌肉用通断比 1 s∶（3～5）s、10 Hz、调幅度 100% 的间调波。

## （五）提高平滑肌张力作用

连调波、断调波可提高胃肠道、胆道、膀胱平滑肌张力。

## （六）其他作用

其他作用包括调节自主神经功能及消炎的作用。

# 三、适应证与禁忌证

## （一）适应证

骨关节疾病、软组织疾病、神经系统疾病、消化系统疾病、泌尿系统疾病。

## （二）禁忌证

局部有恶性肿瘤、活动性肺结核、急性化脓性感染、出血性疾患，局部有金属固定物，置入心脏起搏器者及有严重心肺、肾脏疾病者禁用。

## 四、设备与用具

采用电脑调制中频治疗仪，治疗时可根据患者的疾病选用不同的电流处方，见图4-2。配套电极。

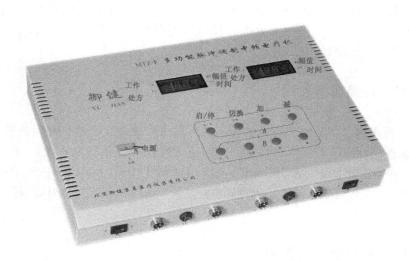

图4-2 调制中频电疗仪

## 五、操作方法与步骤

（1）接通电源，选择适合的电极板和衬垫，或涂抹导电胶，再接上输出导线，与仪器连接。放置并固定电极。

（2）开启电源，选择治疗所需的程序处方。

（3）检查输出旋钮，使之处于零位，然后调节治疗时间，调节电流输出使之达到治疗所需的适宜电流强度。

（4）可按患者的感觉和耐受程度调节电流量。

（5）治疗完毕时，将剂量旋钮转至零位，关闭电源，取下电极。

## 六、注意事项

治疗期间注意观察有无副作用，如有头晕、头痛、胸闷、嗜睡等症状发生，应及时调节电流强度或停止治疗；治疗时电极板要充分和皮肤接触，使电极下电流均匀分布。中频电流虽没有电解作用，但在治疗时若电极、导线夹等直接接触皮肤或电极不平而使电流密集于某处，也可能造成皮肤损伤。

第四章　中频电疗法

## 第五节　干扰电疗法

### 一、定义

干扰电疗法（interference current therapy，ICT）起源于 20 世纪 50 年代初期，是将两种不同频率的中频电流通过两组电极交叉地输入人体，在机体深部组织内产生一个干扰场，在干扰场中可形成一新的电流，其固有频率为两组电流的频率差，在临床上利用这种"内生"差频电流来治疗疾病的方法，就叫作干扰电办法，又叫差频电疗交叉电流疗法。我国于 20 世纪 60 年代后期引进了干扰电疗技术，并逐步推广应用。

### 二、传统干扰电疗法

传统干扰电疗法即静态干扰电疗法（static interferential current therapy，SICT），是将两路频率分别为 4000 Hz 与 4000±100 Hz 的正弦交流电，通过两组（4 个）电极交叉输入人体，在电力线的交叉部位形成干扰电场，产生差频为 0～100 Hz 的低频调制中频电流，这种电流就是干扰电流。

#### （一）作用特点

（1）干扰电疗法中所用的正弦交流电频率在 4000 Hz 左右，属于中频范围。由于采用了交流电，避免了电解，因此电极可以大为简化。由于频率较高，皮肤电阻明显下降，因此可以增大作用深度。

（2）该疗示与过去一般的治疗方法不同，治疗时不是一种电流而是同时用两种电流，不是用 2 个电极而是 4 个。通过 4 个电极将两路频率相差 100 Hz 的中频交流电交叉地输入人体。

（3）在 4 个电极下起作用的是幅度恒定的中频交流电，机体易于适应，刺激性也小。但在两路电流交叉的深处，因电学上的差拍现象可产生具有显著治疗作用的 0～100 Hz 低频调制的脉冲中频电流。这种深处"内生"的脉冲中频电刺激是干扰电疗法最突出的特点。

（4）两组电流中，一组固定为 4000 Hz，另一组则在变化中，4000～4100 Hz/15 s，差频 100 Hz，或 4025～4050 Hz/15 s，差频 25～50 Hz。或固定在 4000±100 Hz 的任意频率。频率的变化可以避免机体适应，频率固定便于选用不同的低频调制频率，以达到不同的治疗目的。

#### （二）治疗作用

（1）镇痛。干扰电流对感觉神经有抑制作用，治疗后痛阈升高，所以具有较明显的止痛作用。

（2）促进局部血液循环。干扰电流具有明显的促进局部血液循环的作用，且持续时间长。动物实验中观察到，干扰电治疗后毛细血管有明显扩张，皮肤温度平均升高2℃。干扰电流作用于颈、腰交感神经节处，可以引起相应肢体皮肤温度升高，血液循环加强，因此可加快对渗出、水肿和血肿的吸收。

（3）对神经和骨骼肌的作用。干扰电流较易为人体耐受，由于对运动神经和肌肉有刺激作用，所以可引起肌肉收缩反应，多用于周围神经损伤。

（4）对内脏平滑肌的作用。干扰电流对平滑肌有较强的刺激作用，在深部组织产生的0~100 Hz的差频电流的作用：①引起内脏平滑肌兴奋，使平滑肌活动，提高其张力；②改善内脏血液循环；③调整支配内脏的植物神经。因此，该疗法对内脏下垂、习惯性便秘等平滑肌张力不足所致疾病有较好的疗效。

（5）对植物神经的作用。在正常人和高血压患者的星状神经节上施行干扰电治疗后，正常人血压无显著变化，而高血压患者无论是收缩压还是舒张压均有所下降。

（6）促进骨折愈合的作用。干扰电流能促进骨痂形成，加速骨折愈合。

### （三）适应证与禁忌证

（1）适应证：周围神经损伤或炎症引起的神经麻痹和肌肉萎缩、神经痛，骨关节、软组织疾患（肩周炎、颈椎病、腰椎间盘突出症、软组织扭挫伤、肌筋膜炎、肌肉劳损、关节炎、狭窄性腱鞘炎、坐骨神经痛），术后肠粘连，注射后硬结，缺血性肌痉挛，雷诺病，闭塞性动脉内膜炎，肢端紫绀症，骨折延迟愈合，术后粘连，术后肠麻痹，内脏平滑肌张力低下（胃下垂、弛缓性便秘），胃肠功能紊乱，儿童遗尿症，尿潴留，妇科的慢性炎症。

（2）禁忌证：急性炎症、出血倾向、局部有金属异物、严重心脏病等。孕妇下腹部禁用。

### （四）仪器设备

目前国内外干扰电疗机的两组输出电流多为频率相差100 Hz的正弦交流电，一组为4000 Hz，另一组为4000±100 Hz。采用4个电极或四联电极，治疗时务必使病灶部位处于两路电流交叉的中心，以固定法、移动法或吸附固定法（吸附电极有负压装置，以每分钟16~18次的频率吸附，此法除有干扰电流作用外，尚有负压按摩作用）进行治疗，见图4-3。

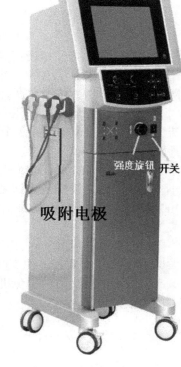

图4-3 静态干扰电疗仪

## （五）操作方法与步骤

### 1. 固定法

据患者的感觉或肌肉收缩的强度，将治疗剂量分为三级：感觉阈下、感觉阈、感觉阈上，不同差频干扰电流治疗作用不同，使用两组即4个电极交叉放置。

（1）差频的选择，见表4-1。

表4-1 不同差频治疗作用

| 差频/Hz | 治疗作用 |
| --- | --- |
| 100 | 抑制交感神经，多作用于交感神经节 |
| 90~100 | 止痛（强度达到引起肌肉收缩时，有明显的震颤感，可通过掩盖效应或兴奋粗纤维而达到止痛目的） |
| 50~100 | ①止痛；②促进局部血液循环；③促进渗出物吸收；④缓解肌紧张 |
| 25~50 | ①对正常骨骼肌可引起强直性收缩；②促进局部血液循环 |
| 20~40 | ①兴奋迷走神经；②扩张局部动脉；③使正常骨骼肌发生不完全性强直性收缩 |
| 1~10 | ①兴奋交感神经；②使正常肌肉发生单收缩；③使失神经肌肉发生单收缩（1~2 Hz）；④使平滑肌收缩（1~2 Hz） |
| 0~100 | 作用广泛，兼具上述各种作用，但因总作用时间不长，各频率出现时间过短，故针对性不强 |

（2）治疗剂量：①一般在0~50 mA，电极面积为20 cm² 时，电流密度不宜超过1 mA/cm²；面积为50 cm² 时，电流密度不宜超过0.8 mA/cm²；面积为100 cm² 时，不宜超过0.6 mA/cm²。②一般以人体感觉阈、运动阈和可以耐受的最大限度为准。

（3）治疗时间：治疗中可选用1~2种或更多的差频，一般每种1~10 min不等，总治疗时间20 min。

（4）操作步骤：①选择适当电极，衬垫用水浸湿；②检查开关是否处于零位，接通电源，放置电极；③电极交叉放置于病灶处；④根据病情选择差频，然后缓缓调节电流输出旋钮至医嘱规定要求略低处，数分钟后再调整；⑤治疗完毕，输出旋钮归零，取下电极，关闭电源；⑥衬垫洗净，晾干备用。

### 2. 抽吸法

采用负压装置与吸附电极，治疗时将吸附电极置于治疗部位的皮肤上，使病灶处于4个电极的中心。

（1）先开动负压装置，开始抽气，使电极吸附于皮肤上，再接通干扰电流。

（2）负压装置以每分钟16~18次的频率抽吸电极，抽吸的频率能根据吸盘内负压的大小而自动调节，负压大时抽吸的频率自动下降，负压小时抽吸的频率自动回升，因此抽吸的频率按照负压的变化而呈规律性波动，在治疗区产生按摩作用。

（3）治疗的差频、剂量、时间、疗程与固定法相同。

### 3. 运动法

采用两个手套电极，相当于两极法。一个手套电极的导线连接至治疗机的一路输出孔内，另一个手套电极的导线连接至另一路输出孔内。

（1）治疗时，操作者的双手分别插入两个手套电极的固定带下，双手下压，务使整个电极与患者皮肤充分接触，并在治疗区内移动。

（2）操作者可通过改变双手压力的大小以及电极与患者皮肤的接触面积来调节电流的刺激强度。

（3）一般采用 50～100 Hz 或 0～100 Hz 的差频使肌肉发生短时间的显著收缩，以松弛肌紧张，消除局部水肿，或引起肌肉节律性收缩，加强静脉和淋巴回流。

（4）痛点治疗时，操作者以手套电极的指尖部分分别放在痛点两侧，相距 2～3 cm。选用 50 Hz 差频，患者自调电流强度至引起典型的疼痛为止，持续 30～60 s，然后停止刺激，此时疼痛将减弱或消失。如止痛效果不显著，可在几分钟后重复操作 1～2 次。

## （六）注意事项

注意事项同音频电疗法。

# 三、动态干扰电疗法

动态干扰电疗法（dynamics inter-ferential current therapy，DICT）是在静态干扰电流的基础上使中频电流的幅度被波宽为 6 s 的三角波所调制，发生一个周期为 6 s 的缓慢的低幅度变化。两组电流的输出强度发生周期为 6 s 的节律性的交替变化，甲组电流增强时乙组电流减弱，6 s 后发生相反变化，乙组电流增强时甲组电流减弱，如此反复循环，因而称之为动态干扰电。

# 四、立体动态干扰电疗法

立体动态干扰电疗法（stereo dynamic interferential current therapy，SDICT）是在传统干扰电疗法与动态干扰电疗法的基础上进一步发展起来的。治疗时将三路在三维空间流动的 5000 Hz 交流电互相叠加交叉输入人体。

## （一）电流的特点

（1）可产生立体的刺激效应。
（2）可产生多部位的刺激效应。
（3）可产生强度的动态变化效应。
（4）可使受刺激部位发生动态变化。

## （二）作用原理

（1）从不同的空间位置刺激可兴奋的组织，如肌肉、神经、感觉细胞，包括交感、副交感神经纤维。

（2）增加细胞膜的通透性。

（3）激活某些酶的活性。

（4）影响细胞器的功能，特别是心脏和骨骼肌的内质网。内质网内含有偶联所需的$Ca^{2+}$，兴奋时$Ca^{2+}$释放，引起肌肉收缩。

（5）影响电荷载体的移动以及组织内水的渗透、运输。

## （三）治疗作用与操作方法

### 1．治疗作用

立体动态干扰电的治疗作用与传统干扰电流相仿，但因其强度和刺激部位大于传统干扰电，并且有较大的动态变化，故其刺激的形式不同于传统干扰电，治疗作用强于传统干扰电疗法。

### 2．操作方法

立体动态干扰电疗机见图4-4。操作时可采用电极对置法和并置法。

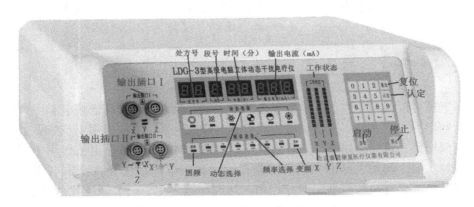

图4-4 立体动态干扰电疗机

（1）对置法：2个星状电极及其导线在治疗部位的上下或两侧反方向放置。立体动态干扰电疗法通常采用对置法，电流作用较深。

（2）并置法：2个星状电极及其导线在治疗部位表面同方向放置。并置法作用表浅，较少采用。治疗时应注意使星状电极的各个小极均与皮肤接触良好，以使三路电流都能充分进入人体。

## （四）适应证与禁忌证

**1. 适应证**

立体动态干扰电疗法的临床应用范围与传统干扰电疗法相同，其疗效优于传统干扰电疗法。

**2. 禁忌证**

禁忌证同传统干扰电疗法。

## （五）注意事项

注意事项同音频电疗法。

# 第六节　音乐电疗法

## 一、定义

在音乐疗法的基础上把音乐与由音乐信号转换成的同步电流结合起来治疗疾病，称为音乐-电疗法（music–electro–therapy，MET），又称为音乐电疗法。

## 二、治疗作用与原理

音乐电流是以低频为主的低中频混合的不规则电流，因此兼有低频电和中频电的作用，以低频电为主，而又不同于一般的低中频电疗法。音乐电流作用于皮肤后，局部痛阈和耐痛阈增高，镇痛作用明显，且出现迅速、持续时间长。音乐电流作用于领区或头部可以缓解头痛，调整大脑的兴奋和抑制过程。音乐电针疗法是将音乐电流作用于穴位，通过经络产生复杂的生理和治疗作用，达到细胞再生、调节新陈代谢功能的作用，并以此为基点，激活、唤醒人体自身的自我治愈能量，同时有效降低药物对身体的副作用，提升人体免疫系统的功能。

## 三、适应证与禁忌证

### （一）适应证

脑血管意外后偏瘫、脊髓损伤截瘫、急性特发性多发性神经炎、周围神经损伤、坐骨神经痛、神经症、自主神经功能紊乱、扭挫伤、肌纤维组织炎、关节炎、颈椎病、肩关节周围炎、胃下垂等。

## （二）禁忌证

恶性肿瘤、急性炎症、出血倾向、局部金属异物。装有心脏起搏器者、心区、孕妇下腹部、对电流不能耐受者禁用。肌肉痉挛时慎用。

## 四、设备与用具

**1. 音乐电疗机**

多配有多种录音盒、放音装置，接两耳机，一副耳机供操作者试听用，另一副耳机供患者听音乐进行治疗用。治疗机电流输出可分为通过导线连接电极板做体表局部治疗，或连接毫针做电针治疗，见图4-5。

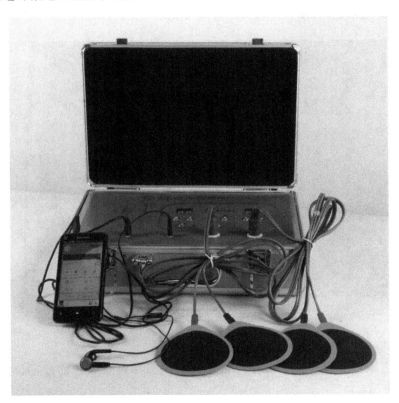

图4-5 音乐电疗机

**2. 附件**

附件有录音磁带盒，音乐、歌曲、戏曲的录音带，放音装置，两副耳机，并有不同大小的矩形、圆形或点状的铅片电极、薄衬垫或导电橡胶电极。其他用品有沙袋、固定带等。

### 3. 仪器配备的音乐

仪器配备的音乐大致可以分为以下 6 组。

（1）A 组：音乐旋律舒缓、柔和、速度、力度适中。
（2）B 组：音乐旋律低沉，节奏平稳，速度缓慢、力度较弱。
（3）C 组：旋律轻快活泼，速度较快，力度变化较大。
（4）D 组：旋律热情、强烈，节奏激烈，速度快，力度强。
（5）E 组：旋律雄壮，节奏平稳有力，速度慢，力度强。
（6）F 组：旋律节奏平稳，松散，调性模糊、游离，速度慢，力度弱。

## 五、操作方法与步骤

（1）根据患者的病情需要（需要镇静者可选择柔和的音乐，需要兴奋神经、肌肉时选择激昂的音乐）和兴趣爱好，选用合适的音乐、歌曲或戏曲录音磁带，放入音乐电疗仪的录音磁带盒内。音乐电疗机操作面板见图 4-6。

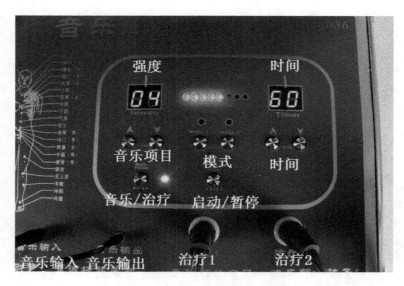

图 4-6　音乐电疗机操作面板

（2）选用治疗需要的电极，以温水使衬垫湿透。
（3）患者取舒适体位，暴露治疗部位，将电极和衬垫放在治疗部位上，以沙袋、固定带固定电极。
（4）检查治疗仪的输出是否在零位，以导线连接电极与治疗仪。接通电源。
（5）操作者与患者都戴上耳机，接通治疗仪录音放音装置，放录音，调好音量。
（6）缓慢调节治疗仪的电流输出，根据患者电极下的麻颤感或肌肉收缩反应调节电流强度。
（7）每次治疗 20～30 min，治疗完毕，先后调节电流输出至零位，关闭放音装置，取下耳机、电极和衬垫。

(8) 1~2 d 治疗 1 次，15~20 次为 1 个疗程。

## 六、注意事项

（1）治疗前向患者说明治疗的意义，了解患者的兴趣爱好，选好录音磁带。

（2）音乐电疗仪不应与高频电疗仪同放一室。如在同一室则不能同时工作，以免高频电疗仪对音乐电疗仪产生干扰，这种干扰可能使患者出现"电击"的不安全感。

（3）治疗前应检查治疗仪的输出是否平稳，导线、电极、衬垫是否完整无损，导电橡胶电极有否老化、裂隙。

（4）治疗前除去治疗部位及其附近的金属异物。

（5）如治疗部位皮肤有破损应避开或贴小胶布保护之。

（6）严防将衬垫放反而使电极与皮肤之间只间隔一层电极套的单布。

（7）严禁电极或导线夹和导线裸露部分直接接触皮肤。使用硅胶电极时必须将导线插头完全插入导线插孔。

（8）电极衬垫必须均匀紧贴皮肤，防止电流集中于某一局部或某一点。

（9）电流密度不得过大，不应产生疼痛感。

（10）治疗过程中患者不得任意挪动体位。治疗时电极下不应有灼痛感。如治疗中出现疼痛，应中止治疗，检查是否是电极滑脱接触皮肤或电极、衬垫不平，使电流集中于一点。如未出现烧伤，应予纠正。如已出现烧伤应中断治疗，处理烧伤。

# 第七节 波动电流疗法

## 一、定义

采用低电压、小电流，频率 20 Hz～20 kHz，以单相或双相方式无一定规律的正弦交变电流进行治疗的电疗方法称为波动电疗法，由于其电流类似于噪声电流般杂乱，故也称为噪声电疗法或随机电疗法。

## 二、治疗作用与原理

采用的波动电流频率为 20 Hz～20 kHz，具有中频和低频的成分。采用的电流强度较小，电压低，无规律性，其治疗作用有：①改善血液和淋巴循环；②促进组织修复和再生；③促进炎症消散；④缓解炎症和疼痛；⑤促进循环和局部代谢；⑥半波整流后可用于药物离子导入。

## 三、适应证与禁忌证

波动电疗法的临床运用目前不多,适应证与禁忌证与中频电疗法相似。

## 四、设备与用具

体表治疗时采用的电极为铅板或直流电用的缓冲电极。体腔治疗时用特殊的体腔电极。

## 五、操作方法与步骤

操作方法与低频电相似;治疗用的电流强度可参考干扰电流,按感觉或运动阈的标准选择。每次治疗时间为 8～10 min 或 20～25 min,疗程短者 2～4 次,长者 10～12 次。

## 六、注意事项

注意事项与中频电疗法相似。

(苏久龙)

# 第五章　高频电疗法

## 第一节　概　　述

高频电流（high-frequency electrical currents）是指频率大于 100 kHz 的正弦交流电流，应用高频电流作用于人体达到防治疾病目的的方法称为高频电疗法。高频电流以电磁波形式向四周传播，治疗时电极可离开皮肤，电流通过人体时能在组织内产生温热效应和非热效应，但对肌肉和神经组织不产生兴奋作用。高频电疗法属于深层透热疗法（diathermy），通常被用来温热身体组织。

### 一、分类

#### （一）按波长分类

根据波长的不同，高频电流可分为长波、中波、短波、超短波、微波，其中微波又可分为分米波、厘米波、毫米波。

#### （二）按波形分类

（1）减幅正弦电流。电流波幅依次递增递减，最后降至零，这种电流用火花放电产生，临床常用的有共鸣火花疗法。

（2）等幅正弦电流。电流波幅相等恒定不变，连续振荡，临床常用的有短波、超短波、微波。

（3）脉冲正弦电流。正弦电流以脉冲形式出现，通电时间短，脉冲峰值大，断电时间长，目前采用这种电流的有脉冲短波、脉冲超短波、脉冲微波等。

#### （三）按功率分类

（1）小功率输出适用于小器官或较表浅部位治疗，采用 40～60 W 的五官超短波治疗机。

（2）中等功率输出适用于较大部位和较深的内脏部位治疗，采用 100～300 W 的超短波治疗机。

（3）大功率输出功率可达1000 W或1000 W以上，采用大功率短波、超短波和大功率微波治疗机，用于治疗恶性肿瘤。

## 二、作用方式

### （一）直接接触法

电极与人体皮肤或黏膜直接接触，如中波透热疗法。

### （二）电容场法

电容场法又称电容法，由两条独立缆线分别联系的两电极分开摆置，当高频电到达电极，形成电容结构，两片电极间就会有极强电场产生，治疗部位在此电容中接受电场作用，如短波疗法和超短波疗法。

### （三）电感场法

电感场法又称电缆法，是用一根电缆将人体或肢体围绕数圈，通过电磁感应在电缆圈内产生磁场，随之在人体内产生涡电流，引起各种生理治疗作用，如短波电缆疗法。

### （四）辐射电磁场法

当高频电流的频率很高时，其波长接近光波，很多物理特征与光相似。在其发射电磁波的天线周围装一个类似灯罩状的辐射器，使电磁波像光一样经辐射器作用到人体，如微波疗法。

## 三、治疗作用与原理

高频电作用于人体组织时，主要产生温热效应和非热效应。

### （一）温热效应

高频电的温热效应由"内源"热产生，即组织吸收电能后转变的"内生"热，而非体外热辐射的加热；热作用较深较均匀，可达体内深部组织，其深度依高频电的频率不同而不同。温热效应的治疗作用如下：

（1）促进血液循环。中小剂量高频电可使局部的血管扩张、血流加速，从而改善血液循环。其原理为：①局部血液温度升高，通过血管壁的神经末梢使血管扩张；②通过轴突反射使血管扩张；③组织蛋白微量变性，形成组胺、血管活性肽等物质使血管扩张。

(2) 镇痛。中剂量高频电对各种神经痛、炎症疼痛等均有良好的止痛效果。其原理为：①降低感觉神经的兴奋性；②温热觉的冲动传入中枢，干扰痛觉的输入；③改善血液循环，加强静脉和淋巴回流，加速致痛物质的排出，减轻疼痛。

(3) 消炎。中小剂量高频电的温热效应可以促进炎症的消散，对各种急性、亚急性、慢性炎症均有很好的效果。其原理为：①小动脉和毛细血管扩张，血液循环改善，渗出液吸收，肿胀减轻；②炎症产物、代谢废物排出加快；③单核-巨噬细胞系统功能加强，吞噬活动增强。

(4) 降低肌肉和结缔组织张力。中等剂量高频电的温热效应可以降低骨骼肌、平滑肌和纤维结缔组织的张力，缓解肌肉痉挛，增加纤维结缔组织的弹性。

(5) 加速组织生长、修复。中小剂量高频电的温热效应可加速组织修复生长。其原理为：①血液循环改善，氧供及营养物质增多；②酶的活性提高，生化反应加快，蛋白质等合成加快，细胞的分裂增殖也随之加快。

(6) 增强免疫功能。中小剂量高频电可增强免疫力，提高机体抗病能力。其原理为：①单核-巨噬细胞系统功能增强，吞噬细胞增多，吞噬活动增强；②血液中抗体、补体、调理素、凝集素增多。

(7) 治癌作用。大剂量高频电所产生的高热有治癌作用，特别是表浅肿瘤。其原理为：①肿瘤处血流缓慢，高频电产生的高热不易散发而积聚于局部，可导致肿瘤坏死；②抑制细胞的蛋白质、DNA、RNA 的合成，破坏 DNA 的结构；③改变细胞膜通透性，影响细胞膜内外物质的交换，抑制肿瘤细胞的生长、增殖及修复。

(二) 非热效应

小剂量高频电作用于人体时，在高频电场的强度不足以使组织温度升高的条件下，仍可以使组织的理化特性发生一系列变化而产生非热效应，包括加速植物神经生长，改变蛋白质结构，改变细胞膜的通透性和细胞的活性，改善局部微循环等，主要应用于急性炎症等。这些现象不能用温热效应加以解释，故被人们称为非热效应。

# 第二节 共鸣火花疗法

## 一、定义

该疗法应用火花放电振荡，再通过共振（共鸣）和升压电路取得高频（150～1000 kHz）、高压（10～30 kV）、低强度（0.02～1 mA）的减幅振荡电流作用于病患局部，以达到治疗疾病的目的，因为是利用机器内蜂鸣器维持持续火花放电，故称共鸣火花疗法。

理疗技术

## 二、治疗作用与原理

共鸣火花可降低运动神经和肌肉的兴奋性、扩张血管、使蛋白变性等，具有止痒、镇痛、镇静、改善局部血液循环、改善局部组织营养代谢、脱敏等作用；此外，火花放电、空气电离所产生的臭氧有抑菌、杀菌作用。

## 三、适应证与禁忌证

### （一）适应证

各种炎症、神经炎、神经痛、头痛、癔症、神经性耳鸣、面肌抽搐、股外侧皮神经炎、皮肤瘙痒症、脱发、慢性溃疡、伤口愈合迟缓、支气管哮喘等。

### （二）禁忌证

局部金属异物、装有心脏起搏器、活动性出血、传染性疾病、妊娠等。

## 四、设备与用具

共鸣火花电疗仪（局部）、电极、消毒石蜡油等。

## 五、操作方法与步骤

治疗前、治疗中、治疗后应遵循以下操作方法与步骤。

### （一）治疗前准备

选择适合的电极，在体表撒少许滑石粉，将电极置其上。

### （二）治疗过程

（1）打开电源开关，调节输出，治疗仪内蜂鸣器发生规律均匀的"嗤嗤"声，电极内氩气电离发出淡蓝色或紫色的光。

（2）采用移动法或固定法。

（3）体腔治疗时先在体腔内涂少许消毒石蜡油，然后再放入电极进行治疗，其他操作方法与体表治疗相同。

（4）根据治疗需要选择相应的治疗剂量，分为强、中、弱3级。①强剂量：使电极离开体表2～5 mm，电极与皮肤之间发生较强火花，称火花法；②中剂量：使电极离开体表1～2 mm，电极与皮肤之间只有微弱火花；③弱剂量：使电极紧贴皮肤，电极下无明显火花与刺感。

### （三）治疗结束

先关闭电流输出与电源，再从患者体表取下电极。

## 六、注意事项

（1）治疗前应除去患者及操作者身上金属物品，操作者手部及患者治疗部位均应保持干燥。
（2）告诉患者治疗时将会出现的正常感觉和声响。
（3）治疗时先将电极置于皮肤上再开机（勿空载），操作者与患者应与地面绝缘，相互之间或与他人之间不得相互接触。
（4）任何人不得接触已通电的手柄口。如手柄发热或治疗仪内发出异常响声，应立即中止治疗。
（5）治疗结束时电极需用酒精擦拭。
（6）机器每次使用的时间不宜过长。

# 第三节　短波疗法

## 一、定义

应用波长100～10 m，频率3～30 MHz的高频电流作用于人体以治疗疾病的方法，称为短波疗法。短波疗法以温热效应为主，故又称短波透热疗法（shortwave diathermy），在深透热疗中使用最为广泛。

## 二、治疗作用与原理

### （一）治疗作用

短波具有高频电疗法共有的生物学效应和治疗作用。其温热作用较明显，可改善组织血液循环，镇痛，消炎消肿，缓解肌肉痉挛，改善内脏功能，增强细胞免疫功能等。短波疗法也有一定非热效应，脉冲短波的脉冲峰功率较高，但脉冲时间较长，热量不易积累，故其温热效应不明显，主要产生非热效应。

### （二）原理

短波的频率高，人体对其阻抗较低，因此短波易通过人体，治疗时电极可不接触皮肤。不同治疗方式的短波疗法对人体所产生的生物学效应的作用机制不同，其治疗方式主要有电感场法和电容场法。

（1）电感场法。治疗时将电缆盘绕于人体或肢体上，人体的环形结构相当于闭合的线圈，处在该高频交变磁场中可产生旋涡状的涡电流，从而通过传导电流、欧姆损耗产热，浅层肌肉产热较多。

（2）电容场法。人体内肌腱、韧带、骨骼等不能导电的组织属于电解质，治疗时作为介质置于电容场中会引起无极分子极化、有机分子取向，从而产生位移电流、介质损耗。

## 三、适应证与禁忌证

短波治疗的适应证与禁忌证分别如下。

### （一）适应证

主要用于疾病的亚急性期和慢性期，脉冲输出也适用于急性期，如软组织损伤、五官的感染、颈椎病、腰椎间盘突出症、腰肌劳损、坐骨神经痛、周围神经损伤、面神经炎、骨及关节退变、关节炎、肺炎、胃炎、盆腔炎等。

### （二）禁忌证

装有心脏起搏器、局部金属异物、恶性肿瘤（大功率热疗除外）、妊娠、有出血倾向、高热、急性化脓性炎症、心肺功能衰竭。眼睛周围及戴有隐形眼镜的眼睛、孩童的生长板等处禁用。

## 四、设备与用具

短波治疗所使用的设备与用具包括机器设备、配件和治疗环境三个方面。

### （一）机器设备

短波治疗机有落地式和台式两种，见图 5-1。调谐形式有人工调谐或自动调谐，输出波长为 22.12 m、频率 13.56 MHz 或波长 11.06 m、频率 27.12 MHz，输出功率为大功率 250～300 W，小功率 50～80 W，用于恶性肿瘤的短波治疗仪功率 1～2 kW。

第五章　高频电疗法

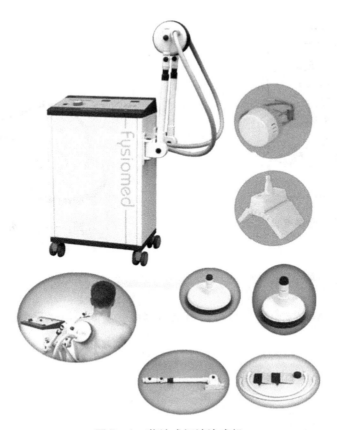

图 5-1　落地式短波治疗机

（二）配件

（1）电极。电极有电容电极（玻璃罩式和橡皮板式，见图 5-2）、电缆电极（见图 5-3）、盘状电极（见图 5-4）、涡流电极。

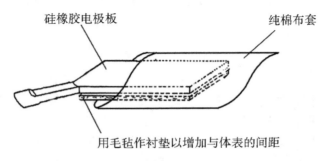

图 5-2　橡皮板式电极

（2）毡垫、毛巾等。

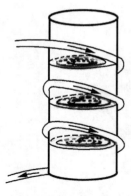
图5-3 电缆电极

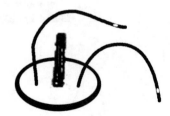
图5-4 盘状电极

### （三）治疗环境

治疗室地面、治疗床、椅、机台应为木质制成，房间内电磁屏蔽。不能与低频、中频电疗机同室使用。

## 五、操作方法与步骤

### （一）电极的选择

（1）较深的病灶，宜采用玻璃电容电极或板状电极。
（2）腰、腹、背、胸等面积大而平坦的部位可采用方形橡板式电极和盘状电极。
（3）肢体、脊柱等长度大的部位，可用电缆电极。
（4）急性炎症、化脓性感染、开放性伤口、溃疡及不宜直接接触和加压的病灶，可采用有空气间隙的电极。
（5）头、鼻、耳等不平的部位及面积小的病灶，可用涡流电极。

### （二）电极的放置

**1. 电容法**

电容法治疗时电极的放置有4种，见图5-5。

（1）对置法：两个等大电极相对放置于治疗部位两侧，电力线集中于两极之间，贯穿治疗部位，作用较深。注意两个电极间的距离应大于一个电极的直径，电极与治疗部位表面要平行，两个电极与皮肤的间隙要相符。

（2）并置法：两个电极并置于同侧治疗部位表面，电力线较分散，只能通过表浅组织，故作用较浅。注意电极与皮肤的间隙不宜过大，电极之间的距离不应大于电极的直径，并且不应小于3 cm。

（3）交叉法：两对电极分别对置于相互垂直的位置上，先后给予输出，使病变部位先后接受不同方向的两次治疗，以加大深部的作用强度、均匀度和治疗时间。

（4）单极法：使用一个电极于治疗部位，作用只限于电极下中央部位的浅层组织，故作用范围小而表浅。大功率治疗机除治疗面瘫外，一般不采用单极法。注意两电极应相背，无作用极距离作用极60～80 cm，小功率超短波单极治疗时，无作用极距离患者40～50 cm。

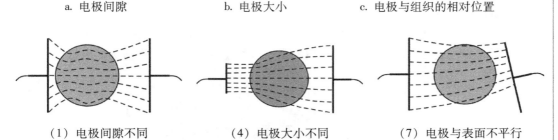

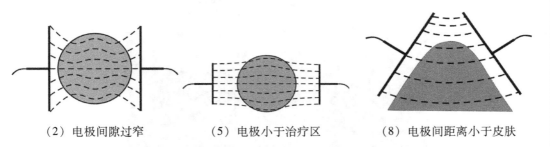

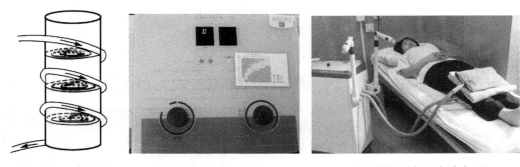

图5-5　电容对置法：电极摆放对治疗部位电场线的影响示意图

## 2. 电缆法

在治疗肢体上绕2～3圈，间距要相等，圈间距离应大于电缆直径，一般为2～3 cm，电缆之间用隔板隔开，治疗时不能直接接触皮肤。

理疗技术

**3. 盘状、涡流电极操作法**

移动支架，将盘状电极或涡流电极对准治疗部位，涡流电极也可直接贴在皮肤上。

**4. 腔内电极法**

将特制的腔内电极涂以润滑油插入直肠或阴道，另一电极置于相应部位。

### （三）具体操作步骤

**1. 治疗前准备**

检查各开关旋钮是否在指定位置，电流输出是否在零位，电极导线的插头是否牢固，见图5-6。除去患者身上一切金属物品，取舒适体位，根据病情选好电极。

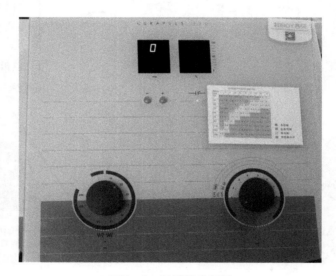

图5-6 短波操作面板

**2. 治疗过程**

治疗过程包括以下步骤：

（1）预热及电极放置：接通电源，治疗仪预热2～3 min，根据治疗需要将选好的电极放置于治疗部位。

（2）调节间隙：根据治疗仪的输出功率、病灶部位的深度与患者的温热感觉调节，调整治疗部位电极与皮肤之间的间隙。微热量治疗时，小功率治疗仪浅作用时电极皮肤间隙为0.5～1 cm，大功率治疗仪浅作用时电极皮肤间隙为3～4 cm，治疗深组织间隙为5～6 cm；无热量与温热量治疗时适当加大或减小间隙，见图5-7。

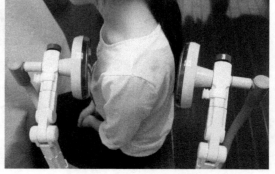

图5-7 调节间隙（电容法）

(3) 调挡：将输出挡调至"治疗"挡，人工或者自动调谐，确保机器处于谐振状态。

(4) 治疗剂量：按患者治疗时局部的温热感觉分为无热量、微热量、温热量、热量四级，辅以氖灯亮度及电流表读数区分之。如需增减时，可调节间隙或输出机钮，不得用失谐来调节剂量大小。常见治疗部位电极放置方法见图5-8、图5-9。

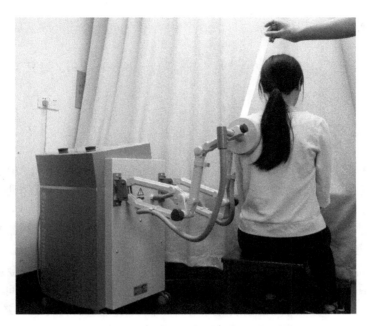

图5-8 短波治疗肩部（玻璃电极电容对置法）

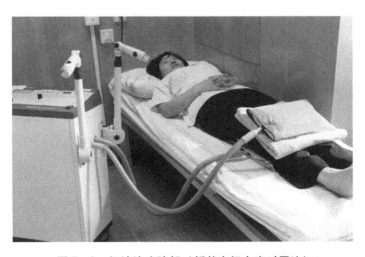

图5-9 短波治疗膝部（板状电极电容对置法）

(5) 观察患者反应：治疗中注意观察患者反应，如过热应及时调整剂量，如有头晕、心慌、过热等不适应停止治疗，对症处理。

治疗结束将输出挡调回到零位，关闭高压与电源，取下电缆，移开电极。

### （四）治疗剂量及疗程

（1）治疗急性伤病时采用无热量，每次治疗 5～10 min，每日 1 次或 2 次，7～10 次为 1 个疗程。

（2）亚急性疾病采用微热量，每次治疗 10～15 min，每日 1 次，10～15 次为 1 个疗程。

（3）慢性疾病采用微热量或温热量，每次治疗 10～15 min，每日 1 次，10～15 次为 1 个疗程。

## 六、注意事项

（1）治疗前应除去患者身上的金属物品，检查局部衣物和皮肤有无潮湿。

（2）治疗前告诉患者治疗时应有的感觉，治疗过程中不可随便移动体位，不能接触任何金属物。

（3）治疗中设施要符合高频电疗安全规范，输出电缆要等长、不能交叉，每次治疗输出时不论应用何级剂量，必须使仪器输出谐振。

（4）治疗部位有金属异物，如骨内固定的钢钉、气管插管、大的金属碎片、金属避孕环等，应视为高频电疗大剂量的禁忌证，但可用无热或微热量短时间治疗。

（5）对膝、踝对置治疗时宜置衬垫于膝、踝间，以免电场线集中于突起处。

（6）有感觉障碍者不能根据患者主诉调节剂量，以防烫伤。

（7）治疗后应检查皮肤有无灼伤。

（8）戴有心脏起搏器的患者严禁进入高频治疗室。

（9）头部不宜进行大功率治疗。

（10）月经期应避免进行下腹部的治疗。

（11）婴幼儿进行治疗时尿布一定要干燥，以防烫伤。

## 第四节 超短波疗法

### 一、定义

应用波长 10～1 m，频率 30～300 MHz 的超高频电流作用于人体以治疗疾病的方法，称为超短波疗法（ultrashort wave therapy）。由于治疗时采用电容式电极，而电容场中主要是超高频电场起作用，故又名超高频电场疗法。

## 二、治疗作用与原理

超短波作用于人体除了有温热效应外，还有较为明显的非热效应，消炎、缓解疼痛、解痉、提高免疫力、加速组织生长修复等方面的治疗作用比较突出。脉冲式超短波主要产生非热效应，温热效应不明显。

超短波的频率比短波更高，更容易进入人体，超短波电疗法采用电容场法，人体作为介质处于两个电极之间，产热方式同短波电容场法，主要以位移电流方式通过机体组织，以介质损耗方式产热，其容抗较低，故穿透深，可达肌肉、内脏、骨。产热较为均匀，但脂肪层过厚时易导致"脂肪过热"现象。

## 三、适应证与禁忌证

### （一）适应证

主要用于疾病的急性期和亚急性期，如软组织损伤、五官的感染、颈椎病、腰椎间盘突出症、腰肌劳损、坐骨神经痛、周围神经损伤、面神经炎、骨及关节退行性变、关节炎、肺炎、胃炎、盆腔炎等。

### （二）禁忌证

禁忌证同短波疗法。

## 四、设备与用具

超短波治疗机。常用频率 40.68 MHz，波长 7.37 m。常用治疗机的输出功率有两种：小功率 50～80 W（又称为五官科超短波治疗机），用于五官或较小、较表浅部位伤病的治疗；大功率 200～300 W，用于较大、较深部位伤病的治疗。

## 五、操作方法与步骤

操作方法与步骤同短波电容场法。

## 六、注意事项

（1）慢性炎症、慢性伤口及粘连患者不宜进行过长疗程的超短波治疗，以免引起结缔组织增生过度而使局部组织变硬、粘连加重。

（2）余同短波疗法。

理疗技术

# 第五节 微波疗法

## 一、定义

应用波长 1 mm～1 m、频率 300～300000 MHz 的高频正弦电流，经特制的辐射器作用于人体以治疗疾病的方法，称为微波电疗法。

微波（microwave）是一种特高频电磁波，兼有无线电波与光波的物理特性。按其波长不同分为 3 个波段：分米波（波长 1 m～10 cm，频率 300～3000 MHz）、厘米波（波长 10～1 cm，频率 3000～30000 MHz）、毫米波（波长 10～1 mm，频率 30000～300000 MHz）。其中，分米波与厘米波属于特高频率波，应用其进行治疗的方法称为分米波疗法与厘米波疗法，分米波和厘米波作用于人体时生物学效应相似，故通常将分米波疗法和厘米波疗法统称为微波疗法；应用毫米波治疗疾病的方法称为毫米波疗法，又称为极高频率电疗法。

## 二、治疗作用与原理

微波辐射作用于机体，组织中的电解质离子随微波频率高速振动，电介质（偶极子）的束缚电荷也随微波频率做相应的位置移动，将克服所在媒质的黏滞性而耗损的微波能量转变为热。

微波的热效应（分米波、厘米波较明显）与超短波的热效应一样，具有扩张血管、加快血流、提高组织细胞膜通透性、改善局部组织营养代谢、促进组织再生等作用，同时还有解痉、止痛、促进炎症浸润吸收消散等作用。微波的非热效应（毫米波较明显）比超短波明显，脉冲微波比连续微波明显。

微波作用于人体时，不同波长的穿透能力不同，频率越高，穿透能力越弱。分米波的有效作用深度为 7～9 cm，厘米波为 3～5 cm，毫米波作用在深度大约为 300 μm 的表皮、真皮层。

## 三、适应证与禁忌证

### （一）适应证

神经炎、神经痛，颈椎病、骨关节劳损、退行性变、韧带、肌肉劳损、风湿性关节炎，腱鞘炎、肩周炎、支气管炎、胸膜炎、乳腺炎、盆腔炎、伤口感染，等等。

## （二）禁忌证

避免照射眼睛、小儿骨骺部位、睾丸及孕妇下腹部。余禁忌证同短波。

## 四、设备与用具

### （一）分米波治疗仪

输出波长 33 cm、频率 915 MHz 或波长 69 cm、频率 434 MHz，功率 300 W。

### （二）厘米波治疗仪

输出波长 12.24 cm、频率 2450 MHz，输出功率 200 W。

### （三）毫米波治疗仪

常用波长 8.4 mm、频率 37.50 GHz，波长 7.11 mm、频率 42.25 GHz，波长 5.60 mm、频率 53.57 GHz，波长 4.90 mm、频率 61.22 GHz。临床上，一般输出功率小于 10 mW/cm$^2$，多为 1～5 mW/cm$^2$，少数治疗仪的输出功率可调。见图 5-10。

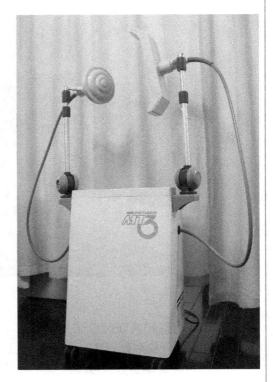

图 5-10 微波治疗仪

## 五、操作方法与步骤

### （一）治疗前准备

检查机器各辐射接头，开机预热；检查治疗部位，去除金属物及潮湿的衣物，患者取舒适体位；选择合适的辐射器。

### （二）治疗操作

将辐射器对准治疗部位，定好时间、选择剂量后启动输出，见图 5-11。

(1) 体表非接触式辐射法采用圆形、长形体表辐射器，距离体表 10.5 cm 或 3 cm，见图 5-12。

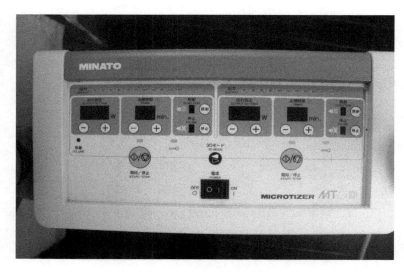

图5-11 微波操作面板

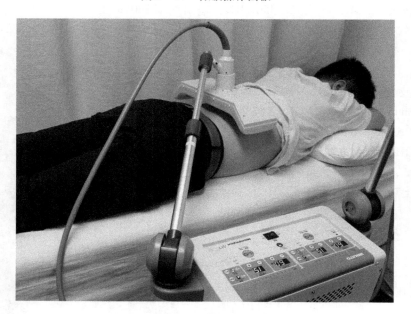

图5-12 微波体表照射

(2) 体表接触式辐射法采用凹槽形、马鞍形或聚集辐射器，贴近患者治疗部位，聚焦辐射时取下辐射器罩盖，由患者自己手持辐射器手柄进行治疗。

(3) 体表经砂辐射法可降低微波辐射在空气中的反射和散射，故获得的能量高。

(4) 体表经水袋辐射法在辐射器与皮肤间用耐热材料制成的水袋代替空气间隙，使电磁波均匀传输，减少电磁波向四周的辐射。

(5) 体腔辐射法在体腔辐射器表面套一次性乳胶套，治疗时涂少许石蜡油，将辐射器轻轻放入体腔内。

## （三）治疗结束

高压输出自动切断，先将输出电钮调至零位，移开辐射器，关闭电源。

## （四）治疗剂量及疗程

（1）治疗剂量划分同短波，分为无热量、微热量、温热量、热量共四级。

（2）炎症早期水肿明显，吸收微波较多，宜用小剂量及短时间；慢性炎症可用中等剂量及较长时间；对非特异性炎症，可用较大剂量进行治疗以增强组织的吸收作用，并促进其再生。

（3）一般治疗 10～20 min，无热量治疗 10 min 以下，每日或隔日治疗 1 次，10～15 次为 1 个疗程。

## 六、注意事项

（1）接触治疗的辐射器在治疗前后均应消毒处理。

（2）不准无负荷开机。

（3）开机前检查输出电缆各接头是否连接好。

（4）工作人员及患者不能直视辐射器，以免损伤眼睛；治疗头、肩、胸部时，应佩戴特制眼罩保护眼睛。

（5）男性患者不宜照射会阴部。

（6）小儿慎用微波电疗法，尤其骨骺部位更应避免。

（7）不要照射缺血或水肿的组织太久，否则会导致过热；避免照射中草药贴敷处或潮湿的绷带处。

（8）毫米波治疗时，辐射器紧贴皮肤或隔 1～2 mm 的间隙。

（9）毫米波治疗时，因局部无特殊感觉，应注意机器是否正常输出。

# 第六节　高频电热疗法

高频电热疗法即应用高频电作用于人体产生高温以治疗疾病（恶性肿瘤）的电疗法。常用的治疗仪有短波、超短波、微波治疗仪，机器的输出功率远远超过普通理疗机器，故高频电热疗法实为一种使用大功率的短波和微波治疗恶性肿瘤的方法。常用的大功率短波输出功率 1～2 kW，大功率超短波输出功率 1 kW，微波（分米波）肿瘤治疗仪输出功率 700 W。

高频电热疗法的治疗作用与原理主要在于热对肿瘤细胞的杀灭作用，局部积聚的高

**理疗技术**

热量能够杀灭肿瘤细胞或抑制其增殖，阻滞其修复。此外，热疗与放疗、化疗具有协同作用。

大剂量的高频电对于大多数肿瘤具有治疗作用，包括表浅肿瘤（皮肤癌、乳腺癌、颈淋巴结转移癌、恶性黑色素瘤、恶性肿瘤术后皮下种植转移癌）及较深肿瘤（食道癌、胃癌、直肠癌、宫颈癌、膀胱癌、前列腺癌等）。肿瘤高热治疗时需暴露治疗部位，肿瘤热疗可与放疗、化疗同步进行，治疗每次 30～60 min，每周 1～2 次，5～15 次为 1 个疗程。如果治疗中出现任何不适反应，应立即停止治疗，并进行对症处理。

（吴丹丽　李　奎）

# 第六章 光疗法

光是一种客观存在的物质,其兼有波动性和粒子性,并以电磁波的形式传播。利用各种光辐射能作用于人体以治疗疾病的方法称为光疗法。常用光线为红外线、可见光、紫外线、激光等。

## 第一节 可见光疗法

### 一、概念

可见光线为能引起视网膜光感的光线,由红、橙、黄、绿、青、蓝、紫 7 种单色光组成,波长范围为 400～760 nm。应用可见光治疗疾病的方法称为可见光疗法(visible light therapy),包括红光、蓝光、蓝紫光及多光谱疗法。

### 二、治疗作用与原理

#### (一)光化学作用

对患胆红素脑病(核黄疸)的新生儿用蓝紫光照射皮肤时,血清中胆红素含量下降,皮肤退黄。其吸收蓝紫光后,经过一系列的光化学变化,最后形成一种水溶性低分子量的产物,由尿排出体外。

#### (二)温热作用

可见光被组织吸收后产生热效应,可引起组织血管扩张,血液循环加强,促进炎症消散。

## 三、适应证与禁忌证

### （一）适应证

红光照射适用于面神经炎（急性期）、急性扭挫伤、急性上颌窦炎、产后会阴撕裂等。蓝光照射可用于治疗急性湿疹、急性皮炎、灼性神经痛、三叉神经痛、皮肤感觉过敏等。蓝紫光照射可治疗新生儿核黄疸。

### （二）禁忌证

有出血倾向、高热、活动性肺结核、重度动脉粥样硬化、闭塞性脉管炎等。

## 四、设备与用具

最常用的人工可见光的光源是白炽灯，白炽灯如果加不同颜色的滤板后即获得各色的可见光，如红光、蓝光、紫光；利用不同的荧光物质制成的荧光灯也可发出各色的可见光。

## 五、操作方法与步骤

在临床治疗中多用红光或蓝光治疗一些疾病，光源采用白炽灯加红色或蓝色滤板即可。照射距离视灯的功率大小而定。治疗方法：①患者取适当体位，裸露照射部位；②检查照射部位对温热感是否正常；③将灯移至照射部位的上方或侧方；④每次照射15～30 min，每日1～2次，15～20次为1个疗程，见图6-1。

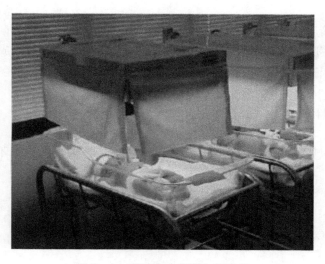

图6-1 可见光治疗新生儿黄疸

第六章 光疗法

## 六、注意事项

血液循环障碍、温热感觉障碍患者慎用。治疗时患者不得擅自移动体位；治疗过程中如有不适反应时，应立即告知工作人员及时处理。

## 七、临床应用

### （一）蓝紫光治疗核黄疸

用 10 支 20 W 的蓝光荧光灯或日光荧光灯（需滤过所含的紫外线）悬挂在距治疗床 70 cm 的高度，以婴儿胸骨柄为中心进行照射。照射 6~12 h，停照 2~4 h，或连续照射。两种照射方法总照射时间蓝紫光为 24~48 h，白光为 24~72 h。灯管的总功率不得超过 200 W。照射时应保护眼睛，并常翻身，患儿体温应保持在 37.5~37.7 ℃ 或以下。如照射总时间达 24 h 后仍不退黄，且症状不缓解，则需改用其他疗法。

### （二）红光促进溃疡创面愈合

采用红光治疗仪（波长 600~700 nm），照射多种伴有糜烂、溃疡的皮肤黏膜病变、电离子治疗后的皮肤创面和慢性皮肤溃疡。选用功率 35 W，时间 15 min。

# 第二节 红外线疗法

## 一、概念

在光谱中波长在 0.76~400 μm 的一段称为红外线，红外线是人的眼睛看不见的光线。所有高于绝对零度（-273 ℃）的物质都可以产生红外线。应用红外线治疗疾病的方法称为红外线疗法（infrared therapy）。

医用红外线可分为两类：近红外线与远红外线。近红外线或称短波红外线，波长 0.76~1.5 μm，可穿入人体组织 5~10 mm；远红外线或称长波红外线，波长 1.5~400 μm，多被表层皮肤吸收，穿透组织深度小于 2 mm。红外线的波长较长，光量子能量低，所以不能激发电子，其主要作用为热效应。

## 二、治疗作用与原理

### （一）治疗原理

红外线治疗的生理作用主要表现为红斑效应。治疗用红外线强度一般为 0.07～0.49 W/cm²，治疗时在体表可出现红外线红斑；大剂量的红外线照射时可产生褐色大理石样的色素沉着。其形成机制为：红外线被血液中的水分与红细胞吸收，导致血管内温度升高，促使血管周围基底细胞层中黑色素细胞的色素形成。人体对红外线的耐受与皮肤温度升高有关，温度在 47 ℃以上时容易出现疼痛甚至水疱。

### （二）治疗作用

（1）改善血液循环。红外线治疗作用的基础是热效应。在红外线照射下，组织温度升高，毛细血管扩张，血流加快，物质代谢增强，可促进瘢痕软化，减轻瘢痕挛缩。

（2）降低肌张力，缓解肌肉痉挛。热作用有解除横纹肌和平滑肌痉挛以及促进神经功能恢复等功效。

（3）消肿。热效应能够促进血液循环，提高细胞的吞噬功能，加快渗出物的吸收从而消肿，促进炎症消散，消除肉芽水肿，促进肉芽生长，加快伤口愈合。

（4）镇痛。热可降低神经兴奋性，干扰痛阈，缓解疼痛。

（5）干燥。红外线照射可使局部温度升高，水分蒸发，有减少烧伤创面渗出的作用。

## 三、适应证与禁忌证

### （一）适应证

（1）炎症，包括胸膜炎、风湿性关节炎、神经根炎、慢性支气管炎、慢性胃炎、慢性肠炎、神经炎、多发性末梢神经炎。

（2）其他，包括扭挫伤、软组织外伤、烧伤创面、慢性伤口、冻伤、压疮、瘢痕、皮肤溃疡等。

### （二）禁忌证

有出血倾向、高热、活动性肺结核、动脉粥样硬化、闭塞性脉管炎患者禁用。

## 四、设备与用具

### （一）红外线辐射器

（1）红外线灯，红外线辐射器有立地式和手提式两种，功率为 50～1500 W。

（2）白炽灯，有立地式白炽灯与手提式白炽灯。前者用功率为 250～1000 W 的白炽灯泡，后者用 200 W 以下的白炽灯泡，两种白炽灯都必须带有金属制的防护罩。

（3）光浴箱，由多个红外线灯或白炽灯组成。可分局部或全身照射用两种。全身光浴时附温度计，以便调节箱内温度。

### （二）其他用品

保护眼睛用的纱布或生理盐水棉球等。

## 五、操作方法与步骤

### （一）治疗前准备

检查灯泡、辐射板有无碎裂，灯头安装是否牢固，支架是否稳妥。接通电源，使灯头、灯泡预热 5～10 min。患者取舒适体位，充分暴露治疗部位。

### （二）治疗时操作

移动灯头，距治疗部位 20～50 cm 不等，使灯头中心对准病患部位，以患者有舒适温热感为度，见图 6-2。每日 1 次，每次治疗 20～30 min。若患者在治疗中出汗，应及时拭去汗水，防止烫伤。

### （三）治疗结束

移开灯头，检查皮肤，拭去汗水。

## 六、注意事项

（1）根据治疗面积、病变深度选定辐射器。肩、手、足选用小的辐射器，背、腰、下肢选用大的辐射器（如光浴箱）。

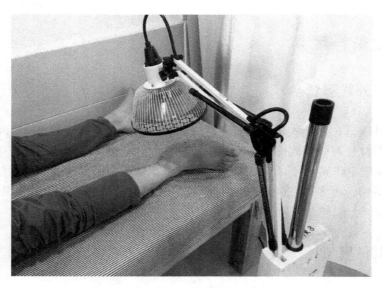

图 6-2 红外线治疗踝关节扭伤

（2）辐射器功率 500 W 以上，灯距应为 50～60 cm；功率 250～300 W，灯距应为 30～40 cm；功率 200 W 以下，灯距应为 20 cm 左右。

（3）治疗开始后患者不得擅自移动体位，以防烫伤。

（4）在对眼周围进行治疗时，应遮盖双眼。

（5）患部有温热感觉障碍或照射新鲜的瘢痕部位、植皮部位时，应用小剂量，以免发生灼伤。

（6）照射过程中如有过热、心慌、头晕等不适感觉时，需立即告知工作人员及时处理。

# 第三节　紫外线疗法

## 一、概念

采用紫外线治疗患者的方法称为紫外线疗法（ultraviolet therapy）。紫外线的光谱范围为 400～180 nm 的不可见光。医用紫外线常分为三段：长波紫外线 400～320 nm，中波紫外线 320～280 nm，短波紫外线 280～180 nm。长波紫外线其生物学作用较弱，有明显的色素沉着作用，引起红斑反应的作用很弱，可引起一些物质产生荧光反应；中波紫外线是紫外线生物学效应最活跃部分，引起红斑反应的作用很强，具有促进维生素 D 转化、黑色素产生以及抑制变态反应等作用；短波紫外线引起红斑反应的作用明显，对细菌和病毒有明显杀灭和抑制作用。由于短波紫外线治疗仪操作简便，因此目前临床最为常用。

## 二、治疗作用与原理

### （一）紫外线的光化学效应

紫外线具有光分解作用、光聚合作用、光合作用、光敏作用、荧光效应等。

### （二）紫外线的生物学作用

紫外线的生物学作用比较复杂，包括对机体免疫功能、遗传物质和细胞代谢等的直接和间接作用。这是因为这部分光线的光子能量较大，作用于原子的电子层，可使原子从低能级跃迁到高能级而处于激发态，或使某些化学键断开，或使某些共价分子的共价键发生断裂等。由于紫外线照射能引起一系列的光学反应，因此能产生复杂的生物学效应。

（1）红斑效应。以一定剂量的紫外线照射皮肤后，经过一段时间，照射野皮肤上可发生边界清楚、均匀的充血反应，即红斑效应。照射后经过的一段时间称为潜伏期，潜伏期的长短与紫外线的波长有关。一般来讲，长波紫外线潜伏期较长，为 4～6 h；短波紫外线潜伏期较短，为 1.5～2 h。通常照射 30 min 后发生变化，30～60 d 后红斑消失。

（2）色素沉着。紫外线照射皮肤后，可使局部皮肤产生色素沉着，变成黑色。色素沉着类型与波长、剂量有关。紫外线照射后红斑立即出现，1～2 h 达到高峰，6～8 h 后恢复正常的称为直接色素沉着，直接色素沉着由于黑色素氧化和黑色素体在细胞中重新分配的原因，多见于 300～700 nm 紫外线。紫外线照射后数日出现红斑称为间接色素沉着，多由于皮肤中色素小体和黑色素增多造成，常见于 254 nm、297 nm 的紫外线。

### （三）紫外线的治疗作用

（1）促进维生素 D 生成。波长 275～297 nm 的紫外线对维生素 D 作用较明显，因此应用紫外线调节身体的钙磷代谢，可以治疗佝偻病、软骨病。

（2）抑制变态反应。通过紫外线照射调节钙离子浓度，从而影响神经的兴奋性，减轻过激症状，是紫外线脱敏的机制之一。另外，大剂量的紫外线照射会导致细胞死亡、蛋白质分解而形成大量的组胺，组胺刺激组胺酶的产生，足够的组胺酶能够分解血液内过多的组胺，从而起到脱敏作用。因此，紫外线可以治疗过敏性疾病。

（3）杀菌、消毒。大剂量的紫外线可以使 DNA 变性、结构发生变化，引起细胞的活动异常或死亡。因此，紫外线可以消毒清洁疮面，治疗皮肤、角膜、窦道等处的伤口。

（4）促进组织再生。小剂量的紫外线对 DNA 的合成有先抑制后促进的作用，因此，小剂量的紫外线可以促进肉芽、上皮组织的生长和伤口的愈合。

（5）加强免疫功能。免疫系统是机体的一个复杂的适应系统，免疫反应是机体抵御抗原物质的侵袭，维持体内免疫功能相对稳定，使机体和环境统一的一种表现。阳光中的紫外线经常作用于人体，对免疫系统的功能有重要的调节作用。

## 三、适应证与禁忌证

### （一）适应证

疖、痈、蜂窝织炎、丹毒、乳腺炎、淋巴结炎、静脉炎、软组织急性化脓性炎症、伤口感染、伤口延迟愈合、皮下瘀血、急性关节炎、急性神经痛、肺炎、体腔急性感染、溃疡等。光敏治疗适用于银屑病、白癜风等。

### （二）禁忌证

恶性肿瘤、出血倾向、活动性结核、急性湿疹、红斑狼疮、日光性皮炎、血卟啉病、色素沉着性干皮症、皮肤癌变、血小板减少性紫癜、光过敏症。

## 四、设备与用具

紫外线治疗仪、洞巾、石英导子、秒表、米尺、酒精、棉棒、护目镜等。

## 五、操作方法与步骤

### （一）生物剂量测定

患者初次照射前应先测定其生物剂量。可用生物剂量测定器测定，见图6-3，也可用该紫外线仪器的平均生物剂量即测定20人出现最小红斑的平均值（s），但要每3个月测一次该仪器的平均生物剂量。

（1）测定部位一般选下腹中线旁侧、上臂内侧，以下腹部测定为多。

（2）患者取合适体位，将测定器固定于所测部位，其余部位遮盖好。测定时，常用的灯距为50 cm。

（3）将预热好的紫外线灯管垂直对准测定器，酌情按每隔5 s、10 s

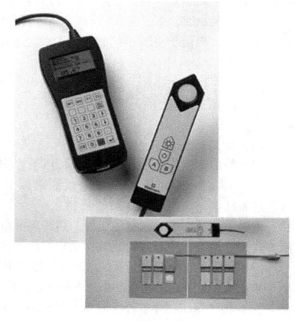

图6-3 生物剂量测定器

或 15 s 依次抽动插板照射各孔，直至 6 孔全部照射完毕。

（4）照射后 6～12 h 观察测定部位，以出现最弱红斑孔的照射时间为一个生物剂量；如在照射后 24 h 观察，则以尚存最弱红斑的前一孔（此孔红斑已消失）的照射时间为一个生物剂量。

（5）如照射后 6 个孔均未出现红斑或全部出现红斑，则应适当增减每孔照射时间，重新测定。

（6）测定生物剂量时局部皮肤应避免刺激，以免影响生物剂量的准确性。

（7）以同等条件测得 20 名以上不同年龄、性别的正常成年人的生物剂量，求出平均值，即为该灯的平均生物剂量。每隔 3～6 个月重复测定 1 次，更换灯管时亦须重测。

### （二）生物剂量分级

1 级弱红斑量，1～2 个生物剂量。表现为皮肤轻度发红，患者无自觉症状，红斑在 1～2 d 消失。用于促进局部上皮和肉芽的生长。

2 级中红斑量，3～5 个生物剂量。表现为皮肤红斑明显，伴有轻度疼痛，红斑在 2～3 d 消退，残留轻度的色素沉着和脱皮。用于抗炎、镇痛、脱敏。

3 级强红斑量，6～8 个生物剂量，表现为皮肤红斑显著，伴有水肿和水疱形成，有明显的灼痛，红斑 3～5 d 消退，伴有大片脱皮，残留明显的色素沉着。除用于抗炎、镇痛外，还可促进创面坏死组织的脱落。

4 级超强红斑量，8 个生物剂量以上，表现为皮肤红斑显著，伴有出血点、水肿且有大水疱形成，灼痛明显，红斑需一周消退，伴大片脱皮，残留明显的色素沉着。多用于穴位照射。

### （三）局部照射操作方法

（1）患者取舒适体位，充分暴露治疗部位，将光源垂直于照射中心，非照射区用治疗巾遮盖，见图 6-4。

（2）照射创面、溃疡或有脓液、痂皮的部位时，应先洗清上述部位。照射面积应包括病灶周围正常组织 1～2 cm。对某些需要用大剂量照射的边缘不整的病灶，周围正常组织可用凡士林保护。

（3）调整好照射距离，按照治疗要求的红斑等级计算照射时间。

（4）治疗完毕，将灯迅速移开，从患者身上取下治疗巾。

（5）下一次照射时应按照前次照射范围进行照射，不得超过原照射野的边缘。

（6）由于人体皮肤对紫外线照射有适应性，所以一部位连续进行紫外线照射时，剂量应予增加。增加的剂量一般为上次剂量的 0～30%，以达到治疗要求的红斑强度为度。3～5 次为 1 个疗程。

（7）严重的表浅炎症或坏死组织多的伤口可采用中心重叠照射法，中心部位用强红斑量或超红斑量照射，病灶周围 5～10 cm 范围内用红斑量或弱红斑量照射。

理疗技术

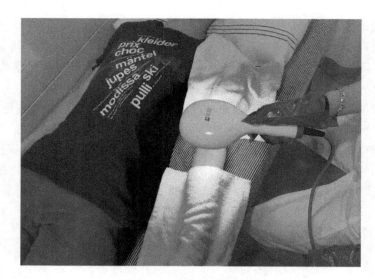

图6-4 紫外线局部照射

（四）体腔照射操作方法

（1）将腔内导子（石英玻璃）经75%乙醇浸泡30 min后，用无菌纱布拭干。
（2）按医嘱选好石英导子，置入腔内，对准或直接接触病灶照射，见图6-5。

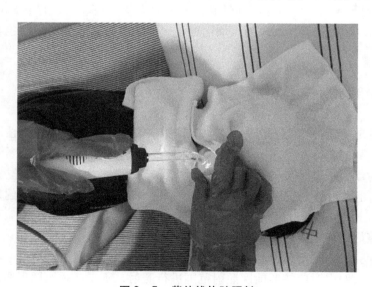

图6-5 紫外线体腔照射

（3）治疗剂量一般以皮肤生物剂量的2～3倍计算（或按在黏膜上测定之生物剂量计算）。
（4）隔日或每日1次，5～10次为1个疗程。

## 六、注意事项

（1）治疗室要通风良好，室温保持在 18～22 ℃。

（2）工作人员穿长衣裤，戴护目镜。

（3）患者需戴护目镜或用罩单遮盖眼睛。只裸露照射野，其他部位必须用治疗巾遮盖好。对光过敏者应先测紫外线生物剂量。

（4）灯管不能用手触摸，清洁时应在灯管冷却的状态下进行，以 95％ 的乙醇棉球擦拭。

（5）灯管开启后，依其类型的不同，给予相应的预热时间，高压汞灯需 10～15 min，冷光低压汞灯、太阳灯需 5～10 min，日光灯型各种低压灯需 1～3 min，水冷式高压水银石英灯需 5 min。

（6）光源必须对准治疗部位的中心，并测量灯管与照射野间的距离。

（7）高压汞灯熄灭后不能立即重新开启，需等灯管冷却后再重新开启。这类灯管开启后宜连续工作。

（8）高压汞灯的工作温度高达几百度，照射距离不宜过短，灯亦不能接触人体。治疗间歇期宜将灯管置于最低位置，并与床、易燃品等保持一定距离。

（9）紫外线灯管的照射强度随时间的延长而衰减，一般高压汞灯应用 500～1000 h 后应换新管，低压汞灯可用 6000 h，杀菌灯可用 15000 h。因此，应登记各灯管的启用日期，一般每隔 3 个月测一次最小红斑量。

（10）治疗前应告知患者红斑量照射后皮肤上会出现红斑。伤口、创面的紫外线照射前，应先清洁换药，拭去脓血、渗液，勿施任何外用药物。体表照射后不要擦洗局部或洗澡，也不要用冷热治疗或外用药物刺激。

（11）紫外线导子于每次用后必须用 75％ 的乙醇浸泡消毒。

（12）紫外线照射与其他物理因子治疗配合应用时，应注意先后顺序。如与超短波、红外线灯等能产生温热效应的治疗配合时，一般应先行温热治疗，后照射紫外线。

（13）如发现紫外线照射过量，应立即用红外线等进行局部处理。

## 第五节　激光疗法

### 一、概念

利用激光器发射的光治疗疾病的方法叫激光疗法（laser therapy）。激光是受激辐射而发的光，它既具有一般光的反射、折射、干涉等物理特性，又具有相干性好、高单色性、高方向性、高亮度等特性。激光疗法分为低能量激光疗法和中、高能量激光疗法。康复医学科中以低能量激光疗法为主，主要为半导体激光疗法和氦氖激光疗法。

理疗技术

## 二、治疗作用与原理

### （一）激光的治疗作用

#### 1. 激光的生物刺激和调节作用

激光与其他各种物理因子对组织器官乃至机体的基本作用规律是相同的，即小剂量作用时具有刺激（加强）作用和调节作用。原则上不论使用哪一种激光均符合这一概念。如小功率的氦氖激光照射具有消炎、镇痛、脱敏、止痒、收敛、消肿、促进肉芽生长，以及加速伤口、溃疡、烧伤的愈合等作用。

#### 2. 激光治疗肿瘤

激光治疗肿瘤主要是基于其生物物理学方面的特殊作用，即激光的高热作用可使照射部位的温度升至 500 ℃。当温度升至 300 ℃时，肿瘤即被破坏，激光照射后的 1 min 内可保持 45～50 ℃的温度，继续对肿瘤起作用；激光的强光压作用（机械能作用）可使肿瘤表面组织挥发，使肿瘤组织肿胀、撕裂、萎缩，并可产生二次压力作用。

#### 3. 激光在心血管疾病方面的应用

由于某些激光可以通过光导纤维传输，激光的能量可以通过各种内镜，包括血管镜或导管，进入血管内治疗各种疾病。低能量的氦氖激光血管内照射血液有抗缺氧、抗脂质过氧化、改善血液流变学性质和微循环障碍、增强免疫等功能。

### （二）激光的治疗原理

目前认为激光生物学作用的生物物理学基础主要是光效应、热效应、压力与冲击波效应、电磁场效应。

#### 1. 光效应

光效应即光化作用，激光的光化作用是重要的生物学效应之一。光化反应包括光分解反应、光氧化反应、光致聚合作用、光致异构反应、光致敏化反应等，可致酶、氨基酸、蛋白质、核酸等活性减低或失活，分子高级结构也会有不同程度的变化，从而产生相应的生物学效应，如杀菌、红斑效应、色素沉着、维生素的合成等。

#### 2. 热效应

激光的本质是电磁波，若其传播的频率与组织分子等的振动频率相等或相近，就将增强其振动，这种分子振动即产生热的机制，故也称为热振动。在一定的条件下作用于组织的激光能量多转变为热能，故热效应是激光对组织作用的重要因素。

#### 3. 压力与冲击波效应

当一束光辐射到一物体上时，在物体上产生辐射压力，激光比普通光的辐射压力强得多。当激光束照射活组织时，由于单位面积上的压力很大，故活体组织表面的压力会传到组织内部，即组织上辐射的部分激光的能量变为机械压缩波，出现压力梯度。如果激光束压力大到能使照射的组织表面粒子蒸发的程度，则会喷出活组织粒子，并可导致同喷出与粒子运动方向相反的机械脉冲波（反冲击）——冲击波。

**4．电磁场效应**

在一般强度的激光作用下，电磁场效应不明显；只有当激光强度极大时，电磁场效应才较明显。电磁场效应可引起或改变生物组织分子及原子的量子化运动，使体内的原子、分子、分子集团等产生激励、振荡、热效应、电离，对生化反应有催化作用，可生成自由基，破坏细胞，改变组织的电化学特性等。

## 三、适应证与禁忌证

### （一）适应证

疖、蜂窝织炎等软组织炎症吸收期；伤口延迟愈合、慢性溃疡、带状疱疹、神经痛、面肌抽搐等。

### （二）禁忌证

恶性肿瘤、皮肤结核、高热、出血倾向。

## 四、设备与用具

半导体激光治疗仪，氦氖激光治疗仪等。

## 五、操作方法与步骤

### （一）治疗前准备

接通电源，启动激光管，调整电压、电流，使发光稳定。患者取舒适体位，充分暴露治疗部位。如为穴位治疗应找好穴位。

### （二）治疗时操作

移动激光器或光导纤维使输出的光斑对准治疗部位。每个穴位治疗 3～5 min，见图6-6。

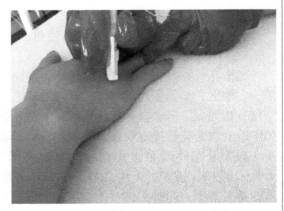

图6-6　激光治疗局部伤口

理疗技术

### （三）照射结束

移开激光管、光导纤维。

## 六、注意事项

（1）激光器须合理放置，光导纤维不得挤压、折曲，以防折断。避免激光束射向人员行走频繁的区域，在激光辐射的方向上应安置必要的遮光板或屏风。

（2）激光管有激光输出时不得直接照向任何人的眼部或经反射区反射至人眼部，必要时操作者要戴激光防护镜。

（3）治疗过程中患者不得随意挪动体位或挪动激光管。

（4）无关人员不准进入激光室，更不得直视激光束。

（5）每隔3～6个月定时检查激光器的输出强度。强度过弱时应停止使用，更换灯管。

# 第六节　超激光疗法

## 一、概念

超激光的全名为直线偏振光近红外线，由激光发生器、光波滤过器、光导纤维、透镜组等组成，波长为600～1600 nm，输出功率达1800 mW，对人体组织的有效作用深度可达5 cm以上。应用超激光治疗疾病的方法叫作超激光疗法（ultra laser therapy）。

## 二、治疗作用与原理

### （一）超激光的生物物理学特征

超激光具有方向性及点式直线性，其穿透力强、复合波长的优点，避免了激光波长单一、散射、无偏振光及治疗功效低的缺陷。激光在波长特性上与普通红外线和激光治疗仪有相同点，但也有重要区别。一般波长的中远红外线具有水吸收强的特性，因此，80%以上的光能量被皮肤表面吸收并转换成热能，在皮表产生高度热感，但光线渗透性差。与普通红外线和激光相比，超激光所发射的是经过光学滤过装置筛选出来的600～1600 nm波长的光线。600～1300 nm波长段是人体透射窗口，对人体组织具有最强的透射能力，同时1300～1600 nm的波长段又可产生较好的热效应。同时，超激光不但具有激光的极好的单色性和方向性，且其输出功率可达1800 mW，对人体组织的有效

# 第六章 光疗法

作用深度可超过 5 cm，能用作神经照射，可以照射人体神经根、神经干和神经节。因此，超激光治疗汲取了近红外线和激光在治疗方面各自独特的优点，而避免了它们的缺点，这是它在光疗法中的独特之处。

### （二）超激光的生物学效应

超激光通过改善血管壁通透性，可减轻炎性渗出的速度和程度，减轻充血和水肿，同时具有扩张局部血管、加速血液循环、促进炎性渗出物吸收及炎性细胞浸润消散的作用，进而可减轻或解除急性、慢性疼痛，促进创伤愈合。此外，直线偏光还可调节植物神经、内分泌系统，增强机体免疫力，有利于维持内环境的稳定。

### （三）超激光的治疗作用

（1）抑制神经兴奋性，减弱肌张力，达到解除肌肉痉挛、缓解疼痛的目的。
（2）加速组织活性物质的生成和疼痛物质的代谢，尽快消除炎症。
（3）扩张血管，增加血流量，改善局部微循环，加强组织营养，促进创伤愈合。
（4）调节自主神经系统，促进淋巴系统循环，稳定机体的内环境，增加机体免疫力。
（5）照射星状神经节，可起到星状神经节的阻滞作用，调整自主神经的平衡，从而治疗胸部以上的疾病。

## 三、适应证与禁忌证

### （一）适应证

神经疾患及神经性疼痛，炎症及炎症性疼痛（慢性肌肉、关节疼痛等），以及顽固性皮肤溃疡、组织坏死、植物神经功能紊乱、星状神经节阻滞等。

### （二）禁忌证

对眼睛、性腺、孕妇腹部照射超激光视为绝对禁忌。对于恶性肿瘤、安装心脏起搏器者、光过敏者、出血性疾病、新生儿、婴儿亦不宜使用超激光治疗。

## 四、设备与用具

直线偏振光近红外线治疗仪，不同类型探头。

## 五、操作方法与步骤

根据照射目的和部位的不同，照射的方法可分为穴位照射、局部照射、星状神经节照射、痛点照射、椎旁神经照射和特殊照射法，以上照射均紧贴皮肤使用。

### （一）星状神经节照射

采用 SG 型透镜头，输出功率 70%～80%，照射时间 2 s，停 3 s，每侧 8～10 min，每日 1 次，10～15 d 为 1 个疗程。置于胸骨上凹两横指，气管旁，胸锁乳突肌胸骨头的内侧，注意透镜头紧贴皮肤，不能移位。配合胸部以上的穴位照射效果更佳。

### （二）穴位照射

采用 A 型透镜，每次选 3～4 个穴位，输出功率 80%～100%，照射时间 2 s，停 3 s，每个穴位 5 min，每日 1 次，见图 6-7。

### （三）痛点照射

根据病情选择最明显的压痛点或扳机点，使用 B 型透镜，输出功率 100%，每点照射 5 min，每日 1 次，见图 6-8。

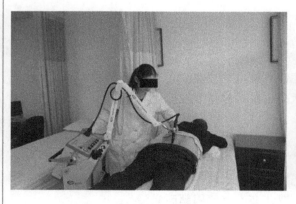

图 6-7 超激光穴位照射

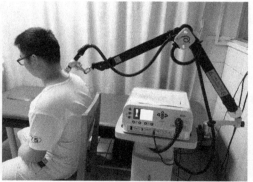

图 6-8 超激光痛点照射

### （四）局部照射

主要用于皮肤溃疡如褥疮不愈合，在照射前必须认真清洗创面，然后采用 C 型透镜照射，选输出功率 100%，照射 3 s，停止 2 s，每次照射 5～10 min，每日 1 次。

## 六、注意事项

（1）超激光唯一的副作用为皮肤烧伤，可出现局部发红甚至水疱，停止治疗后可自行恢复。注意好输出功率及照射时间可避免。治疗老人、小孩患者时应调低功率。

（2）骨头密度较高，光线穿透力不足，照射时应避开骨骼，照射至病灶部位。

（3）毛发根处、黑斑或者瘢痕处由于吸热度高应调低功率。

（4）由于各组镜头所输出的波长在不同机体上产生的作用不同，为达到治疗效果，应采用组合照射方法。

（邝志强）

# 第七章  超声波疗法

## 第一节  概　　述

### 一、定义

超声波是指频率在 20 kHz 以上，不能引起正常人听觉反应的机械振动波。超声波疗法（ultrasound therapy）是应用超声波作用于人体以达到治疗疾病目的的一种物理治疗方法，一般常用的频率范围为 800～1000 kHz。

超声波应用于医学已有近 90 年历史。1928 年就有超声波治疗慢性耳聋的报道，至 1948 年超声波已在欧洲及美国广泛应用于治疗神经、肌肉、骨骼等系统的疾病和创伤等。1949 年召开了第一次国际医用超声医学会议，此后超声波在医学上的应用有了飞速的发展。

### 二、物理特性

#### （一）声波和超声波的概念

声源的振动能引起周围弹性介质的振动，振动沿着介质由近及远地传播，形成机械波——声波，是物体的机械振动产生的能在介质中传播的一种纵波。超声波是一种声波，是超出人耳听阈的声波。正常人耳能听到的声波频率在 16～20 kHz；频率大于 20 kHz 的声波叫超声波，频率低于 16 Hz 的声波叫次声波。

#### （二）超声波的产生

具有压电效应性质的晶体受到压缩或拉伸时，在其受力面上就会产生数量相等的正负电荷，这种物理现象称为压电效应。医用超声波多利用压电效应由超声发生装置产生，见图 7-1。装置中主要有一石英晶体薄片，在相应频率的高频电场作用下，晶体薄片能准确迅速地随着交变电场频率而周期性的改变其体积（压缩与伸展），由此形成超声振动，即疏密交

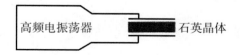

图 7-1  压电效应超声发生器

替的弹性压力波向周围介质传播。

### (三) 超声波的性质

**1. 超声波的输出形式**

超声波有连续和脉冲两种输出形式,见图7-2。连续超声波是指连续不断发生的超声波,强度恒定不变,呈连续等幅波,对生物组织的作用均匀,热效应明显。脉冲超声波是指有规律、间断发射的超声波,每一束发射后有一段间隔。脉冲超声波每秒的脉冲重复频率的倒数为脉冲周期,每一脉冲延续时间与脉冲时间的比值为脉冲通断比,其对生物组织作用的特点是减弱或消除超声的热作用。其原理为:①每次脉冲后有足够的时间间隔(休止期)使组织因吸收超声能量而产生的热消散掉;②尽管脉冲超声波的峰值功率较大,但平均输出功率却较小。

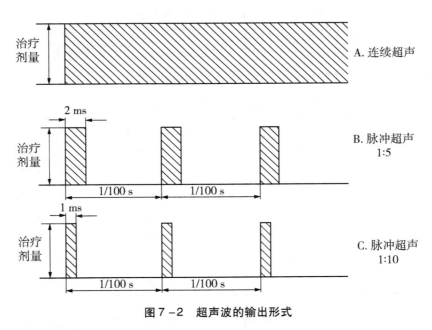

图7-2 超声波的输出形式

**2. 超声波的传播**

超声波的传播必须依靠介质,可在固体、气体、液体中传播,但不能在真空中传播。

(1) 传播媒介与波形。超声波在介质中传播时,产生一种疏密交替的波形,这种连续的稠密区和稀疏区交替形成的弹性波与声波振荡方向一致,是一种弹性纵波。超声波的波长非常短,可以聚集成狭小的发射线束而成束状直线播散,所以超声波传播具有一定的方向性。

(2) 传播速度。声波的传播速度与介质的特性有关,与声波的频率无关。不同频率的声波在同一介质中传播的速度相同,但同一频率的声波在不同介质中传播的速度不同。声波在空气中的传播速度为340 m/s,在水中为1400 m/s;在人体组织中传播与在水中相似，为 1400～1500 m/s。

(3) 传播距离。在同一介质中超声波的传播距离与其频率有关，频率愈高传播距离愈近，频率愈低则传播愈远。此外，超声波的传播距离又与介质的特性有关，同一频率的超声作用于不同的介质，其穿透深度亦不同。

(4) 散射与束射。当声波在传播过程中遇到大小远远小于声波波长的微小粒子时，微粒吸收能量后会向四周各个方向辐射声波形成球面波，这种现象称为散射。但是，当声头的直径大于波长时，声波即呈直线传播；声波频率愈高，愈集中成束射。医用超声的声头直径一般为其波长的 6 倍以上，愈接近声头的中心，声束的强度愈强并形成束射。

(5) 反射、折射与聚焦。声波由一种介质传播到另一种介质时，在界面处会有一部分反射回到第一种介质中，这种现象称为反射；其余透过界面进入第二种介质，但声波的传播方向发生偏转，这种现象称为折射；利用声波的反射、折射特性，通过透镜和弧面反射将声束聚焦于焦点以产生强大的能量，称为聚焦。

声波在界面被反射的程度完全决定于两种介质的声阻。声阻($Z$) = 介质的密度($P$) × 声速($C$)，单位为瑞利 (rayls)，1 rayls = 1 g/(cm² · s)。声阻相差愈大，反射程度也愈大；声阻相同的两种介质，反射程度最小。不同介质的声速、密度和声阻见表 7 - 1。

表 7 - 1　不同介质的声速、密度和声阻

| 介　　质 | 声速 (m/s) | 密度 (g/cm²) | 声阻 ($10^5$ rayls) |
| --- | --- | --- | --- |
| 空气 | 340 | 0.00129 | 0.00043 |
| 水 | 1480 | 0.997 | 1.47 |
| 液状石蜡 | 1420 | 0.835 | 1.18 |
| 人体软组织 | 1500 | 1.060 | 1.59 |
| 肌肉 | 1568 | 1.074 | 1.68 |
| 脂肪 | 1476 | 0.995 | 1.41 |
| 骨骼 | 3380 | 1.800 | 6.18 |

由于空气和液体或固体的声阻相差很大，声波很难由空气进入液体或固体，也很难由液体或固体进入空气，所以在使用超声波治疗时，在人体与声头之间仅 1/100 mm 厚的空气也能使超声波全部反射。为了使声头与治疗部位能密切接触，避免空气层反射，必须在治疗体表及声头之间加上耦合剂。

**3. 超声波的声场**

超声波在介质中传播的空间范围，即介质受到超声振动能作用的区域称为超声声场。超声的频率高，具有与光线相似的束射特性，接近声头的一段为平行的射束，称之为近场区；随后射束开始扩散，称之为远场区。因此，为克服能量分布的不均，在超声波治疗时声头应在治疗部位缓慢移动。描述声场的主要物理参量有声压和声强。

(1) 声压。即声能的压力，指介质中有声波传播时的压强与没有声波传播时的静压强之差。声波在介质中传播时，介质中可出现稠密区和稀疏区，在稠密区的压强大于

原来的静压强,声压为正值;在稀疏区的压强小于原来的静压强,声压为负值;这种正或负的压强所形成的声压,随声波周期而改变,因此也具有周期性变化。

(2) 声强。声强代表单位时间内声能的强度,即在每秒钟内垂直通过介质中 $1\ cm^2$ 面积的能量。对于超声声头,以每秒辐射总能量表示其总功率,单位为 W,用 $W/cm^2$ 作为治疗剂量单位。声强与声压的平方成正比,亦与频率的平方、振幅的平方和介质密度的乘积成正比,因此声波频率愈大,声能愈强。

声波的声压和声强的值一般很小。而由于超声波的频率甚高,因此其声压亦特别大,声强则更大。中等治疗剂量的超声波可在组织中产生的声压约为 ±2.6 个大气压;临床常用的超声波治疗剂量为 $0.1 \sim 2.5\ W/cm^2$。

## (四) 超声波的吸收与穿透

超声在介质中传播时,部分声波被介质吸收转变为热能,强度随其传播距离的延长而减弱,称为超声的吸收,又称为超声的衰减。影响超声吸收与穿透的因素主要是介质的密度、黏滞性、导热性及超声的频率。

### 1. 介质

超声在固体中被吸收最少,在液体中被吸收较多,在气体中被吸收最多;超声在空气中衰减剧烈,其吸收系数比在水中的吸收系数大 1000 倍,所以在超声波治疗中应避免声头下有任何极小的空气泡。超声波在各种生物组织中的吸收系数与穿透深度见表 7-2。

表 7-2 超声波在各种生物组织中吸收系数与穿透深度

| 介 质 | 吸收系数 | 穿透深度 (cm) |
|---|---|---|
| 肌肉 | 0.20~0.25 | 4~5 |
| 肾脏 | 0.22 | 5 |
| 肝脏 | 0.17 | 6 |
| 脂肪 | 0.13 | 8 |
| 血液 | 0.02 | 50 |
| 血浆 | 0.007 | 140 |
| 水 | 0.0003 | 3300 |

半吸收层(半价层):半吸收层是指超声波在某种介质中衰减到原能量一半时的厚度,通常用来表明一种介质对超声波的吸收能力或超声波在某一介质中的穿透能力。例如,一个开始具有 $10\ W/cm^2$ 的束射超声波,当通过 3.6 cm 厚的肌肉后将减低为 $5\ W/cm^2$,在经过 7.2 cm 后将减低为 $2.5\ W/cm^2$。半吸收层厚度大,则介质吸收弱,超声波穿透力强;半吸收层厚度小,则相反。超声波的吸收与穿透见图 7-3。

### 2. 超声频率

同一生物组织对不同频率的超声波吸收不同,其吸收系数与超声波频率的平方成正

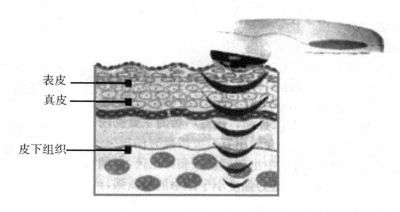

图7-3 超声波的吸收与穿透

比,即超声频率愈高,在同一生物组织中传播时吸收愈多,半吸收层愈小,穿透能力愈小。例如,90 kHz的超声能穿透软组织10 cm,0.8 MHz的超声将穿透肌肉层3.6 cm,而2.5 MHz的超声只穿透肌肉层0.5 cm。不同生物组织的半吸收层厚度见表7-3。由于过高频率的超声波穿透能力低,用于深部治疗时剂量太小;而过低频率的超声波穿透能力强,以致被治疗部位吸收的声能太少,不足以产生有效的治疗作用。因此,目前常用于物理治疗的超声波频率为800～1000 kHz,穿透深度约为5 cm。

表7-3 不同生物组织的半吸收层厚度

| 频率（MHz） | 组织 | 半吸收层厚度（cm） |
| --- | --- | --- |
| 0.09 | 软组织 | 10 |
| 0.8 | 肌肉 | 3.6 |
| 0.8 | 脂肪 | 6.8 |
| 0.8 | 脂肪+肌肉 | 4.9 |
| 2.4 | 脂肪+肌肉 | 1.5 |
| 2.5 | 肌肉 | 0.5 |

### 3. 生物组织成分

不同生物组织对同一频率超声波的吸收不同。水的超声吸收系数比软组织低得多,含水量较多、固体成分较少的组织(如血液)就表现出较低的吸收系数,超声穿透力就强,反之则相反。组织的平均吸收值由大到小排列为:肺>骨>肌腱>肾>肝>神经组织>脂肪>血液>血清。

# 第二节　常规超声波疗法

## 一、治疗原理

一定剂量超声波作用于生物体可以产生生物体的不同结构层次上的各种生物学效应，从而起到一系列的生理、生化作用。超声波的主要生物学作用有机械作用、温热作用和理化作用。

### （一）生理作用

**1. 机械作用**

机械作用是超声波最基本的一种作用，由于超声振动对人体发生的机械作用，组织质点交替地压缩和伸张产生正压和负压的波动（即压力差），从而使组织细胞发生容积和运动的变化，进一步引起较强的细胞质运动，并刺激半透膜的弥散过程，这种现象被称为超声波对组织的"细胞按摩"或"微细按摩"作用。在超声波治疗时，机体体液中不同质量的离子可获得不同的加速度，这种离子之间的速度差使其产生相对运动，表现出摩擦力。其生物效应及作用特点主要表现在以下4个方面：

（1）改善组织营养。超声波的机械作用可促进生物体局部的血液和淋巴循环改善，加强新陈代谢，提高组织的再生能力和营养状况；刺激细胞膜的弥散过程，增强其通透性。所以，超声波治疗对某些局部循环障碍性疾病，如营养不良性溃疡等，能获得较好的疗效。

（2）镇痛。超声波的机械作用可使神经兴奋性降低，传导速度减慢，神经组织的生物电活动性降低。因此，超声波具有明显的镇痛作用。

（3）软化瘢痕。超声波的机械作用可使坚硬的结缔组织延长、变软，用于治疗瘢痕、硬皮症及挛缩等。

（4）杀菌。应用大剂量的超声波时，其机械作用可引起生物体破坏性改变，因此，可利用此作用杀灭细菌，常用于饮用水消毒。对超声波最敏感的是丝状菌，其次是杆菌，球菌最不敏感，这与细菌形态有关。

**2. 温热作用**

超声波作用于机体可产生热，这种"内生热"的形成，主要是组织吸收声能的结果。超声振动在介质中传播时，可造成组织细胞周期性紧缩，引起温度增高。影响超声产热量大小的因素主要是超声剂量、频率及介质性质。声强越大，受作用生物组织内的产热量越大。临床常用超声波治疗剂量为 $0.1 \sim 2.5 \ W/cm^2$，同时在治疗过程中需不时移动声头，以防止因局部作用时间过长、剂量过大而导致升温过高。不同频率的超声在介质内穿透深度不同，频率愈高，穿透愈浅，吸收愈多，产热愈多。超声传播介质的各种生物组织对超声波的吸收量各有差异,产热也不同。生物组织的动力学黏滞性愈高,半价层愈小,吸收能量愈多,产热愈多。同种剂量下,骨与结缔组织产热最多,脂肪与血液最少。

超声波的热作用能引起血管功能及代谢过程的变化,可增强局部血液循环、营养代谢,降低肌肉和结缔组织张力及感觉神经兴奋性,缓解痉挛及疼痛。超声波可使局部组织的温度升高,从而促进化学反应。

### (二)生化作用

(1)对酶活性、蛋白质合成的影响。超声波能使复杂的蛋白质较快地解聚为普通的有机分子,可影响许多酶的活性。例如,可使关节内还原酶、水解酶活性增强,这在超声波治疗中起重要作用。此外,细胞线粒体、核酸对超声波的作用非常敏感,低强度超声波可使细胞内的胸腺核酸含量增加,从而影响蛋白质的合成,刺激细胞生长,促进物质代谢。

(2)对自由基的影响。在高强度的超声波作用下,组织内可生成许多高活性的自由基,这些自由基加速组织内氧化还原过程,还可破坏氨基酸、脱氢、分裂肽键及凝固蛋白质等,这在超声波治疗癌症中有重要意义。

### (三)理化作用

(1)空化作用。超声作用下的空化作用是指超声所致介质中气体或充气空隙形成、发展和波动的动力学过程。又分为稳态空化与瞬间空化,瞬间空化易使细胞等生物体组织受到严重的损伤。空化作用需要高声强及较低的频率,机体在 800 kHz 频率以上的超声波作用下发生空化的现象极少,故在常规理疗中意义不大。

(2)氢离子浓度的改变。超声波作用可使组织 pH 值向碱性方面转化,从而缓解炎症组织局部的酸中毒,减轻疼痛,有利于炎症的修复。超声波还可使细胞通透性增高,促进药物解聚,因而在超声作用下药物易透入机体。

## 二、治疗作用

超声波作用于人体组织可产生机械作用、温热作用和理化作用,导致人体局部组织血流加速,血液循环改善,血管壁蠕动增加,细胞膜通透性加强,离子重新分布,新陈代谢旺盛,组织中氢离子浓度减低,pH 值增加,酶活性增强,组织再生修复能力加强,肌肉放松,肌张力下降,疼痛减轻或缓解。超声波治疗中局部组织的变化可以通过神经体液途径作用于机体,亦可通过穴位、经络而影响身体某一部分或全身,起到治疗作用。

### (一)对神经系统的影响

神经系统对超声波非常敏感,且中枢神经敏感性高于周围神经,神经元的敏感性高于胶质细胞。大剂量的超声波可引起中枢神经和周围神经的不可逆的损伤。

（1）周围神经。在一定治疗剂量之内，超声波对周围神经的作用能使其兴奋性增高，神经传导速度加快，减轻神经的炎症反应，促进神经的损伤愈合，提高痛阈，减轻疼痛。对神经炎、神经痛等周围神经疾患有明显的镇痛作用。

（2）中枢神经。在一定治疗剂量内，超声波作用于大脑可刺激细胞的能量代谢，使脑血管扩张，血流加快，加速侧支循环的建立，加速脑细胞功能的恢复；超声波作用于间脑可使心跳加快，血压升高；作用于脊髓可改变感觉、运动神经的传导。超声波对脑卒中、脑外伤及其他神经系统疾病有一定疗效。

（3）自主神经。超声波对自主神经有明显的作用，可引起皮温升高、血液循环加快。用 1 W/cm² 超声波作用于星状神经节，手指皮温可上升 3 ℃；作用于腰交感神经节，可使同侧下肢远端的血液循环加快、皮温升高。因此，可通过超声波对自主神经的作用来治疗支气管哮喘和胃十二指肠溃疡等疾病。

### （二）对心脏和血管的作用

房室束对超声波的作用非常敏感，小剂量超声波对心电图无影响，用 0.75～1.25 W/cm² 的脉冲超声移动法作用于心前区，可以增强心肌的收缩力，扩张冠状动脉，解除血管痉挛，建立侧支循环和促进心肌细胞修复，使心肌梗死和冠心病患者的症状缓解。大剂量超声波可造成心包膜下出血、心肌点状出血，引起心脏活动能力及节律的改变，减慢心率，诱发心绞痛，严重时发生心律失常，导致心搏骤停。因此，在心前区应用超声波要格外小心。超声波对血管的作用是使血管扩张，血流速度加快，血管壁通透性增加，血压下降。

### （三）对骨骼的作用

骨骼声阻很大，对超声波吸收好。在超声波的作用下，骨膜部位由于界面反射会积聚较大能量，剂量过大时可引起骨膜疼痛。小剂量超声波（连续式 0.1～0.4 W/cm²、脉冲式 0.4～1 W/cm²）可促进骨痂生长。中等剂量超声波（1～2 W/cm²）可引起骨发育不全，因此对幼儿骨骺处禁用超声波；大剂量超声波可使骨愈合迟缓，并损害骨髓，一般认为超声波移动法大于 3.25 W/cm² 的治疗剂量为危险剂量。

### （四）对肌肉及结缔组织的作用

横纹肌对超声波较敏感，治疗剂量的超声波可降低挛缩肌肉的张力，使肌纤维松弛而解除痉挛。大剂量超声波可改变肌肉的形态，引起肌肉损伤。结缔组织对超声波敏感性较差；对于有组织缺损的伤口，小剂量超声波有刺激结缔组织增生的作用；对于过度增生的结缔组织如瘢痕，以及增生性骨关节病，中等剂量的超声波有软化消散的作用。

理疗技术

### （五）对皮肤的作用

人体不同部位的皮肤对超声波的敏感性为：面部＞腹部＞四肢。在治疗剂量的超声波作用下，皮肤有轻微充血、轻微刺感及温热感，但无明显红斑，超声波可改善皮肤营养、促进真皮再生，使汗腺分泌增强，但也有少数汗腺分泌不变或减弱。用固定法或用较大剂量时，皮肤可有明显的热感及灼痛，甚至会引起表皮及真皮坏死。疼痛是超声波治疗剂量超过阈值的标志，对有皮肤感觉障碍者，应注意观察，避免皮肤灼伤。

### （六）对眼的作用

眼睛对超声波的作用敏感，容易产生热积聚而致损伤。小剂量超声波（脉冲式 $0.4 \sim 0.6 \ W/cm^2$，$3 \sim 6 \ min$）可减轻炎症反应，改善血液循环，促进炎症吸收及组织修复，刺激角膜再生，对玻璃体混浊、眼内出血、视网膜炎、外伤性白内障等眼科疾病有较好疗效。大剂量超声波可引起结膜充血、角膜水肿、角膜上皮脱落、晶体和玻璃体混浊、眼底变性。

### （七）对泌尿系统的作用

肾组织对超声波的剂量具有不同的敏感性。小剂量超声波有促进肾脏组织细胞的生长、扩张肾脏血管、促进肾脏血液循环的作用。大剂量超声波可使肾脏细胞变性、坏死，毛细血管和小静脉充血、渗出、出血，甚至引起严重的尿毒症和酸中毒。

### （八）对生殖系统的作用

不同性别的生殖器官及腺体，对超声波均很敏感。小剂量超声波可刺激卵巢功能，促进卵泡形成，使子宫内膜蜕变周期提前，还可防止盆腔附件组织内渗出物机化，促进输卵管通畅，减少粘连，软化瘢痕，并可增加精子活动性，有利于提高受精率。故可用于治疗与上述因素有关的不孕症。国内外应用中等剂量超声波（$1 \sim 2 \ W/cm^2$，$10 \sim 15 \ min$，作用 $1 \sim 2$ 次）进行抑制精子生成的实验研究较多，以探索一种男性的可逆性避孕方法。大剂量超声波可引起卵巢及睾丸破坏性损害，使卵泡变性，精子萎缩。超声波对染色体、胚胎发育亦有影响，可以造成胎儿畸形和流产，因此对孕妇不宜做腹部治疗。

### （九）其他系统

适量超声波作用下，胃肠分泌和蠕动可增强；超声波作用于甲状腺区，可改变甲状腺吸收碘的功能。

第七章　超声波疗法

## 三、设备与用具

### （一）主要结构

超声波治疗机由主机和声头两部分组成，见图 7-4。常用频率有 0.8 MHz、1 MHz、3.2 MHz；声头直径有 1 cm、2 cm、5 cm 等多种，有移动声头或固定声头，见图 7-5。

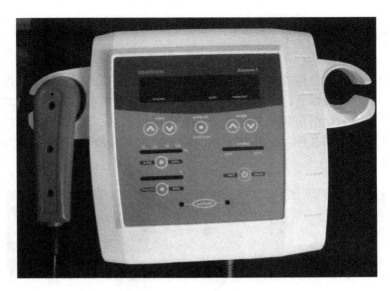

图 7-4　超声波治疗机

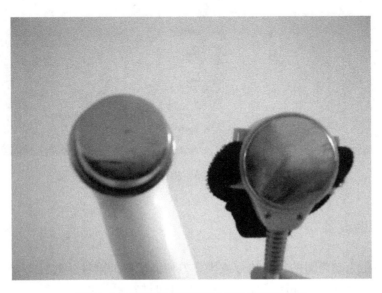

图 7-5　超声波治疗机移动声头和固定声头

### (二)输出形式

(1)连续超声波。在治疗过程中,声头连续不断地辐射出声能作用于机体,此作用均匀,产热效应较大。

(2)脉冲超声波。在治疗过程中,声头间断地辐射出声能作用于机体,通断比有 1 s : 2 s、1 s : 5 s、1 s : 10 s、1 s : 20 s 等。此作用产热效应较小,既可降低较大治疗强度超声辐射所引起的组织过热危险,又可充分发挥超声波的机械效应。

### (三)耦合剂

耦合剂用于声头与皮肤之间,以填塞空隙,既能防止因有空气层而产生的界面反射,又有利于超声能量的通过。选择的耦合剂声阻应介于声头材料与皮肤之间,以减少超声波在皮肤界面的反射消耗。常用耦合剂有煮沸过的水、液状石蜡、甘油、凡士林,还有按一定比例配制的各种复合乳剂(水、油、胶的混合物)、液体凝胶等,以适应临床不同的用途,见图 7-6。

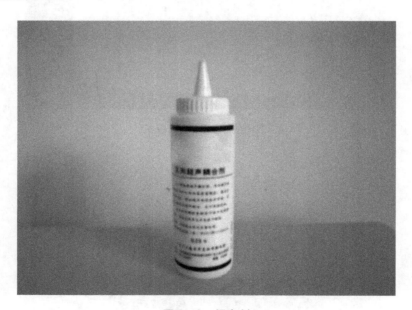

图 7-6 耦合剂

### (四)辅助设备

辅助设备是为超声波的特殊治疗或操作方便而配备的附件,其种类有以下几种。

(1)水槽。作水下法超声波治疗用。水槽的材料可为木质、塑料、金属、玻璃和陶瓷等。水槽的容积需能容纳治疗的肢体和声头。

（2）水枕或水袋。当治疗体表凹凸不平时，应用水枕、水袋进行超声波治疗。水枕、水袋用塑料或薄橡皮膜制成，灌入经煮沸而驱除气体的凉水，密封时注意袋中不能残留空气，以免造成超声能量的反射损耗。治疗时水袋放置在声头与皮肤之间。

（3）水漏斗。水漏斗用塑料等坚实材料制成，治疗时漏斗小口朝下放置在治疗部位，紧贴皮肤，漏斗中加入无气体水，声头从漏斗大口放入漏斗，声头表面浸在水中。漏斗用于小部位或体腔的超声波治疗。

（4）反射器。水下治疗时，可用反射器改变声束投射方向，以作用于声头不易直接投射的部位。反射器有平面的，也有凹面的，后者不仅可以改变声束投射的方向，而且有聚焦功能。

（5）凹透镜。凹透镜可将超声能量集中于某一部位，聚焦焦点处能量巨大，可产生高能量超声，用于肿瘤治疗或其他特殊治疗。

（6）声头接管。声头接管用于连接主机与声头。

## 四、适应证与禁忌证

### （一）适应证

**1. 外科疾病**

外科疾病包括：①损伤，如软组织扭挫伤、神经挫伤、瘢痕组织、注射后硬结、冻伤及冻疮、脑外伤等；②劳损，如腰肌劳损、腰骶劳损与骶髂劳损等；③感染、急性乳腺炎、肢体溃疡等；④颈、肩、腰、腿痛等以及运动性软组织损伤所致疼痛；⑤腱鞘疾病（狭窄或囊肿）等；⑥周围血管和淋巴循环系统疾病，如静脉炎、深静脉血栓、淋巴水肿、血肿机化、血管功能性疾病等；⑦骨关节病，如骨性关节炎、脊柱炎、腰椎间盘突出症、半月板损伤、髌骨软化症、骨折、骨质疏松、颞下颌关节功能紊乱等；⑧泌尿生殖系统疾病，如尿路结石、前列腺炎、附睾淤积症、阴茎硬结、尿潴留等。

**2. 内科疾病**

内科疾病包括：①呼吸系统疾病，如慢性支气管炎、支气管哮喘等；②消化系统疾病，如胃十二指肠溃疡、慢性胃炎、胃肠神经症、习惯性便秘、胆囊炎等；③循环系统疾病，如冠心病、高血压等。

**3. 神经科疾病**

神经科疾病包括：①中枢神经系统疾病，如脑血管意外后遗偏瘫、癫痫、器质性痴呆、脑外伤、蛛网膜炎、急性脊髓炎等；②周围神经疾病，如三叉神经痛、肋间神经痛、坐骨神经痛、幻肢痛等；③自主神经系统疾病，如雷诺病和红斑性肢痛症等。

**4. 儿科疾病**

儿科疾病如支气管肺炎、消化不良、遗尿症、夜尿症等。

**5. 皮肤科疾病**

皮肤科疾病如带状疱疹、瘙痒症、荨麻疹、硬皮病等。

#### 6. 眼科疾病

眼科疾病如睑板腺囊肿、外伤性白内障、中心性视网膜炎、青光眼、玻璃体混浊、视网膜病变。

#### 7. 耳鼻喉科疾病

耳鼻喉科疾病如鼻窦炎、扁桃体炎、乳突炎、咽喉炎、耳聋、耳鸣、耳硬化症等。

### （二）禁忌证

常规超声波治疗，在一定剂量范围内，按照技术要求操作时，对人体完全无害。但在下述情况下应禁用：①活动性肺结核，严重支气管扩张；②化脓性炎症、血栓性静脉炎、急性败血症、持续性高热、多发性血管硬化；③出血倾向，消化道大面积溃疡、体质极度虚弱者；④严重心脏病的心区和交感神经节及迷走神经部位、安装心脏起搏器患者、心绞痛、心力衰竭、心脏置有支架者、严重心脏病；⑤高度近视患者的眼部及其邻近区域；⑥放射线或同位素治疗期间及随后的半年内；⑦恶性肿瘤（超声治癌技术除外）；⑧孕妇的下腹部和腰骶部、小儿骨骺部；⑨头部、眼、生殖器等部位治疗时，剂量应严格把握。

## 五、操作方法与步骤

常规超声波疗法治疗强度一般小于 3 W/cm²，可分为 3 种剂量：0.1～1 W/cm² 为小剂量，1～2 W/cm² 为中等剂量，2～3 W/cm² 为大剂量。在实际应用中多采用低、中等剂量，不同的治疗方法其强度等级也有不同，见表 7-4，用脉冲法、水下法、水枕法时剂量可稍大。主要治疗方法有直接治疗法、间接治疗法。

表 7-4 超声强度等级表

| 治疗方法 | 固定法 | | | 移动法 | | |
| --- | --- | --- | --- | --- | --- | --- |
| 强度等级 | 低 | 中 | 高 | 低 | 中 | 高 |
| 连续式（W/cm²） | 0.1～0.2 | 0.3～0.4 | 0.5～0.6 | 0.5～0.8 | 1.0～1.2 | 1.2～2.0 |
| 脉冲式（W/cm²） | 0.3～0.4 | 0.5～0.7 | 0.8～1.0 | 1.0～1.5 | 1.5～2.0 | 2.0～2.5 |

### （一）直接治疗法

直接治疗法是指将声头直接压在治疗部位进行治疗，又分为移动法和固定法两种。

#### 1. 移动法

移动法的操作方法与步骤：①选用适合的移动声头，接通电源；②在治疗区域和移动超声声头上均匀涂抹超声耦合剂；③把移动超声声头置于治疗区域，按"开始"按钮开始治疗，并缓慢细微的移动（移动速度为 1～2 cm/s）；④治疗时间完毕后（仪器会发出"嘀"的一声提示音并停止超声输出）关闭电源，移开声头，用纸巾、水或者抹布等把移动超声声头清洗干净并摆放到安全位置。

### 2. 固定法

固定法的操作方法与步骤：①选用适合的固定声头，接通电源；②把声头固定在仪器配套的绑带上；③在治疗部位和声头上均匀涂抹超声耦合剂，把声头放在治疗部位上，扣紧绑带，选择合适的治疗时间和治疗强度，即可开始治疗；④治疗结束后关闭电源，移开声头，解除固定绑带，然后用纸巾、水或者抹布等把超声声头清洗干净并摆放到安全位置。

## （二）间接治疗法

间接治疗法是指声头通过水、水袋等介体或辅助器，间接作用于治疗部位的一种治疗方法，又分为水下法和辅助器治疗法两种。

### 1. 水下法

此法的优点是声波不仅能垂直且能浸水使超声波传导完善，常用以治疗表面形状不规则、有局部剧痛、不能直接接触治疗的部位，如肘、腕、手指、踝、趾关节、开放性创伤、溃疡等，见图7-7。

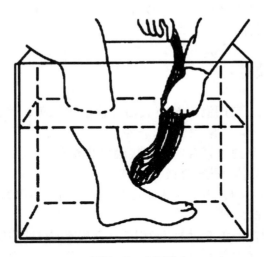

图7-7 水下法

水下法的操作方法与步骤：①将声头与患者手、足等治疗部位浸入36～38℃温开水中，声头距治疗部位1～5 cm；②接通电源，调节治疗时间及输出剂量，声头固定或做小范围缓慢移动；③治疗剂量、时间、疗程、关闭电源顺序与直接治疗法的移动法相同。

### 2. 辅助器治疗法

对于某些部位如眼、面部、颈部、脊柱、关节、阴道、前列腺、牙齿等不平整之处，必须借用水枕、水袋等辅助器与治疗部位紧密接触，使治疗部位上所有不平之处均得到超声波治疗。

辅助器治疗法的操作方法与步骤：①在水枕或水袋与皮肤及声头之间均匀涂以耦合剂；②将声头以适当压力置于水枕或水袋上，接通电源，调节治疗时间及输出剂量，固定声头；③治疗剂量、时间、疗程、关闭电源顺序与直接治疗法的固定法相同。

### （三）穴位治疗法

穴位治疗法是采用特制的超声声头作用于人体穴位以治疗疾病的方法。

超声穴位治疗法采用与超声波治疗机所配备的特制微型声头（直径为 0.5～1.2 cm），参照针灸取穴原则，一般以 2～6 穴为宜。其操作方法与步骤：①声头涂以耦合剂，用适当的压力固定紧贴在穴位上；②通常采用连续超声波，强度 0.25～0.5 $W/cm^2$，每穴 0.5～2 min，或采用脉冲超声波，强度 0.5～1.5 $W/cm^2$，每穴 2～3 min；③每日 1 次或 2 次，急性病 3～7 次为 1 个疗程，慢性病 7～12 次为 1 个疗程。

### （四）神经反射疗法

采用神经反射疗法时，声头不是作用于病变区，而是作用于与病变部位组织有联系的神经干径路、交感神经链（脊椎旁）或神经节段反射的相应体节等，通过神经反射的原理达到治疗疾病的目的。

## 六、注意事项

（1）熟悉仪器性能，定期测定超声波治疗仪输出强度，确保超声波治疗的剂量准确。

（2）治疗时声头必须通过耦合剂紧密接触皮肤或浸入水中，方能调节输出，切忌声头空载与碰撞，以防晶体过热损坏或破裂。

（3）耦合剂应涂布均匀，声头应紧贴皮肤，治疗时，不得留有任何细微间隙，并在治疗中注意及时补充耦合剂。

（4）移动法治疗时勿停止不动，以免引起疼痛反应或皮肤灼伤。

（5）治疗过程中紧密观察患者反应以及仪器的工作状态，如治疗部位过热或疼痛，应暂停治疗，找出原因，予以处理。

（6）水袋法与水下法所用的水必须是煮沸的水，冷却后缓慢灌注，以免激起气泡，使气泡进入到水中，水袋、水囊、水枕中的气体要尽量排除干净。

（7）进行胃肠治疗前，患者应饮温开水 300 mL 左右，在坐位进行治疗。

（8）固定法治疗时或在皮下骨突出部位治疗时，超声强度宜小于 0.5 $W/cm^2$。

（9）操作人员不得直接手持声头，要握声头手柄处操作。

（10）治疗过程中不得卷曲或扭转仪器导线，注意仪器和声头的散热，如有过热应暂时停机一段时间，再继续使用。

（11）治疗结束时，将超声输出调回"0"位，关闭电源后方可将声头移开，并将声头清洁后放置于安全稳定的支架上，防止声头跌落。

（12）应注意不能用增大强度来缩短治疗时间，也不能用延长时间来降低治疗强度。

## 第三节　超声波综合疗法

### 一、超声药物透入疗法

超声药物透入疗法系将药物加入耦合剂中，利用超声波对媒质的弥散作用和改变细胞膜的通透性把药物经过皮肤或黏膜透入机体的治疗方法。该疗法的特点是：①综合了超声和药物的双重作用，不仅能将药物透入体内，同时保持原有药物性能；②可将整个药物分子透入体内，所用药源较广，不限于电离和水溶物质，可以根据药物性能配成水剂、乳剂或膏剂等作为耦合剂被透入；③无电刺激现象，不发生电灼伤，操作简便。临床应用时应结合考虑超声波的适应证及药物作用的适应证。

### 二、超声雾化吸入疗法

超声雾化吸入疗法系气雾及吸入疗法的一种，是利用超声的空化作用，使液体在气箱中分散，将药液变成雾状颗粒（气溶胶）、通过吸入直接作用于呼吸道病灶局部的一种疗法。应用超声雾化器产生的气雾，雾量大，雾滴小而均匀，吸入时可深达肺泡，适合药物在呼吸道深部沉积。该疗法的特点是：①药物可直接作用于呼吸道局部，使局部药物浓度高，药效明显，对呼吸道疾病疗效快。②用药省，全身的反应少。常用于各种急慢性呼吸道感染、慢性支气管炎、肺气肿、支气管哮喘、肺心病、肺结核、矽肺及全身其他疾病引起的肺部并发症等的预防和治疗。

### 三、超声与低频、中频电流混合疗法

近年来，国内外采用低频、中频电流附加超声波同时进行治疗。在国外发现各种低频脉冲电流中，以间动电流与超声波并用效果最佳。国内还有采用超声波与调制中频电流混合疗法，临床观察证明，二者有非常显著的协同作用，在止痛、促进血循环与淋巴回流、调节神经肌肉紧张度、软化瘢痕与松解粘连等方面均优于两种疗法的单一使用。临床应用时要结合考虑超声波与低频、中频电疗法的适应证。

（崔　明）

# 第八章 磁场疗法

## 第一节 概 述

### 一、基本概念

#### (一) 磁体与磁极

**1. 磁体**
能够吸附铁、钢、镍、钴等金属的物质叫作磁体。

**2. 磁极**
所有磁体都有一对磁极,一极为南极(S极),另一极为北极(N极)。磁体的两极处磁性最强。磁极具有不可分割性,即将一块磁体分割后,每一部分仍有成对的南极和北极(见图8-1)。当两块磁体相互接近时,同名相斥,异名相吸。

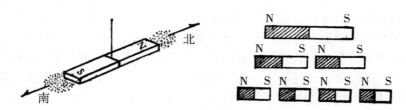

图8-1 磁体的两极及其不可分割性示意图

#### (二) 磁化与磁感应

**1. 磁化**
被磁体吸住的物体,当它们离开磁体后也具有磁性,这种原来没有磁性的物体经过磁场的作用变为有磁性的物体的过程叫作磁化。能够被磁化的物质叫作铁磁物质或磁性物质。铁、镍、钴等能够被磁化,铜、铝、玻璃等不能被磁化。人工永磁体就是通过磁化过程产生的。

**2. 磁感应**
磁化过程如果不是通过与磁体直接接触产生的,而是隔着其他物体,如玻璃、纸张、空气等，这种磁化过程叫作磁感应。

### (三) 磁场与磁力线

**1. 磁场**

磁力作用的范围叫作磁场。

**2. 磁力线**

磁场是无形的，在磁场中磁力是有方向的，磁力线从磁体的 N 极发出，通过空间进入磁体的 S 极，又在磁体内部从 S 极回到 N 极，形成封闭的曲线。磁力线的走行遵循同名相斥、异名相吸的原则。不同的磁体排列方式，产生的磁场中磁力线的走向也各不相同（见图 8-2）。磁极处的磁力线最密集，该处的磁性最强。

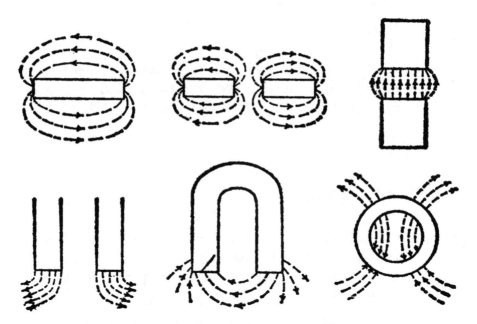

图 8-2 磁极间位置及磁力线的分布示意图

**3. 磁场强度**

磁场的强弱用磁场强度（$H$）表示，磁场强度的单位是安培/米（A/m）（旧用奥斯特 Oe，1 Oe = 79.58 A/m）。磁体内部或磁体表面的磁场强度叫作磁感应强度（$B$），磁感应强度的单位是特斯拉（T），（旧用高斯 Gs，1 T = 10000 Gs）。磁场强度与磁感应强度的关系为：

$$B = \mu H$$

当介质为空气时，磁导率 $\mu$ 近似于 1，因此 $B \approx H$。在讨论磁疗剂量时一般不细分辨两者的差别，只是简单地称磁场强度，单位是特斯拉（T）。

## （四）磁电关系

电流可以产生磁场。电流方向与磁场方向的关系可用右手定则表示（见图8-3）。当电流通过直线导线时，右手拇指指向电流方向，其他四指环绕导线所指的方向为磁场的方向。当电流通过螺旋状导线时，右手四指弯曲环绕导线，指示电流方向，拇指伸直，所指方向为磁场方向。

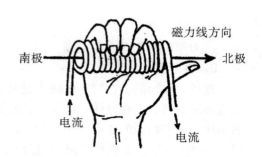

图8-3 右手定则示意图

通过电流作用产生的磁体叫作电磁体。在线圈中插入铁芯，给线圈通电，其周围可产生磁场，在磁场作用下铁芯获得磁性。电磁体的磁性是暂时的，当停止通电时，其磁性消失。

磁场也可以产生电流。在磁场中，导体如果与磁场的磁力线相互成垂直方向进行相对运动，在导体中就会产生电流。如果磁场的磁力线做切割导体的运动，也会在导体中产生电流。这种电流叫作感应电流，经颅磁刺激就是通过感应电流作用于人体。

## 二、治疗原理

### （一）调节体内生物磁场

人体内存在生物电流是众所周知的，一切生命现象，如神经传导、肌肉运动、大脑兴奋抑制等，都与机体中电子的传递或离子转移有关。人体在疾病状态下，生物电流发生改变。心电图、脑电图、肌电图等检测方法就是将人体内的生物电流进行记录，通过分析判定所记录的生物电信号是否正常，从而达到诊断疾病的目的。

根据磁电关系，电流可以产生磁场。人体内的生物电流就可产生体内的生物磁场。目前的检测手段已经证实了人体生物磁场的存在，并用于疾病的诊断，如脑磁图、胃磁图等。正常生理情况与病理情况下，人体内的生物磁场是不同的。在病理状态下，应用外加的磁场对体内的生物磁场进行调节，使体内生物磁场趋向正常，这是磁场疗法的重要作用原理。

### （二）产生感应微电流

根据磁电关系，磁场可以产生感应电流。人体含有丰富的血管，血管中的血液含有水分及钾、钠、钙、镁等多种物质，血管是导体。当磁场作用于人体时，由于血管的舒缩运动和血液的流动，或由于磁场本身的运动，能够产生切割磁力线的作用，由此产生感应微电流。人体内形成的感应微电流会对机体的生物电流产生影响，进而影响机体的功能，从而达到磁场对人体的治疗作用。如微电流可引起体内钾、钠、氯等离子分布与移动的变化，改变膜电位，改变细胞膜的通透性而产生相应的生物学效应。又如微电流可刺激神经末梢，调节神经机能。

### （三）局部作用和神经体液的作用

所有物理治疗的共同作用机制，都是通过物理因子的局部作用和神经体液作用，起到治疗疾病的目的。磁场疗法与其他理疗相比，既有共性，又有其特殊之处。

在局部作用中，磁疗对穴位的作用效果尤为明显。大量研究表明磁场作用于人体穴位，可以出现类似针刺穴位的感觉，即凉感、热感、麻感和冷风吹动感。穴位有电磁特性，穴位是人体电磁最活跃点。对穴位的磁场疗法可以达到调节经络平衡的作用。

当磁场作用于人体时，可刺激人体的感受器，感觉传入沿神经传导通路直达脊髓和脑，通过神经反射影响局部直至整个机体。可在局部产生反射性的血管扩张，使血流加快，还可对大脑皮层产生镇静作用。

磁场对体液的影响是使血管扩张，血流加快，各种致痛物质迅速被稀释和排出，使疼痛减轻和缓解。在磁场作用下，各种内分泌素和各种酶的含量及活性发生改变，通过这些改变可达到各种治疗效果。如脑垂体和丘脑下部中脑腓肽含量明显增高，通过体液循环起到镇痛效果。在磁场作用下，体液中钾、钙、钠、铁、铜、锌等离子也可发生变化，从而达到治疗疾病的效果。

### （四）磁场的生物学效应

（1）细胞膜通透性的改变。人体的细胞膜具有重要的生理功能，细胞内外进行物质交换时，细胞膜内外需要正常的离子分布，细胞膜中含有大量的酶和神经递质受体。在磁场作用下，细胞膜的膜蛋白分子的取向会出现重排现象，干扰膜的特性与膜的功能，使细胞膜的通透性发生改变，引起生物学效应，从而达到治疗疾病的效果。

（2）磁场对心血管功能的影响。各种实验研究证实，磁场对正常心脏无明显作用，对于病理性心脏可以改善其功能，改善心肌的血液循环。磁场可使血管扩张、血流加快，改善血液循环，也可使瘀滞性扩张的血管收缩，因此磁场对血管的作用是双向调节作用。

（3）磁场对血液的影响。磁场对白细胞的影响各种实验结果不一致。可能在磁场的作用下白细胞会暂时降低，但很快恢复正常。总体磁场对白细胞无显著性影响。磁场对红细胞、血红蛋白的影响不肯定，对血小板有一过性的增加作用。磁场可以降低血脂，降低血液黏稠度。

（4）磁场对胃肠功能的影响。对于正常的胃肠，磁场可以增强胃肠的生物电活动，提高胃肠蠕动，促进胃肠吸收。对于病理性胃肠，磁场可起到双向调节作用：对于胃肠蠕动缓慢者，可促进胃肠蠕动；对于胃肠蠕动过快者，可抑制胃肠蠕动；对于痉挛的平滑肌，可起到松弛作用。

(5) 磁场对免疫功能的影响。磁场对免疫功能的影响，各种实验结果不一致。多数实验表明磁场能提高 E 花环形成率，提高白细胞吞噬率，提高补体水平，提高免疫球蛋白，提示磁场具有提高正常机体细胞免疫与体液免疫功能的生物学效应。

(6) 磁场对肿瘤的影响。实验表明，对于不同的肿瘤，磁场有抑制肿瘤细胞生长、杀伤肿瘤细胞、防止肿瘤转移的作用，能够延长实验动物的寿命。磁场可使癌细胞生长缓慢或停顿，可能是由于在磁场作用下，细胞内带电粒子或基因发生变化，干扰了 DNA 的合成等。

(7) 磁场对细菌的影响。磁场对大肠杆菌、金黄色葡萄球菌、溶血性链球菌等细菌有杀灭作用，对绿脓杆菌无抑制和杀灭作用。

## 三、治疗作用

### (一) 止痛作用

磁疗的止痛作用明显而迅速，对创伤性疼痛、神经性疼痛、炎性疼痛、肿瘤所致的疼痛都有较好的镇痛效果。磁场疗法的止痛机制之一是磁场降低了感觉神经末梢对外界刺激的反应，减少了感觉神经的传入，因而达到止痛效果。磁疗止痛机制之二是在磁场作用下机体血液循环增加，使炎症渗出物的吸收与消散加快，降低了钾离子、组织胺、缓激肽、5－羟色胺、乙酰胆碱等致痛物质的浓度，减轻了肿胀对神经末梢的压迫作用。磁疗止痛的机制之三是在磁场作用下平滑肌痉挛缓解，从而使疼痛缓解。磁疗止痛的机制之四是在磁场作用下，甲硫氨酸脑腓肽、$\beta$－内腓肽、精氨酸加压素等内分泌素增多，这些物质具有吗啡样物质的性质，有止痛作用。

### (二) 镇静作用

磁疗的镇静作用表现在改善睡眠，延长睡眠时间，减低肌张力，缓解肌肉痉挛，其机制与中枢神经的抑制有关。

### (三) 消炎作用

磁场作用于机体可使血管扩张，血液循环加速，组织通透性改善，有利于炎性渗出物的吸收和消散，有利于炎症局部改善营养，增加氧供，提高局部组织的抗炎能力和修复能力。磁场作用于炎症过程时，能提高机体的免疫功能，如免疫球蛋白增高、白细胞数目增多、吞噬能力增强等，因此对细菌性炎症有一定的治疗作用。磁场对部分细菌有抑制或杀灭作用。磁疗对于急性炎症、亚急性炎症和慢性炎症均有很好的治疗作用。

## （四）消肿作用

磁场有明显的消除肿胀的作用。其机理是磁场作用可使血液循环加快，促进渗出液的吸收，磁场可改变组织渗透压和通透性，加速蛋白的转移，降低组织间的胶体渗透压。因此，磁疗对于炎性肿胀、非炎性肿胀和血性肿胀均有很好的消肿作用。

## （五）降压作用

磁场可加强大脑皮层的抑制功能，调整中枢神经系统和自主神经系统，调节血管舒缩机制，使高血压患者血压降低；磁疗可扩张外周血管，降低外周循环阻力，从而降低血压。磁疗降压主要是通过穴位治疗达到治疗效果：穴位的刺激可以通经活络，调整人体机能，通过神经反射的作用，影响大脑皮层对皮层下血管舒缩中枢的调控，调节血管舒缩机能，从而达到降压目的。

## （六）止泻作用

磁场的止泻作用明显，其机制可能与酶的作用有关。在磁场作用下，ATP 酶活性增强，可使小肠的吸收功能加强；在磁场作用下，胆碱酯酶活性增强，使肠道分泌减少、蠕动减慢，有利于水分和其他营养物质在肠黏膜的吸收；磁场还有抗渗出的作用，有利于止泻；磁场的抗炎作用对于炎性腹泻有很好的治疗作用。

## （七）促进创面愈合作用

磁场能促进创面愈合，其机理是在磁场作用下，血管扩张，血流加快，血液循环改善，为创面提供了更多的血液，提供了更多的营养物质和氧，有利于加速创面的愈合。

## （八）软化瘢痕作用

磁场具有防止瘢痕形成和软化瘢痕的作用，其机理为在磁场作用下血液循环改善，渗出物吸收和消散加速，为减少瘢痕形成创造了条件；在磁场作用下，成纤维细胞内水分和盐类物质增加、分泌功能发生障碍，破纤维细胞内溶酶体增加，可促进细胞的吞噬作用，阻止瘢痕的形成。

## （九）促进骨折愈合作用

磁场促进骨折愈合的机理是磁场可改善骨折部位的血液循环，改善局部营养和氧供，这些都有利于骨组织细胞的新生，有利于骨折愈合；磁场产生的微电流对软骨细胞

理疗技术

和骨细胞有直接促进生长的作用，可加速骨折愈合。

（十）对良性肿物的作用

磁场对良性肿物有治疗作用，经磁疗可使良性肿物缩小或消失。其作用机理为异名磁极相吸产生的压力作用可使肿物缩小或消失；磁场可减少渗出，消炎消肿，使肿物缩小或消失；磁场对内分泌的影响，可使与生殖系统相关的良性肿物缩小或消失；磁场可使肿瘤内血管形成血栓，引起肿瘤血供中断，使肿瘤缩小或消失。

## 第二节　静磁场疗法

### 一、定义

静磁法（static magnetic field therapy）是利用恒定磁场治疗疾病的方法。

### 二、治疗作用与原理

详见本章第一节。

### 三、适应证与禁忌证

（一）适应证

高血压病、各种关节病、冠心病、胃肠炎、支气管炎、各种神经痛、神经衰弱、扭挫伤、腱鞘炎、静脉炎、血栓性脉管炎、筋膜炎、肋软骨炎、颈腰椎病、肾结石、输尿管结石、肱骨外上髁炎、耳廓浆液性软骨膜炎、外耳道疖肿、神经性耳鸣、鼻炎、麦粒肿、角膜炎、溃疡、带状疱疹、痛经、臀部注射硬结、瘢痕、骨折愈合迟缓等。

（二）禁忌证

装有心脏起搏器、局部有出血倾向者禁用，孕妇下腹部禁用。

### 四、设备与用具

磁片、磁块。

## 五、操作方法与步骤

### （一）用具选择

磁片是最常用的磁疗用品，制造磁片的材料主要有钐钴合金、铈钴合金、铁氧体、钕铁硼等永磁体。磁片的形状有圆形、长方形、圆柱形等，多为圆形，一般磁片的直径在 5～20 mm 之间，常用磁片的直径为 10 mm。

钐钴合金磁性最好，表面磁场强度高，一般可达 0.2～0.3 T，但钐钴合金价格昂贵，难以广泛使用。

铈钴合金的磁性仅次于钐钴合金，表面磁场强度较高，一般其表面磁场强度为 0.1～0.2 T，可以满足一般疾病治疗的需要，且价格低廉，可广泛使用。

铁氧体的磁性差，表面磁场强度低，一般为 0.05～0.1 T，价格低廉，可用于浅表性疾病的治疗，但铁氧体重量大，使用不便。

钕铁硼的磁性好，价格低廉，使用方便，可广泛使用。

除磁片外，磁块也是常用的磁疗用品。磁块比磁片厚而大，一般磁块的直径为 80 mm，厚 20 mm，外用有机玻璃或塑料制品包裹。磁块多用铁氧体制成。

### （二）操作方法

#### 1. 直接敷磁法

用胶布或其他固定用品将磁片直接固定在治疗部位和穴位上，根据病情决定应用磁片的数目和磁极放置的方法。一般采用持续贴敷法。可为单磁片法、双磁片法和多磁片法。

（1）单磁片法：只用一个磁片，适用于病变范围小且表浅的部位。用单磁片法磁力线分布主要集中于磁片下的组织，见图 8-4。接触皮肤的磁片极性没有一定的规律，可以任意放置。

（2）双磁片法：适用于病变范围较大且部位较深的情况。双磁片法有两种形式，即并置贴敷和对置贴敷。

1）并置贴敷：又分为同名极并置贴敷和异名极并置贴敷。同名极并置贴敷时，两个磁片相同的磁极接触患者皮肤，其磁力线分布见图 8-5。异名极并置贴敷是用两个磁片不同的磁极接触患者皮肤，其磁力线分布见图 8-6。根据二

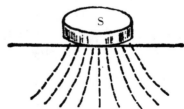

图 8-4 单磁片法磁力线分布示意图

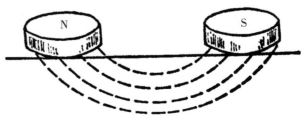

图 8-5 同名极并置法磁力线分布示意图

者磁力线分布的特点，异名极并置贴敷用于病变较大而表浅的患区，同名极并置贴敷用于病变较深的患区。如果双磁片法两个磁片之间的距离很远，相互之间的磁场影响不大，每个磁片的作用同单磁片法。

2）对置贴敷是在患区两侧贴敷磁片，一般采用异名极贴敷，使两片磁片的磁力线相互联系形成一个贯通的磁场，见图8-7。如果贴敷部位较厚，如腰腹之间，则不会形成贯通磁场。因此，对置贴敷多用于组织较薄的部位，如腕关节、踝关节、肘关节等。

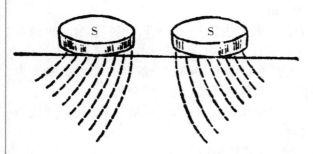 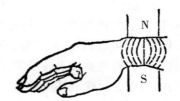

图8-6　异名极并置法磁力线分布示意图　　图8-7　异名极对置法磁力线分布示意图

（3）多磁片法：是应用2个以上的磁片直接贴敷于患者皮肤治疗疾病的方法，一般用于病变范围较大的情况，如末梢神经病变、血管疾病等。多磁片法磁极的放置多用同名极法。

用直接贴敷法需要注意患者皮肤情况，为了减少刺激，可在磁片与皮肤之间垫薄纸或纱布，应经常擦拭，以防汗液浸渍磁片生锈。

根据病情直接贴敷法连续贴敷3～5 d，也可连续贴敷3～4周，或2～3月。

**2. 间接贴敷法**

间接贴敷法是将磁片缝在衣服或布带或表带上，穿戴时将有磁片的部位对准穴位或需要治疗的患区。间接贴敷法适用于：①对胶布过敏，不能采用直接贴敷法的患者；②病变部位较大，用胶布不易固定的情况；③需要较长时间治疗的慢性疾病。间接贴敷法常用磁疗表带、磁疗项链、磁疗背心、磁疗腰带、磁帽、磁裤、磁袜等。间接贴敷法每天贴敷时间应大于12 h，2～3月为1个疗程。

## 六、注意事项

用75%乙醇定期消毒磁片，不得用高热消毒。磁过敏者，终止治疗后可好转。

# 第三节 动磁场疗法

## 一、定义

动磁疗法（dynamic magnetic field therapy）是利用动磁场治疗疾病的方法。在应用产生动磁的仪器时，磁场的方向、强度会发生变化。

## 二、治疗作用与原理

治疗作用与原理详见本章第一节。

## 三、适应证与禁忌证

### （一）适应证

适应证同静磁场疗法。

### （二）禁忌证

（1）白细胞总数 3000 个以下。
（2）重危患者，如急性心梗、急腹症、大出血等。
（3）体质极度衰弱、高热。
（4）磁疗副作用明显，不能耐受治疗者。
（5）孕妇下腹部。
（6）体内装有心脏起搏器者。

## 四、设备与用具

### （一）电磁治疗机

电磁治疗机是利用电流通过线圈使铁芯产生磁场的治疗仪器。根据产生的磁场的特性分为低频交变磁场磁疗机、脉冲电磁治疗机和脉动电磁治疗机。

**1. 低频交变磁场磁疗机**（见图 8-8）
低频交变磁场磁疗机由电源部分与磁头部分组成，电源主要是变压器，将外界交流

理疗技术

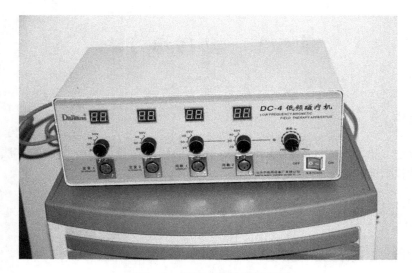

图8-8 低频交变磁场磁疗机

电经变压后输送给磁头。磁头由线圈、铁芯和外壳组成。磁头一面与电源连接，交变的电场产生交变的磁场，见图8-9。磁头另一面开放，使产生的交变磁场进入人体。在磁头表面安装弹簧，在磁场方向的不断变换下弹簧随之振动，对人体产生按摩作用。交变磁场治疗机可以有多路输出和多个磁头，磁头可根据人体不同部位的形态设计各种形状。常用的低频交变磁场磁疗机的磁场强度为0.02～0.3 T。

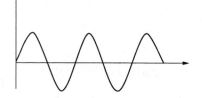

图8-9 交变磁场示意图

2. **脉冲磁场磁疗机**（见图8-10）

仪器由电源和磁头两部分组成，产生的磁场为脉冲磁场，见图8-11，磁头可为圆形和环形。脉冲磁场磁疗机的磁场强度可为0～1 T，低磁场强度脉冲磁场治疗机的磁场强度为5～7 mT。

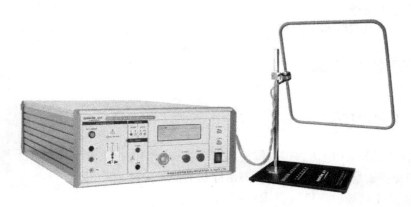

图8-10 脉冲磁场磁疗机

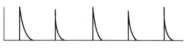

图 8-11 脉冲磁场示意图

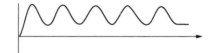

图 8-12 脉动磁场示意图

#### 3. 脉动磁场磁疗机

脉动磁场磁疗机由电源和磁头两部分组成，电流经过处理由交流电变为脉动直流电，通过线圈产生脉动磁场，见图 8-12。磁场通过磁头作用于人体。磁场强度与电流强度相关。脉动磁场磁疗机目前较少应用。

### （二）旋磁机

旋磁机由整流装置、电动机、永磁体、外壳组成。整流装置将交流电整流后变为直流电，再输送给电动机。电动机为微型，转速 1500～3000 转/分。永磁体一般用磁片，多为 2～4 片。电动机转动时带动永磁体转动，使恒定磁场变为旋转磁场。外壳由硬质塑料制成，圆筒形，直接接触患者皮肤。磁片表面的磁场强度为 0.1～0.3 T，转动磁场强度为 0.06～0.2 T。见图 8-13。

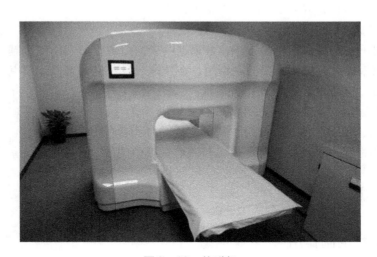

图 8-13 旋磁机

## 五、操作方法与步骤

### （一）操作方法

#### 1. 低频交变磁场疗法

根据治疗部位的形状选择磁头，患者取舒适体位，暴露治疗部位，治疗者将磁头放置在需治疗部位，按照机器说明进行操作，根据患者具体情况选择磁场强度，每次治疗20～30 min，每天1次，15～20次为1个疗程。治疗过程中患者有振动感和温热感。注意询问患者的温热感觉，避免过热灼伤。

**2．脉冲磁场疗法**

患者取舒适体位，暴露治疗部位，治疗者将磁头放置于治疗部位，根据机器说明进行操作，根据患者病情选择治疗参数，每次治疗30 min，每天治疗1次，10～15次为1个疗程。

**3．旋磁疗法**

患者取舒适体位，暴露治疗部位，将旋磁治疗仪的机头置于治疗部位，每次治疗15～20 min，每天1～2次，15～20次为1个疗程。

## （二）磁疗的剂量及选择

**1．剂量分级**

剂量分为小、中、大三级。

（1）小剂量或弱磁场：磁场强度0.02～0.1 T。

（2）中剂量或中磁场：磁场强度0.1～0.2 T。

（3）大剂量或强磁场：磁场强度0.2 T以上。

**2．剂量选择**

一般情况下，磁场强度越高，治疗效果越明显，但磁疗的副作用也越明显。为了既达到良好的效果，又避免不必要的副作用，在选择剂量时应考虑以下要点：

（1）急性疼痛或癌性疼痛宜用大剂量。

（2）神经衰弱、高血压等宜用小剂量。

（3）年老、年幼、体弱者宜用小剂量，年轻力壮者宜用大剂量。

（4）头颈胸宜用小剂量，背、腰腹和四肢宜用中剂量，臀股可用大剂量。

# 六、注意事项

## （一）磁疗的副作用

磁疗的副作用是指在磁疗过程中出现的不适反应，停止治疗后该不适反应减轻或消失，再次应用磁疗后，不适反应再次出现。磁疗副作用的发生率在10%以下。

（1）磁疗副作用的表现：心慌、心悸、恶心、呕吐、一时性呼吸困难、嗜睡、无力、头晕、低烧、皮疹等，个别患者会出现白细胞降低。

（2）易出现磁疗副作用的相关因素：老年人易出现磁疗副作用，头颈部治疗易出现磁疗副作用，强磁场治疗易出现磁疗副作用。

（3）磁疗副作用的处理方法：副作用轻者，无须停止磁疗，可调整治疗部位和剂量。副作用明显且持续存在者，应中断磁疗。

## （二）磁疗的注意事项

（1）采用直接贴敷法时注意检查皮肤。
（2）对白细胞较低的患者定期检查。
（3）磁片不要接触机械表。
（4）长时间通电时磁头会发热，避免发生烫伤。急性炎症、急性软组织扭挫伤、血肿、疼痛可选择旋磁法，慢性炎症和损伤可选用电磁法、脉动电磁和脉冲磁场。眼部、幼儿、体弱者不宜强磁场治疗，也不宜长时间治疗。

# 第四节　经颅磁刺激疗法

## 一、定义

经颅磁刺激技术（transcranial magnetic stimulation，TMS）是一种无痛、无创伤的绿色治疗方法，磁场以磁力线的形式，无创伤地透过皮肤、颅骨而刺激到大脑神经，实际应用中并不局限于对头脑的刺激，对外周神经肌肉同样可以刺激，因此现在都叫它"磁刺激"。

## 二、治疗作用与原理

实际上，TMS 是在法拉第电磁感应原理和神经电生理学的基础上发展起来的一门新型技术，是利用脉冲磁场作用于中枢神经系统（主要是大脑），改变皮层神经细胞的膜电位，使之产生感应电流，影响脑内代谢和神经电活动，从而引起一系列生理生化反应的神经刺激技术。

### （一）磁刺激技术分类

根据 TMS 刺激脉冲形式的不同，可以将 TMS 分为 4 种刺激模式：单脉冲 TMS（sTMS）、双脉冲 TMS（pTMS）、重复性 TMS（rTMS）以及 TBS。

**1. sTMS**

sTMS 由手动控制无节律脉冲输出，也可以激发多个刺激，但是刺激间隔较长（例如 10 s），多用于常规电生理检查。

**2. pTMS**

pTMS 以极短的间隔在同一个刺激部位连续给予两个不同强度的刺激，或者在两个不同的部位应用两个刺激仪（又称作 double – coil TMS，dTMS），多用于研究神经的易化和抑制作用。

#### 3. rTMS

rTMS 分为高频和低频两种，需要设备在同一个刺激部位给出慢节律低频或快节律高频 rTMS。

#### 4. TBS

TBS 是在某一部位通过一个刺激器给予丛内丛外不同频率刺激的过程。它是在重复式刺激的基础上为了更好地模拟人体神经元真实的动作电位而制定的一种新的刺激方式。丛内刺激是以某种频率进行的一个重复刺激串，丛外频率是在把丛内刺激看成一个单位前提下重复此过程的频率，整个连续的刺激过程为一串刺激。按照串刺激间隔时间的不同又可以分为连续性（CTBS）复合刺激和间歇性（iTBS）复合刺激。

### （二）磁刺激应用的主要参数

#### 1. 刺激强度

刺激强度指设备工作时刺激线圈表面产生的磁感强应度（T），临床应用中以运动阈值（motor threshold，MT）的 100% 作为基本单位，用加减多少百分比来决定相对刺激强度。科研和临床上用得最多的刺激强度为 80%～130% MT。

#### 2. 刺激频率

频率以 Hz 表示。

（1）频率是指常规 rTMS 连续刺激时每秒钟输出多少个脉冲。

（2）在模式化 rTMS 中，频率分为丛内频率和丛间频率，每一个丛刺激相当于常规刺激中的一个脉冲，常规模式化 rTMS 的丛间频率相当于常规刺激频率，一般为 5 Hz，而丛内频率是 50 Hz 左右或更高。

#### 3. 刺激时间

刺激时间以秒为单位。

（1）常规 rTMS 的刺激时间是指每一个脉冲串从开始到结束的时间，也称为串时程或串长。

（2）在模式化 rTMS 中，一般每丛（3 脉冲/50 Hz）以 5 Hz 连续输出，形成 cTBS 模式，其时程是指 cTBS 从始到终的时间，相当于常规 rTMS 低频连续刺激。如果把 cTBS 改为间断性输出称为间歇性 TBS（iTBS）模式，有 cTBS 输出的一段时间称为 iTBS 的时程。

#### 4. 串间歇

串间歇以 s 为单位。

（1）在常规 rTMS 中，串间歇是指多少秒中有一串刺激，指每串之间没有输出的时间。

（2）对于模式化 rTMS，在标准的 TBS 模式中，ITI 为 200 ms（5 Hz）内有一个脉冲丛，从脉冲丛内的每个脉冲开始到下一个脉冲开始时的时间称为 ISI。在 iTBS 模式中的间歇是指每段 cTBS 的时间加上没有输出的时间，称为 IBI。标准的 iTBS 模式中 IBI 为

10 s，包括 2 s cTBS 刺激输出和中间停止 8 s 的时间。

以上临床应用参数与设备的性能是密切相关的。刺激频率、刺激时间、刺激间歇、刺激强度都与临床治疗的效果息息相关。

### （三）TMS 技术对人体的主要作用机理

经颅磁刺激影响一系列的神经活动，比如神经突触的兴奋、突触的抑制和突触的可塑性，而且经颅磁刺激有可能影响神经电路水平模式，比如神经网络震荡。TMS 同样也可产生一些非神经效应，比如血流量的改变。大多数神经元突触在接受一定范围量的磁刺激后会产生电兴奋，触发动作电位并释放神经递质到突出后神经元。

**1. 单刺激对大脑的作用和影响**

1831 年，法拉第证明了快速的磁场在通过导体装置时能够产生瞬间电流。1985 年，这种发现首次成功应用于刺激人类大脑皮层。由于脑组织的细胞通过去极化及复极化保持电化学梯度，脑皮层组织则充当了导体。因此，当单个的磁场经过一个特定的线圈通过被试者头部时，它诱发的电流就通过了大脑皮层的不同层面。刺激显示：2 T 磁场强度的刺激活化了线圈周围半径为 1 cm、高度为 2 cm 的圆柱形区域，并且从中心的刺激轴呈现出指数衰减趋势。因为神经元轴突拥有离子通道的最大密度，所以在弱磁刺激的过程中，轴突会优先被活化。当单个轴突在电活化状态时，动作电位会沿着它的轴一直运行直到达到突触前的轴突终末点。此时，神经突触递质被释放到突触后神经元之上。大部分的皮层神经细胞利用谷氨酸盐作为神经递质，可以归类为兴奋性神经元细胞。皮层神经元的一小部分释放 γ-氨基丁酸，可以归类为抑制性神经元细胞。然而，另一群的神经细胞从不同的脑核心到脑皮质部位发送至神经的突触处，释放神经调节物质，比如乙酰胆碱、多巴胺、去甲肾上腺素和血清素等。

因此，即使是一个很弱的经颅磁刺激脉冲通常都可以激活兴奋的混合物质及抑制的神经元细胞，也有激活神经调节通路的可能性。另外，即使是密集的皮层电路连接，一个经颅磁刺激脉冲也有可能激活神经反应链，产生兴奋和抑制的前馈和反馈循环。

由单脉冲刺激引发的动作电位反应取决于脑皮层区域定位是否准确。当对主要运动皮质区（M1）发出一个脉冲时，它可引起目标肌肉的颤动。实际上，一个较为精确的磁刺激可以引出单个手指的运动。与此类似的是：单刺激可以直接影响主要视觉皮质区（头部枕叶区），即使在闭眼时也能产生光感，类似光幻视现象。在这种意义上，经颅磁刺激和其他的技术（比如说脑电刺激、正电子断层计算机扫描、功能性核磁共振）一样都是能在具体的感觉和运动皮层区域进行研究和探索的专门工具和技术。受限于低空间分辨率，这项技术不能准确地绘制皮层区域。主要运动皮层，即 M1 区，被看作经颅磁刺激有效性最好的验证区域。

**2. 重复经颅磁刺激和神经可塑性**

重复经颅磁刺激参数包括脉冲个（总）数、频率、强度等。已证实：经颅磁刺激除了活化轴突之外，同样它还参与一系列的神经机制、非神经过程。经颅磁刺激模式至少在刺激方案方面，产生的长程持续性改变倾向于竞争模式，这种模式引发了海马区的神经皮质重建。这至少表明重复经颅磁刺激利用神经的过程是引发皮层网络突触连接的结果。

总的来说，经颅磁刺激高频会使刺激部位兴奋，引起局部脑血流量、葡萄糖代谢率增加，基因表达的增加等，低频会使刺激部位抑制。

突触可塑性并不是唯一的 rTMS 刺激引起神经兴奋性变化的可能机制。其他机制包括改变细胞膜兴奋性、离子通道的修饰、静息膜电位的变化，例如膜电位的去极化，以及超级化、阈电位、静息状态时的皮质兴奋性、皮质抑制功能的改变、脊髓神经兴奋性等都与 TMS 的作用机制相关。

### 三、适应证与禁忌证

#### （一）适应证

（1）精神疾病，如心境障碍、精神分裂症、睡眠障碍。
（2）神经系统疾病，如癫痫、帕金森病、阿尔茨海默病、运动神经元病、多发性硬化、脑卒中、脊髓损伤、脑性瘫痪。
（3）其他疾病，如慢性疼痛、慢性疲劳综合征、自闭症、注意力缺陷多动症、尿失禁、认知障碍。

#### （二）禁忌证

线圈附近的金属性的材料在 TMS 应用时会被加热，因此头颅内置有金属异物是绝对禁忌证。

带心脏起搏器者、有耳蜗植入物者，有颅内压增高者是不能接受 rTMS 治疗的。有癫痫病史及癫痫病家族史的患者禁止使用高频强刺激。对孕妇、婴幼儿和不能表达自己感觉的人慎用 rTMS 治疗。

### 四、设备与用具

#### （一）设备

带表面肌电检测的重复经颅磁刺激仪，见图 8-14。

#### （二）用具

用于磁刺激的线圈有 3 种：圆形线圈、"8"字形线圈和柱形线圈。临床上常使用圆形线圈与"8"字形线圈，这两种线圈产生的磁场见图 8-15，一般周围神经刺激用圆形线圈，中枢神经刺激要求刺激点较为精确，多采用"8"字形线圈。

第八章 磁场疗法

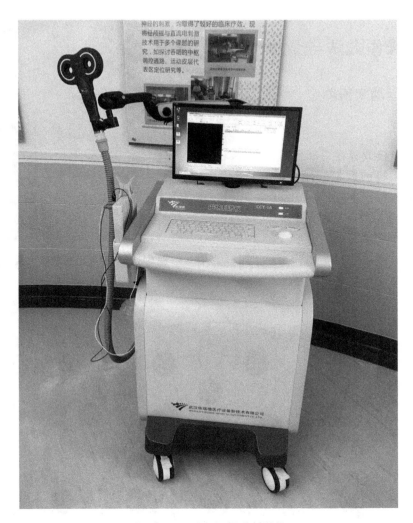

图 8-14 重复经颅磁刺激仪

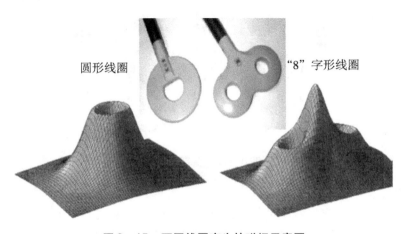

圆形线圈　　　　　　　　　"8"字形线圈

图 8-15 不同线圈产生的磁场示意图

## 五、操作方法与步骤

### （一）运动阈值测定

**1. 定位**

将表面电极放置在手部靶肌，见图 8-16，肌肉放松，用 TMS 刺激对侧皮质相应 M1 区，M1 区定位见图 8-17，红色点区（T7、C3、Cz）即为刺激区域。

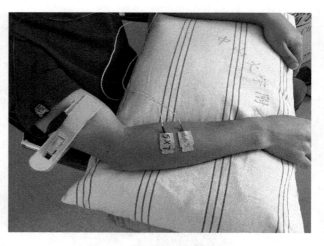

图 8-16　表面电极放置位置

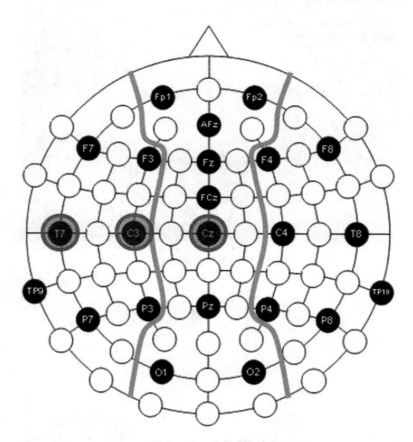

图 8-17　头部定位点

**2. 测定阈值**

治疗师使用"8"字形线圈进行头部刺激，见图 8-18，刺激 10 次最少引出 5 次运动、诱发电位幅度超过 50 μV 的最小输出量称为静息运动阈值，见图 8-19。不少临床试验文章以目测到手指的抖动作为运动阈值，这种方法常常过高估计运动阈值，可能导致刺激量过大，有条件的应放弃这种测量方法。

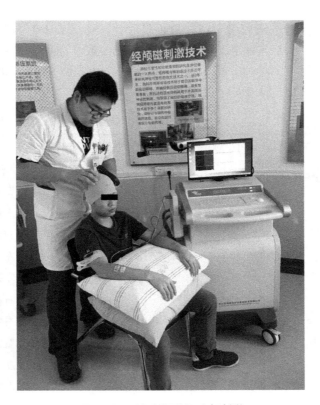

图 8-18　治疗师进行头部刺激

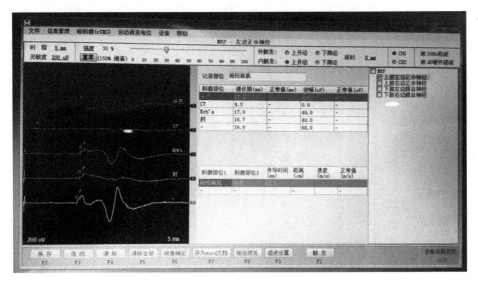

图 8-19　运动阈值测定

## （二）参数选择

目前 TMS 的治疗参数没有固定值，根据低频（频率≤1 Hz）抑制、高频（频率＞5 Hz）兴奋的原则，临床上制定了一些常见的治疗参数，详见表 8-1，一般每天进行一次治疗，每次时间为 10～20 min。中枢神经的刺激强度一般是 80%～100% 运动阈值，外周神经刺激强度一般为 100%～120% 运动阈值。

表 8-1　常见治疗参数

| 疾病 | 频率（Hz） | 刺激时间（s） | 刺激个数 | 间歇时间（s） | 重复次数 | 治疗时间（min） | 刺激部位 |
|---|---|---|---|---|---|---|---|
| 抑郁症 | 10 | 3 | 30 | 30 | 18 | 10 | 左额叶背外侧区 |
|  | 12 | 2.5 | 30 | 29 | 19 | 10 | 左额叶背外侧区 |
|  | 15 | 2 | 30 | 28 | 20 | 10 | 左额叶背外侧区 |
|  | 17 | 1 | 17 | 25 | 23 | 10 | 左额叶背外侧区 |
|  | 20 | 0.5 | 10 | 20 | 29 | 10 | 左额叶背外侧区 |
|  | 1 | 8 | 8 | 4 | 50 | 10 | 右额叶背外侧区 |
|  | 0.5 | 20 | 10 | 5 | 24 | 10 | 右额叶背外侧区 |
| 焦虑症 | 1 | 8 | 8 | 4 | 100 | 20 | 右额叶背外侧区 |
| 幻听 | 1 | 10 | 10 | 3 | 92 | 20 | 左侧颞叶 |
| 精神分裂症阴性症状 | 10 | 3 | 30 | 35 | 24 | 15 | 左额叶背外侧区 |
|  | 15 | 2 | 30 | 30 | 28 | 15 | 左额叶背外侧区 |
|  | 20 | 0.5 | 10 | 20 | 44 | 15 | 右额叶背外侧区 |
| 强迫症 | 20 | 1 | 20 | 35 | 25 | 15 | 右额叶背外侧区 |
| 睡眠障碍 | 1 | 8 | 8 | 3 | 82 | 15 | 右额叶背外侧区 |
|  | 1 | 7 | 7 | 3 | 90 | 15 | Cz 后 1 cm 处 |
|  | 5 | 2 | 10 | 13 | 60 | 15 | M1 |
|  | 3 | 5 | 15 | 18 | 39 | 15 | M1 |
|  | 1 | 8 | 8 | 4 | 75 | 15 | Cz 后 1 cm 处 |
| 脑卒中 | 10 | 3 | 30 | 35 | 32 | 20 | 患侧 M1 区 |
|  | 12 | 2.5 | 30 | 30 | 37 | 20 | 患侧 M1 区 |
|  | 15 | 2 | 30 | 28 | 30 | 15 | 患侧 M1 区 |
|  | 20 | 1 | 20 | 30 | 29 | 15 | 患侧 M1 区 |
|  | 1 | 10 | 10 | 4 | 86 | 20 | 健侧 M1 区 |
|  | 0.6 | 10 | 6 | 2 | 75 | 15 | 健侧 M1 区 |
| 偏头痛发作期 | 20 | 1 | 20 | 25 | 35 | 15 | 左额叶背外侧区 |

续上表

| 疾病 | 频率(Hz) | 刺激时间(s) | 刺激个数 | 间歇时间(s) | 重复次数 | 治疗时间(min) | 刺激部位 |
|---|---|---|---|---|---|---|---|
| 偏头痛先兆期 | 1 | 9 | 9 | 3 | 100 | 20 | 枕后视觉区 |
| 老年性痴呆 | 15 | 2 | 30 | 30 | 38 | 20 | 左/右额额叶背外侧区 |
|  | 20 | 1 | 20 | 35 | 33 | 20 | 左/右额额叶背外侧区 |
| 疼痛 | 1 | 10 | 10 | 5 | 80 | 20 | 疼痛部位对应神经根 |
|  | 20 | 1 | 20 | 28 | 31 | 15 | 对应 M1 区 |
| 脊髓损伤 | 20 | 1 | 20 | 28 | 31 | 15 | 对应 M1 区 |
|  | 25 | 1 | 25 | 15 | 56 | 15 | 脊髓受损下端 |
| 肌张力异常 | 1 | 8 | 8 | 4 | 80 | 16 | 患侧 M1 区 |
| 神经源性膀胱 | 15 | 1 | 15 | 12 | 69 | 15 | 骶区 S3 |
| 外周神经刺激 | 10 | 0.5 | 5 | 4 | 267 | 20 | 外周神经 |
| 吞咽障碍 | 1 | 8 | 8 | 3 | 110 | 20 | 健侧大脑半球 |
| 面瘫 | 10 | 1 | 10 | 8 | 135 | 20 | 瘫痪侧 M1 |

## （三）治疗

患者坐好后，调整好刺激线圈的位置，选择好参数，即可打开机器进行治疗，见图 8-20，治疗结束后移走线圈，关闭机器。

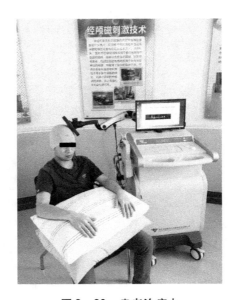

图 8-20 患者治疗中

## 六、注意事项

（1）除了注意禁忌证之外，还要在治疗中密切观察患者的反应，如有不适立即停止治疗。

（2）治疗线圈温度要监控好，防止过热烫伤患者。

（3）治疗后患者可能会出现嗜睡、精神不振、一过性耳鸣，均为正常现象，休息后可缓解。

（李 鑫 李 奎）

# 第九章 传导热疗法

## 第一节 概 述

传导热疗法（conductive therapy）是以各种热源为介质，将热直接传导给机体，从而治疗疾病的方法。应用传导热治疗疾病有着悠久的历史，常用的传导热源有石蜡、湿热敷袋、泥、砂等，来源广泛，设备简单，操作方便，治疗效果良好，在临床上应用广泛。传导热疗法的种类主要有石蜡疗法、湿热敷袋疗法、泥疗法、坎离砂疗法等。热作用是其最重要和共同的治疗作用，除此之外，某些传导介质尚有机械和化学作用。

### 一、基本概念

#### （一）热与内能

（1）热。热是分子等物质微粒不规则运动的结果。
（2）热能。一个系统中分子运动的动能与该系统的温度有关，称为热能，是能量的一种。当一定的能量被释放（做一定的功）时，则可表现为一定量的热。
（3）内能是物体的动能和势能之和。动能由分子的无规则运动产生，势能由分子之间的相对位置所决定。
热与内能有着不可分割的联系，物体变热表示其内能在增加，变冷表示其内能在减少。

#### （二）热量、热容量与比热

（1）热量指由温差所引起的内能转移的量度，单位为焦耳（J）。
（2）热容量是指使物体温度升高或降低 1 ℃ 所需要吸收或释放的热量，是表示物体吸热或放热多少的物理量，也是在热传导过程中所转移的内能。
（3）比热指单位质量的物质，温度变化 1 ℃ 时吸收或放出的热量。常用单位为 kcal/（kg·℃），1 cal = 4.184 J。

理疗技术

### （三）熔解与凝固

（1）熔解指物质从固态变成液态的过程。晶体只有达到一定的温度才能熔解，这个温度称为熔点。

（2）凝固指物质从液态变成固态的过程。液体只有达到一定的温度才能凝固，这个温度称为凝固点。同一种物质的凝固点和熔点相同。

（3）熔解热指单位质量的固体在熔点变成同一温度的液体时所吸收的热量，单位为 J/kg。

（4）凝固热指单位质量的液体在凝固点变成同一温度的固体时所释放的热量，单位为 J/kg。

### （四）汽化与液化

（1）汽化指物质从液态变成气态的现象。汽化有两种方式：蒸发和沸腾。蒸发是指仅在液体表面进行的汽化过程，沸腾是指在液体内部和表面同时进行汽化的过程。

（2）液化指物质从气态变成液态的现象。

（3）汽化热指单位质量的液体变成同一温度的气体时所吸收的热量，单位为 J/kg。

### （五）热的传递方式

（1）传导，指两种不同温度的物质接触时，热能由高温部分传至低温部分的方式。传导是固体物质热能传递的唯一方式。热传导的速度和传递热能的总量受到多种因素的影响：两种物质的温差越大，热量传递的速度越快；物质的导热性越强，热量传递的速度越快；两种物质的接触面积越大，所传递热能的总量越大。石蜡疗法、湿热敷疗法属于传导热疗法。

（2）对流，是一种循环物质与另一种不同温度的循环物质直接接触而传递热能的方式，是液体或气体物质传播内能的方式。在同样的时间内，热对流所传递的热能多于热传导。热空气疗法属于对流热疗法。

（3）辐射，是热能未经直接接触从温度较高的物质向温度较低的物质传递的方式。物体发热时，能量是以光的速度沿直线向周围传播的。红外线疗法属于辐射热疗法。

在实际过程中，传热介质的热传递可同时兼有这3种方式。

### （六）热平衡

温度不同的物体相互接触时，会发生内能从高温物体向低温物体的传递，且内能的总和保持不变，即高温物体放出的热量等于低温物体吸收的能量，这种现象称为热平衡。

## 二、生物学效应与治疗作用

传导热疗法对机体的生物学效应及治疗作用主要有以下 4 个方面。

### （一）对血液循环的影响

（1）改善组织营养。热刺激作用可使毛细血管扩张，血流加快，促进局部血液和淋巴循环，改善组织营养，加强组织再生过程。

（2）促进水肿吸收。一些具有压缩作用的传热介质，能防止组织内淋巴液和血液的渗出，减轻表层组织肿胀，防止出血和促进渗出液的吸收，有助于水肿消散，因而可治疗扭伤非早期的局部软组织肿胀。

（3）增强心功能。当身体表面大范围受到温热刺激时，外周血管扩张，除心、肾血管以外的内脏血管收缩，使心率增快、心脏功能加强、全身血液循环加速，且对血压无明显影响。

### （二）对皮肤及软组织的影响

（1）软化瘢痕。一些油质的传热介质经温热后冷却凝固时，可对皮肤产生压力及润滑作用，使皮肤保持柔软弹性，防止皮肤过度松弛而形成皱褶，并可软化瘢痕组织，缓解因瘢痕挛缩所致的疼痛。

（2）促进创面修复。热刺激可影响上皮组织的再生过程，改善皮肤营养，刺激上皮生长；热作用于体表创口时，大量浆液性渗出物增多能协助清除病理产物及清洗创口，并可防止细菌繁殖，促进创面的愈合。

（3）松解挛缩组织。热刺激配合牵拉可使结缔组织的弹性、塑性增加。

### （三）对组织代谢和炎症的影响

（1）促进组织代谢。热刺激能加强组织代谢过程，使皮肤、体温及深部组织温度升高，从而增加组织摄氧量，改善组织营养，促进组织代谢。

（2）影响炎症反应。热刺激可加剧急性炎症反应，对慢性炎症则有明显的治疗作用。这是因为热刺激能增强组织胺、缓激肽、前列腺素、白细胞趋化因子等化学介质对炎症反应的作用，并使周围血液中的白细胞总数增加和核左移，促进单核－吞噬细胞系统的吞噬功能。此外，热刺激可使血管扩张、血管通透性增强，有利于组织代谢产物的排除和对营养物质的吸收，从而起到抑制炎症发展的作用。

### （四）对神经系统的影响

（1）降低肌张力。当皮肤局部感受到热刺激时，可影响局部自主神经纤维和躯体神经纤维的传导速度，还能影响脊髓的自主神经中枢甚至脑皮质的功能，引起复杂的脊髓相应节段反应和全身反应，降低肌张力。

（2）镇痛。在热刺激作用下，周围神经的疼痛阈值增高，也可由于肌张力的降低而减轻因肌肉紧张所致的疼痛，从而起到较好的镇痛作用。

## 第二节 石蜡疗法

### 一、定义

石蜡疗法（keritherapy）是利用加热溶解的石蜡作为温热介质，将热传导至患部以达到治疗目的的疗法，是传导热疗法中最常见的一种方法。

### 二、理化特性与治疗作用

#### （一）理化特性

石蜡是高分子碳氢化合物，为白色或黄色的半透明固体，无臭无味，化学性质稳定，熔点为 50～60 ℃。

石蜡的比热较大，为 0.5～0.78 kcal/(g·℃)，具有较高的热容量，溶解时可吸收大量的热，冷却时则可慢慢地将热量释放出来，每千克溶解石蜡凝固成固体时，平均能释放出 39 kcal 热量，所以石蜡可作为良好的带热体。而气体与水分不能透过石蜡，石蜡也没有热的对流性质，所带之热不容易向四周辐射。

石蜡具有可塑性、黏稠性和延展性。在常温下为固体，加热后变为液体，冷却到一定温度便呈半固体，所以能密切地贴合于体表各部位。同时，在冷却的过程中，其体积逐渐缩小，平均缩小 10%～12%，所以能产生压缩性的机械作用。

医疗上是用白色无水石蜡，熔点为 52～54 ℃ 的精炼石蜡，导热系数 0.0006，热容量 0.775，以 7∶1 的比例加入凡士林制成混合物，可降低熔点。

#### （二）治疗作用

**1. 温热作用**

由于石蜡的热容量大，蓄热能多，热传导慢，所以能以较高的温度（55～60 ℃）作用于机体。皮肤表面涂以薄蜡，能迅速冷却凝固成一层薄膜，可阻止能量的传递，因而可在薄膜上面涂敷厚层的高温石蜡，起初有灼热的感觉，但不久即有舒适的温热感。蜡疗后局部皮肤多呈桃红色，这是由于皮肤的毛细血管扩张所致。蜡疗的热作用可达皮下 0.2～1 cm。

蜡疗具有较强而持久的热作用：①能使血管扩张，促进血液循环，使细胞的通透性加强，利于血肿的吸收，加速水肿的消散；②能加强巨噬细胞的吞噬作用，提高新陈代谢，故有消炎作用；③能改善皮肤营养，加速上皮的生长，促进再生过程，有利于创面溃疡愈合；④具有镇痛解痉作用。

**2．软化瘢痕及松解粘连**

由于石蜡含有油质，对皮肤有润泽作用，能使皮肤柔软且富有弹性，加上蜡疗的温热作用，因此对瘢痕组织及肌腱挛缩有软化及松解作用。

**3．机械压迫作用**

石蜡的可塑性和黏滞性使之能与皮肤紧密接触，且在冷却凝固过程中，石蜡的体积会缩小，所以对治疗部位还会产生机械压迫作用，能防止组织内的淋巴液和血液渗出，促进渗出液的吸收，还有助于热向深层组织传递。

## 三、适应证与禁忌证

### （一）适应证

（1）运动神经系统疾病，如软组织扭伤及挫伤、肌肉劳损、肌肉痉挛、肌肉或肌腱挛缩、肌纤维组织炎、风湿性或类风湿性关节炎、骨关节炎、外伤性关节功能障碍等。

（2）烧伤，瘢痕挛缩或粘连。

（3）神经痛及周围性神经麻痹。

（4）冻伤。

（5）各种慢性炎症，如慢性附件炎，经久不愈的创面、溃疡等。

### （二）禁忌证

（1）高热、急性化脓性炎症、恶性肿瘤、结核、有出血倾向、感染性皮肤病、心肾功能衰竭、严重水肿部位、周围循环障碍，及 1 岁以下婴儿禁用。

（2）皮肤感觉障碍、感染及开放性伤口慎用。

## 四、设备与器械

石蜡加热时不宜温度过高，不宜直接加热。如加热超过 100 ℃或直接加热，容易使石蜡氧化变质，影响其可塑性和黏滞性。所以，需采用特殊的加温设备及保温设备，见图 9 - 1、图 9 - 2。

理疗技术

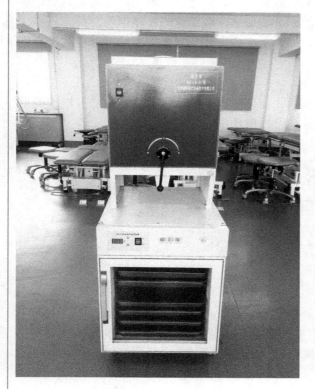

图9-1 加温设备

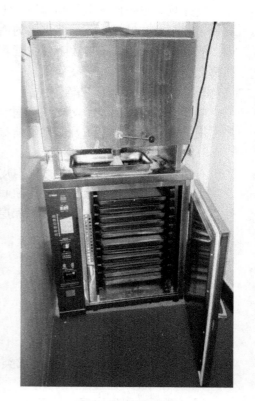

图9-2 保温设备

（一）双重套锅

外层装水，内层装蜡，通过对水的加热，间接达到使石蜡熔化的目的。

（二）密闭加热器

密闭的金属槽内装入石蜡，与槽外一指示管连通，以显示蜡的熔化情况。密闭的底部用电或热蒸汽加热，可采用恒温装置调控温度。一般达60℃左右石蜡即可完全熔化。使用时打开槽下方的出口开关，使液态蜡流入所用容器内。

（三）辅助用品

耐高温塑料布、木盘或搪瓷盘、铝盘、搪瓷桶、搪瓷盆、铝勺、排笔、保温棉垫、0～100℃温度计、刮蜡小铲刀、毛巾等。

## 五、操作方法

治疗前先清洁皮肤，并仔细擦干，多毛处需先剃毛或涂上凡士林。根据病患部位和病情选择适当的治疗方法。

### （一）盘蜡法（蜡饼法）

将熔化的石蜡倒入平浅的容器内，如搪瓷盘，见图9-3，容器深度不小于3 cm，蜡饼厚度为1.5～2 cm，待石蜡表面慢慢冷却凝固后，如有条件放入保温箱，将蜡饼从盘内取出，见图9-4，置于塑料布上，然后敷于治疗部位，外加棉垫或毛毯包裹保温，治疗时间30～60 min，每日或隔日1次，20～25次为1个疗程。蜡饼表面温度为50～55 ℃，内层温度高出4～5 ℃。

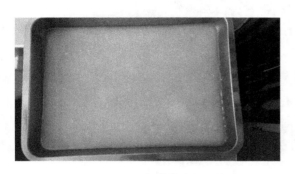

图9-3 搪瓷盘

图9-4 蜡饼

### （二）刷蜡法

适用于一些有角度限制或难以放置于石蜡箱的肢体部位，此时可将石蜡涂刷于这些部位好几层，形成1～2 cm厚的蜡层，再用蜡饼缠绕包起来，以作为保温之用。再次刷蜡时范围不得超过前一次，见图9-5。

### （三）浸蜡法

浸蜡法又称蜡浴疗法，适用于四肢远端。待容器中蜡液温度降至55 ℃左右，将手或足放轻松、张开浸入蜡液，

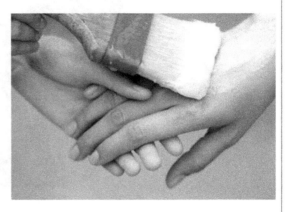

图9-5 刷蜡法

再迅速提起，待石蜡在肢体表面形成固态状蜡膜，再反复浸入十余次，直至蜡套厚度达0.5 cm，将治疗部位放入蜡槽中不再提起，待蜡液冷凝后，取出治疗部位，治疗结束，见图9-6、图9-7。注意治疗部位维持相同姿势避免导致蜡套出现裂缝，并且每次浸蜡高度都应低于前一次浸蜡高度，以防蜡液浸入蜡套，引起灼痛感或烫伤。通常首次浸入时可能有轻微灼痛感，待蜡膜形成后，除温热感外，没有疼痛感。治疗过程需30～60 min。此种治疗方法保温时间较长，但不适用于水肿的患者。

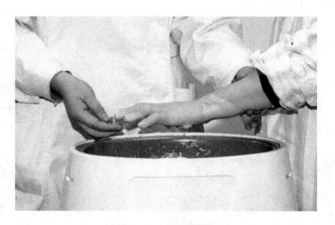

图9-6　手部浸蜡法

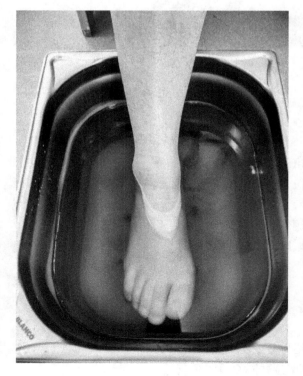

图9-7　足部浸蜡法

## （四）浸蜡加包裹法

按照浸蜡法形成蜡套后，再以绝缘的塑胶袋套着，并以毛巾包裹以保持温度。若肢体有可能因热而产生水肿，则可将肢体举高超过心脏，直到治疗时间结束。

## （五）蜡布法

将浸蜡的纱布垫冷却到皮肤能耐受的温度，放在治疗部位上，再用较小的浸有60～65 ℃高温石蜡的纱布垫放在第一层纱布上，用塑料布覆盖，再用棉被保温，30～60 min后取下。

## （六）蜡袋法

将蜡液装入较厚的塑料袋中，凝固后密封备用。治疗时用热水加热至蜡全部熔化，置于患处，治疗时蜡袋与皮肤之间垫几层毛巾，以防烫伤。随着温度的下降，逐层撤出毛巾。此方法的优点是操作简便，清洁，不浪费石蜡；缺点是蜡袋不能与身体接触，不能利用石蜡的机械作用，且塑料袋如有破损，蜡液外溢，容易发生烫伤，故已很少用。

## （七）蜡绷带法

用经过消毒的石蜡加入适量的维生素或20%～30%的鱼肝油配置成混合物浸透绷带，可用于溃疡、创伤、修复过程缓慢的组织缺损以及保护新生的肉芽组织，促进伤口愈合，并防止瘢痕过度增生。

## （八）滴蜡法

石蜡加热到100 ℃，消毒15 min后冷却至60～65 ℃，滴在已清除脓汁、痂皮或分泌物的创面上，厚1.5～2 cm，创面周围用棉花围好，最后覆盖保温，治疗30～60 min，也可持续2～3 d。

## （九）喷蜡法

消毒石蜡，冷却至70～80 ℃，然后倒入经过消毒的喷管直径为2～3 mm的喷雾器中，将蜡喷在已清除痂皮、脓汁或分泌物的创面上，包括周围2～3 cm的正常皮肤，然后用石蜡纱布或石蜡饼覆盖其上，再依次用塑料布、床单、毛毯等物裹好保温，治疗30～60 min，也可持续2～3 d。为防止石蜡冷却时凝固堵塞喷管，需有持续加热装置。

## 六、注意事项

（1）向患者解释蜡疗过程中可能出现的反应，告知在蜡饼治疗时不能随意挤压蜡饼。

（2）检查患者皮肤是否有感觉障碍，对植皮术后及有感觉障碍者，应适当降低石蜡温度。

（3）治疗前认真测量石蜡的温度。

（4）治疗部位皮肤破损处可垫1～2层消毒纱布，然后进行治疗。

（5）治疗中或治疗后出现不良反应或皮肤过敏者，应停止治疗。

（6）备好的蜡饼可置于保温箱中备用，以免蜡饼变凉变硬。

（7）石蜡反复应用后，其延展性及弹性会降低，一般每月需添加新蜡10%～20%。

（8）蜡疗室地面最好采用水磨石或类似材料，因掉在地上的蜡屑不易清除，水磨石地面可用铁铲或煤油加以清洁，祛除污垢。

（9）石蜡中含有苯并芘等化合物，在加温过程中会释放出有毒气体，经呼吸系统进入人体产生损害。故加温熔蜡时，室内要有通风设备，最好将熔蜡箱放在抽气柜内进行加温，保持空气流速在0.7 m/s以上。加热温度不宜过高，以防蜡的蒸汽大量扩散。

## 七、使用蜡疗的优缺点

### （一）使用蜡疗的优点

（1）石蜡熔点比热低，可以使用比水高的温度避免烫伤。

（2）石蜡热传导系数低，组织加温慢，可防止组织过热。

（3）石蜡中的矿物油可湿润皮肤。

（4）感觉舒适。

（5）对于末梢肢体的治疗非常方便。

（6）可软化皮肤并增加组织的柔软度。

### （二）使用蜡疗的缺点

（1）有异味，蜡液流出易污染衣物。

（2）患者在使用时，无法随时控制温度。

（3）不适用于全身性治疗。

（4）有损耗，需不断补充新蜡。

（5）治疗时，治疗区域的皮肤变化无法随时看见。

## 第三节 湿热敷袋疗法

### 一、定义

利用布袋中的硅胶加热后散发出的热量及水蒸气作用于治疗部位的治疗方法，称为湿热敷袋疗法，又称热袋法。该治疗方法具有较好的保温和深层热疗作用，治疗方法简单易行，广泛应用于临床。

### 二、治疗作用与原理

#### （一）治疗作用

湿热敷袋的治疗作用主要为温热作用，且温热作用较深和持久。
（1）使局部血管扩张，加强血液循环，促进代谢，改善组织营养。
（2）使毛细血管通透性增高，促进渗出液的吸收，消除局部组织水肿。
（3）降低末梢神经的兴奋性，降低肌张力，缓解疼痛。
（4）软化、松解瘢痕组织和挛缩的肌腱。

#### （二）治疗原理

硅胶颗粒含有许多微孔，在水箱中加热时可吸收大量的热及水分，治疗时会缓慢地散热并散发出水蒸气，从而对治疗部位起到湿热敷的作用。
热敷袋将热能传导作用于人体，引起一系列生物学效应。如影响新陈代谢、使血管扩张、使血流加快、减轻疼痛、解除肌痉挛等，并可影响神经传导速度。配合牵拉可增加组织的延展性。

### 三、适应证与禁忌证

#### （一）适应证

慢性炎症、瘢痕、粘连、软组织扭挫伤恢复期、肌肉痉挛、软组织挛缩及神经痛等。

## （二）禁忌证

急性挫伤挫伤 24～48 h 内、治疗部位有感染和开放性伤口、恶性肿瘤、活动性肺结核、周围血循环障碍、皮肤病等，以及身体极度衰弱、有出血倾向等全身性疾病。

## （三）相对禁忌证

有水肿存在，局部皮肤感觉障碍，患者神志不清。

## 四、设备与器械

### （一）恒温箱

恒温箱可放入数个热敷袋，并保持恒温，见图 9-8。

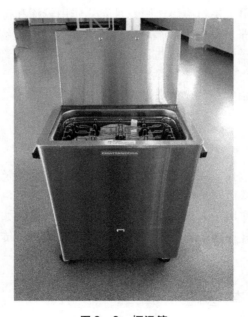

图 9-8 恒温箱

### （二）热敷袋

用亚麻布等材料缝成各种形状的布袋，并纵向缝线将其分隔成若干条块，类似子弹袋样，以适合身体的不同部位。在布袋两角各缝一布条吊环，以备加热时悬挂，见图 9-9。

第九章 传导热疗法

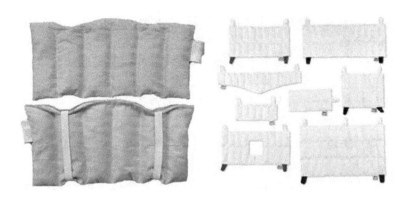

图 9-9 热敷袋

## 五、操作方法

### （一）热敷袋的存放

可将热敷袋存放于温度控制稳定的不锈钢筒内，其温度保持在 70～75 ℃之间。若为第一次使用的新热敷袋，至少须置放于热水箱内 24 h 以上，使其能吸收足够的湿度，达到标准的治疗温度；若非第一次使用的热敷袋，则每一热敷袋在使用前最起码须摆置 20～30 min，以便达到一定的热度。在临床使用上，应知晓何为可用的热敷袋。

### （二）热敷袋的使用

**1. 选择热敷袋**

热敷袋有各种不同形状、大小，其选用依治疗部位的身体轮廓大小而定。临床上最常使用的就是标准型或下背用及颈项用热敷袋。

**2. 包裹热敷袋**

热敷袋自恒温箱拿出来后，须先以毛巾擦拭，然后再用 3～5 层干毛巾包裹，但包裹的层数并不固定，而应以毛巾厚薄而定。这一步骤是为了吸收刚由热水箱拿出的热敷袋所含有的过多的水，以防直接接触患者皮肤而导致烫伤。

**3. 稳定覆盖裸露治疗部位，将外层包有毛巾的热敷袋固定在此处**

使用时注意热敷袋应稳定覆盖所治疗的部位表面，但又不可固定得太紧，以免患者觉得太热时无法及时移开它。

**4. 询问查看患者的情况**

在为患者敷上热敷袋之后，须询问患者的情况，并应在使用 5 min 后，主动查看治疗部位皮肤颜色的变化及询问患者对热的主观感觉。若发现在使用早期即有肤色变化，表示有过热情形产生，须将热敷袋移开，或将包裹热敷袋的毛巾加厚。

理疗技术

**5. 使用时间**

一般使用时间为 20～30 min，使用至患者治疗部位有"凉"的感觉即可结束治疗。

**6. 检视治疗部位**

治疗结束时擦干患者治疗部位皮肤上的水或汗并检视其皮肤状况。

**7. 整理**

将热敷袋重新置入恒温箱内，使用过的毛巾需洗干净烘干。

## 六、注意事项

（1）治疗时局部有舒服的微温感觉。若太热或有不舒服的感觉，患者应立即告诉治疗师；若治疗师无法立即前来处理，应自行移开热敷袋，以保安全。

（2）避免患者将肢体或身体重压在热敷袋上，尤其是在治疗躯干时，因为体重会加速热的传导，或者局部的血管受压使循环变差，散热减少，都会导致皮肤过热的现象。

（3）定期检查热敷袋是否有漏洞，因为当亲水性矽酸盐的热敷袋老旧、破裂，内含的胶状物质就会漏出，此种热敷袋应丢弃；若是内装沙子的热敷袋破裂，可将其缝合，再度使用。

（4）治疗结束后，提醒并帮助患者盖上毛巾或衣服，以免受凉。

## 七、使用热敷袋的优缺点

### （一）使用热敷袋的优点

（1）使用及准备方便。
（2）有各种不同形式及大小的热敷袋供选择。
（3）热敷袋是一种令人觉得舒服的湿热。
（4）价格不贵且易于购得。
（5）家庭使用方便。

### （二）使用热敷袋的缺点

（1）患者在使用时，无法随时控制热敷袋的温度。
（2）不适用于全身性使用。
（3）有些部位难以固定热敷袋。
（4）热持续时间较短，无法持续供热超过 20 min。
（5）为一消耗性物品，用久后，内含物质会漏出。
（6）热敷时，治疗区域的皮肤变化无法随时看见。

第九章 传导热疗法

# 第四节 泥疗法

## 一、定义

泥疗法（mud-therapy）是将各种泥类物质加温后涂敷于患部进行治疗的一种物理治疗方法。

## 二、治疗作用与原理

### （一）治疗作用

泥的治疗作用是温热、机械、化学作用的综合。

**1. 温热作用**

泥疗具有明显的温热作用，由于局部温度增高，毛细血管扩张、充血，因而增强了局部的血液、淋巴循环，提高了新陈代谢，促进了皮肤及组织的营养改善，有利于慢性炎症、瘢痕、浮肿、粘连和血肿等病理性改变的吸收消散。

泥疗对皮肤的刺激作用较强，能使一些表层细胞蛋白分解，并产生类组织胺物质，这种物质被血液及淋巴液带至全身，引起全身反应。对体温、汗腺分泌、脉搏、呼吸及血压的变化都有一定的影响。

湿热对末梢神经有降低兴奋性的作用，同时可使肌肉张力减低，因而有镇痛和解痉的作用。

**2. 机械作用**

泥由许多微细颗粒组成，在热作用下粒子有一定的运动，对皮肤起到摩擦作用，对组织产生压迫作用，可促使血液、淋巴回流。

**3. 化学作用**

泥中含有多种物质，如气体（二氧化碳）及挥发性物质（硫化氢、氨等）能被正常皮肤吸收，可刺激呼吸循环系统，使呼吸加快、加深，循环改善。泥中含有的矿物质，如钙、镁、钠等可附着于体表影响散热，并能调节植物神经系统功能，磷酸可促进组织对水分的吸收。单宁酸和铁、铅等金属化合物则有收敛作用。某些有机酸，如盐酸、醋酸、硫的化合物等，可成为皮肤的强烈化学刺激剂。食盐可促进腺体分泌，并能刺激皮肤持久充血。抗菌物质有抗菌的功能。某些放射性物质（镭、铀、钍）有辐射α、β放射线及衰变产物的作用，此类物质可被皮肤的类脂体吸收，增强细胞活力，促进新陈代谢，并具有镇痛、镇静、消炎及提高造血机能的作用。

由于泥疗具有较强的热作用和复杂的化学刺激作用，因而易于引起全身反应，如血沉增快、体温升高、病灶疼痛加剧以及极度疲倦等，应特别注意。

### （二）治疗原理

自然界的泥由于多年沉积，经历了复杂的理化作用，形成了不同的种类。

泥的主要组成为矿物质、有机物质、泥溶液、泥生物，以及一些放射性物质和生物活性物质。根据其形成和组成的不同，治疗用泥大致分为淤泥、腐殖泥、泥煤、黏土、火山熔岩。

泥的热容量大，保温持久，可塑性佳。由于泥由许多微颗粒组成，在热的作用下同皮肤接触时，通过接触和摩擦产生的机械作用与蜡疗有所不同。泥中含有多种盐类、有机物、微量元素和微生物等，可刺激皮肤而产生化学作用。

## 三、适应证与禁忌证

### （一）适应证

骨骼、肌肉运动系统和周围神经的亚急性、慢性炎症，周围神经损伤后遗症，各种陈旧性扭挫伤，关节炎，腹腔内粘连以及肌肉痉挛等。

### （二）禁忌证

急性化脓性疾病，高热，代偿机能失调的心、肾疾患，结核，恶性肿瘤，糖尿病，严重的动脉硬化，出血倾向，甲状腺功能亢进，等等。

## 四、设备与器械

### （一）储存设备

一般泥应放于泥库中，泥库分两个，分别存放未用过和使用过的泥。如为海泥，在使用过的泥库中加适量氯化钠或少量的镁离子、钙离子，3个月后可复原，并可再次使用。

### （二）加温设备

泥的加温方法分为自然和人工两种，前者利用日光，后者采用蒸汽、水浴或电热等方法。人工加温采用间接加热法，先在木箱的底层铺上一层木栅，再装满水，将盛有泥的容器放入木箱，通过热气管使水加热，在加热的过程中要随时搅拌，使水温保持在60°左右，一般需蒸 3～4 h。

## 五、操作方法

### （一）全身泥疗

用热盐水或矿泉水将治疗泥稀释，温度调至 37~43 ℃，患者浸入或埋入泥中，将前胸部及头部暴露，必要时可在头部放置冰袋。治疗结束后，用 35~37 ℃ 的温水冲洗，卧床休息 30 min。每次治疗时间 15~20 min，每日或隔日 1 次，10~15 次为 1 个疗程。

### （二）局部泥疗

**1. 局部泥敷**

取出已加温的治疗泥（38~45 ℃）进行搅拌，除去杂质。将泥在橡皮布上铺成泥饼，厚 3~6 cm，大小根据治疗部位而定。先在治疗部位涂一层薄泥，然后放泥饼，见图 9-10。依次用被单和毛毯包裹，治疗后用温水淋浴冲洗。每次治疗时间 30~45 min，每日或隔日 1 次，10~15 次为 1 个疗程。

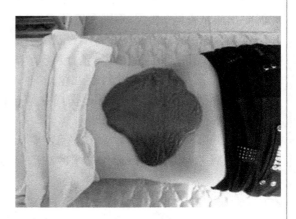

图 9-10　局部泥疗法

**2. 局部泥浴**

局部泥浴适用于手、足部位，将泥调稀、加温，将手或足放入容器内进行治疗。

**3. 间接泥疗**

将泥置于神经反射区或患肢相应部位，通过反射作用达到治疗的目的。

### （三）阴道泥疗

须用金属细筛将治疗泥的杂质除去，取 20~100 g 泥，加热消毒冷却至 46~50 ℃，用纱布做成栓塞状，借助阴道镜送入阴道。治疗后用温水冲洗阴道。每次治疗时间 30~45 min，每日或隔日 1 次，10~15 次为 1 个疗程。

### （四）直肠泥疗

治疗前患者排便或洗肠，在治疗床上成肘膝位。治疗泥的温度为 40~48 ℃，用特制的注入器将治疗泥缓慢注入直肠内，患者转为俯卧位，10~20 min 后再转为左侧位或仰卧位。治疗结束将泥排出，休息 30 min。治疗时间 30 min~2 h，隔日 1 次，10 次为 1 个疗程。

### （五）电泥疗法

在泥疗的同时配合应用某些电疗，可加强泥疗的化学和温热作用。如直流电泥疗、中波透热泥疗法、短波透热泥疗法等。

## 六、注意事项

（1）治疗泥使用前，须进行泥的鉴定和选择，去除泥中与治疗无关的杂质。测量泥温时，应从不同方位、不同深度测量，以保证泥温的准确均匀。

（2）治疗时要严格掌握泥疗的温度、时间。特别对心血管疾病、高血压、老年及体弱的患者，治疗时要密切观察治疗反应，如出现大量出汗、头晕、心率超过120次/min及心悸等不适，应停止治疗对症处理。

（3）局部有开放性伤口时，伤口处应包以塑料布，然后再敷泥。阴道泥疗时，要注意月经期及月经前后两天禁用。

（4）局部有水肿倾向时，治疗温度要低。

（5）嘱患者治疗后不要用热水冲洗治疗局部，避免疲劳。

# 第五节　其他常用传导热疗法

## 一、坎离砂疗法

将醋酸和氧化铁作用生成醋酸铁时发生化学反应放出的热能作用于人体，以治疗疾病的方法，称为坎离砂疗法。

### （一）坎离砂的理化特性

取750 g坎离砂和40 mL的2%冰醋酸调拌后装入袋中，10 min后其温度可达50 ℃，35 min时可达到94 ℃，90 min时，能维持在70 ℃。坎离砂的温度随作用次数增加而逐渐降低，使用10～15次后，最高温度为72～83 ℃，温度的高低与醋酸浓度有关。

该治疗方法的特点是在使用中温度逐渐升高，达到高点后又缓慢下降，温热作用的时间可维持在1～2 h以上。

### （二）生理学作用

坎离砂疗法的生理学作用主要是温热作用及药物作用。局部治疗时，皮肤温度可升高 2～7.5 ℃，出现毛细血管扩张，汗腺分泌增多，从而促进局部血液循环，加强新陈代谢，改善组织营养，降低末梢神经的兴奋性，起到消炎和镇痛的作用。

### （三）适应证和禁忌证

**1．适应证**
适应证为四肢关节的慢性炎症、疼痛、扭伤、软组织炎症、神经炎及神经痛等。

**2．禁忌证**
禁忌证为严重心脏病、皮肤感觉障碍、活动性结核、恶性肿瘤。孕妇腰腹部禁用。

### （四）坎离砂的成分和制作方法

**1．成分**
净铁末 50 kg，食用醋或 2%～3% 冰醋 3 kg，防风 240 g，当归 180 g，川芎 240 g，透骨草 240 g，清水 3 kg。

**2．制作方法**
先将中药捣碎，加入醋和清水煮沸 30 min，过滤，然后倒入煅烧 1～2 h 的净铁末均匀搅拌，待冷却干燥后备用。亦可不用中药，仅以铁末锻红后加入水和醋的等量混合液搅拌。

### （五）操作方法

（1）坎离砂制备：先将坎离砂每 750 g 加醋 40 mL 的比例倒入容器中，全部湿润后拌匀。根据治疗部位的大小装入布袋中，外层用浴巾或毛毯包好。

（2）患者暴露治疗部位先放 1～2 层纱布垫，然后将温度已升至 45～55 ℃ 的装有坎离砂的布袋放上，再包以棉垫加以保温。

（3）治疗温度 45～52 ℃，治疗时间 30～40 min，每日 1 次，15 次 1 个疗程。

### （六）注意事项

（1）治疗前应询问患者皮肤感觉是否正常，有无破损；治疗中密切观察患者情况，防止烫伤。

（2）治疗时，布袋中的坎离砂的温度可逐渐上升，须经常测量治疗局部的温度，如超过治疗温度可增加纱布垫的厚度，以防烫伤。纱布垫应加在第一层布垫与坎离砂之间，不能放在皮肤表面，否则因会降低局部温度而影响疗效。

（3）如果坎离砂的最高温度不能达到 70 ℃，则不能继续应用。一般重复使用 10～15 次后，随着使用次数的增加，发热的潜伏期时间随之延长。

（4）治疗时患者和工作人员应戴口罩，以免金属灰尘吸入。

理疗技术

## 二、蒸汽熏蒸疗法

蒸汽熏蒸疗法是利用蒸汽作用于身体来防治疾病和促进康复的一种治疗方法。常用的方法主要有局部熏蒸疗法和全身蒸汽浴疗法。

### （一）治疗作用

**1. 热作用**

热作用使局部毛细血管扩张、血液循环加速、细胞的通透性加强，从而有利于血肿的吸收和水肿的消散。热作用还可促进新陈代谢，加强巨噬细胞的吞噬能力，因此具有消炎作用。

**2. 气流颗粒运动作用**

气流中微小的固体颗粒对患处能起到按摩、刺激、摩擦等机械治疗作用，可软化、松解瘢痕组织和挛缩肌腱，可降低末梢神经的兴奋性，减低肌张力，具有解痉、镇痛作用。

**3. 药物作用**

可根据病情选择不同的药物配方进行治疗，以达到消炎、消肿、镇痛等作用。

### （二）适应证和禁忌证

**1. 适应证**

适应证为关节炎、关节僵硬、全身关节酸痛、腰腿痛、骨质增生、扭挫伤、瘢痕挛缩、肌肉痉挛、骨外科手术后康复等。

**2. 禁忌证**

禁忌证为严重心血管疾病、皮肤感觉障碍、急性炎症、化脓性炎症、恶性肿瘤、高热、活动性肺结核，孕妇、年老体弱者禁用。

### （三）操作方法

**1. 局部熏蒸疗法**

利用蒸汽或药物蒸汽做局部熏蒸，以治疗局部病变。药物蒸汽兼有热和药物两种作用，药物通过温热作用渗入局部，有利于机体吸收，优于单纯的蒸汽热疗法。

（1）蒸熏法：将配好的药物放入熏蒸仪的药槽中，加水煮沸 30 min 后，将需治疗部位直接在蒸汽上熏。腰腿痛或肢体活动不便的患者可采取卧位治疗，每次治疗时间为 20～40 min，每日 1 次。急性炎症及扭挫伤等患者治疗 3～7 次为 1 个疗程。慢性炎症、腰腿痛等患者治疗 15～20 次为 1 个疗程。

（2）喷熏法：先将药物煎好取滤液，放在蒸汽发生器内，再加热蒸汽发生器，将喷出的药物直接对准患部体表喷熏 20 min，治疗疗程同蒸熏法。

**2. 全身蒸汽浴疗法**

蒸疗室包括全身熏蒸仪、洗浴室、休息室。操作方法是将配好的药物放入熏蒸仪的药槽中，加水煮沸 30 min 后，嘱患者仅着内衣躺入熏蒸仪内，头部需暴露。蒸汽温度在 40 ℃左右，一般每次治疗 20～40 min，治疗后立即进入洗浴室，用温水淋浴后，进入休息室休息 10～20 min。每日或隔日 1 次，10～15 次为第 1 个疗程，休息 2 周后可进行第 2 个疗程。

（四）注意事项

（1）治疗前仔细阅读熏蒸仪使用说明书，严格按其要求进行操作，调整蒸汽的温度以适宜为度，以免过热引起烫伤。严格掌握蒸疗治疗适应证，治疗室应备有急救药品，以防出现休克、虚脱等意外。

（2）治疗中应随时观察询问患者反应，如有不适，应立即停止蒸疗，给予静卧等对症处理。

（3）治疗后洗浴室和休息室温度必须适宜，治疗后应注意保暖，以防感冒。

（4）急性扭伤 24 h 内不宜进行该治疗。

## 三、湿热布法

该疗法可以作为家庭及基层诊所等医疗单位常用的温热疗法之一。其方法是用毛巾等吸水性较强的织物在热水中浸透后挤去多余水分，直接敷于患部。为保持热敷温度，每 3～5 min 可更换一次敷布，也可在敷布上加热水袋。治疗时间每次 20～30 min，可 1 天进行数次。

## 四、化学热袋疗法

化学热袋疗法是利用醋酸钠等化学物质在冷却结晶过程中释放出的热量作用于机体，以达到治疗目的的方法。将醋酸钠、甘油、硫酸钠结晶、无水硫酸钠按 90.5∶3∶2∶4.5 的比例混合装入不透水的胶袋中密封，放入沸水中加热 10～15 min，待结晶熔化后取出使用。醋酸钠结晶过程的速度恒定，能缓慢而均衡地放出热量。开始 30 min 内，温度可达 60 ℃左右，以后逐渐下降到 50～55 ℃，并可保持 5～6 h。此热袋可重复使用。

## 五、热水袋法

将 60～70 ℃的热水灌入热水袋中，排出空气，拧紧盖子。擦干热水袋外的水，装入布套，放在治疗部位，盖棉被保暖。如没有热水袋，可用能拧紧不漏水的瓷瓶或玻璃瓶代替。

理疗技术

## 六、炒盐疗法

将食盐 500～1000 g 倒入铁锅中，用小火慢慢加热，同时不断搅拌，使之受热均匀。待温度达到 55～60 ℃时停止加热，装入布袋中，扎紧袋口，置于患处，如过热可垫毛巾。每次治疗 20～30 min。炒盐时应注意防止爆裂的盐粒崩入眼内或皮肤上引起烫伤。盐不要炒得过热，以免烧坏布袋。装盐的布袋需双线缝制并仔细扎紧袋口，以免盐粒漏出烫伤皮肤。

（赵江莉　李　奎）

# 第十章　冷疗法与冷冻疗法

## 第一节　冷　疗　法

### 一、概述

#### （一）定义

冷疗法（cold therapy）是应用比人体温度低的物理因子（冷水、冰等）刺激皮肤或黏膜以治疗疾病的一种物理治疗方法。

#### （二）物理特性

冷疗法的温度通常在 0 ℃以上、低于体温，通过寒冷刺激引起机体发生一系列功能改变，通常能达到皮下 5 cm。一般而言，在体表使用冷疗时，除了身体温度开始降低外，还会逐渐造成局部小动脉收缩、基础代谢率降低、血液循环减慢和血管通透性降低，从而达到止血、止痛、消炎和退热的治疗作用。冷疗可分为局部冷疗和全身冷疗。局部冷疗法的一般简便的方法是用冷水或井水（12～14 ℃）洗涤、洗澡、冲洗、淋浴、浸泡、敷贴、灌注等。用冰作用强，可用冰块轻触按摩；也可用冰冻毛巾（盐水湿透后放冰箱冷冻的毛巾）或带碎冰的毛巾（毛巾放入少水多冰的冰糊中然后取出）包裹、包扎或压迫，或用装入碎冰的冰袋敷贴，也可将肢体浸入冰水中（冰和水以 1：3 混合）浸泡，或将冰水在导管内循环以作用于体外或进行腔内循环冷却等。此外，还可用冷的泥类包裹、冷空气吹风等。全身冷疗一般指温水擦浴及酒精擦浴等全身降温方法。本章着重介绍局部冷疗法。

冷疗的主要材料是水和冰，水在一个大气压时（$10^5$ Pa），温度 0 ℃以下为固体（固态水），0 ℃为水的冰点，0～100 ℃时为液态，固态的水称为冰。水的热容量大，导热能力也很强，能与身体各部位密切接触，是传递冷热刺激极佳的一种介质，冰的熔化热为 $3.35 \times 10^5$ J/kg。因此，用冷水、冰或冰水混合物作用于局部能使局部组织温度下降、血管收缩、耗氧量减少，从而起到止血、镇痛、消炎等治疗作用。

## 二、治疗作用与原理

### (一) 生物作用

不同治疗时间及治疗方法的冷疗，对机体产生的生物作用不同。其生物作用主要分为瞬间的冷作用与持续的冷作用。在瞬间的寒冷刺激下，组织的兴奋性增高；在持续、长时间的低温作用下，组织的兴奋性降低。

### (二) 生理作用

冷刺激可使组织温度下降，如将冰袋放在人体腓肠肌部位，可使局部皮肤温度降低 22 ℃，皮下组织温度降低 13 ℃，肌肉温度降低 10 ℃ 左右，腹部冰敷 30 min 可使腹膜间区温度下降 4～8 ℃。

**1. 对代谢的影响**

局部冷疗可使组织细胞代谢降低，耗氧量显著减少，代谢产物的蓄积减少。

**2. 对胃肠道的影响**

腹部冰敷 30 min 可使大部分胃肠道反射活动增强，这种反应在冷敷后 4～18 min 开始，同时有促进胃肠液分泌的作用，但饮用冷水可使胃血流量下降，胃液以及总酸度和游离酸的分泌减少，胃的排空功能减弱，主要是冷直接刺激消化道的结果。

**3. 对血液循环的影响**

冷刺激具有强烈的使血管收缩的作用，可使周围血管收缩，可明显地减少外周血流量，如前臂在 17 ℃ 冷水中浸泡半小时，可使血流速度由 2.6 mL/s 降低至 0.7 mL/s。冷刺激可改变血管的通透性，有助于减少水肿，防止渗出。但当皮肤冷却到 8～15 ℃ 时，血管的舒缩力会消失，小静脉和毛细血管扩长，导致血流瘀滞，皮肤发绀变冷。有人用冰袋作用于下肢静脉曲张患者的膝关节部位，观察到短时间的寒冷刺激可以改善静脉回流，但冷作用时间过长却可导致静脉血流瘀滞。寒冷刺激引起的血管反应和代谢抑制，对急性创伤性或炎症性水肿及血肿消退有良好作用。

**4. 对肌肉的影响**

可降低肌肉的兴奋性和肌张力，故可缓解肌痉挛。这与几秒至几分钟的冷疗可促进骨骼肌收缩有关，这是冷疗刺激Ⅳ类感觉神经末梢、增加肌梭兴奋性的结果，其作用与冷疗时间的长短有关。

**5. 对神经系统的影响**

局部冷疗可使周围神经传导速度变慢，对运动神经及感觉神经皆有阻滞作用，动物实验证明冷可使轴突反射减弱，当温度降至 6 ℃ 时，运动神经受到抑制；当温度降至 1 ℃ 时，感觉神经受到抑制。冷疗可影响神经的兴奋性，瞬时的寒冷刺激可使自主神经兴奋性增高，缓慢降温可使其兴奋性下降，瞬间的冷刺激对神经有兴奋作用，例如用冷水喷射头部，可帮助昏迷患者苏醒，冷水淋浴可起到锻炼身体的作用。

#### 6. 对皮肤的影响

皮肤的冷觉感受器比热觉感受器数目多，因而对冷刺激敏感，冷刺激通过反射机制可引起局部和全身的反应。冷冻作用于皮肤时，可有刺激感，可造成皮肤血管收缩和触觉的敏感性降低，当温度降到 0 ℃以下时，局部可形成白色坚硬的冰晶，继续加深冷冻时，皮肤可呈现隆起，冷冻停止后皮肤可逐渐复温，先是周边出现潮红，然后中心也变红，并出现水肿，严重的可以出现水疱和血疱。

#### 7. 抗感染作用

冷对炎症的治疗及对炎症过度有良好影响。但冷的效应必须仅仅用于炎症的最初急性阶段，用于亚急性炎症可能出现损害。

#### 8. 远隔作用

冷可引起热调节的改变和全身反应，如体温调节对抗反应、交感反应、冷加压反应（高压升高）及抗体的适应。此外，冷作用于相应节段区的皮肤可通过节段反射引起相应某个内脏的反应，如腹部冷敷可反射性地增强胃肠道功能，促进胃酸分泌增加，而对消化道的直接冰冻刺激，则效果恰好相反。

### （三）治疗作用

#### 1. 减轻局部充血和出血

因为冷刺激可使血管收缩、血流减慢、血液黏稠度增加、血小板聚集，所以常用于鼻出血、扁桃体摘除术后和局部软组织损伤的早期。

#### 2. 减轻疼痛与消除肿胀

冷刺激可使局部血管收缩，减慢神经冲动的传导，减少神经终板兴奋，提高疼痛阈值，降低神经末梢的敏感性而减低疼痛。常用于炎症的早期。

#### 3. 控制炎症扩散

因为冷刺激可以使血管收缩，减慢局部血流，降低细胞的活力和代谢，同时降低细菌的活力，所以常用于炎症的早期。

#### 4. 降低体温

当冷直接与皮肤接触时，通过物理作用，可将体内的热传导散发于体外，从而降低体温，因而常用于高热和中暑的患者。此外，对于脑外伤、脑缺氧的患者，可利用局部或全身降温，减少脑细胞需氧量，有利于脑细胞的康复。例如，治疗脑中风理想的目标是在发病 3～4 h 内开始治疗，把体温从 37.5 ℃降低约 5 ℃，并把这一体温保持 24～36 h，以减慢或停止机体所受的损害。

#### 5. 减少继发性损伤

继发性损伤是指原发性损伤后组织由于缺血、缺氧、自由基大量增多而引发的损伤，冷因子作用于躯体可使各种组织的温度下降，降低化学反应速度，降低细胞代谢，降低细胞对氧的需求，减少自由基的产生，因此，在相对缺氧的环境下冷疗可以减少组织细胞的继发性损伤或坏死。

## 三、适应证与禁忌证

### （一）适应证

（1）在创伤外科中的应用。擦伤、挫伤、扭伤、骨折、关节脱位、肌腱断裂的急性期，局部会出现水肿、出血、疼痛及功能受限，一般要持续 34～48 h，在这期间进行治疗，可使上述反应减轻到最低程度。

（2）疼痛和痉挛性疾病，如偏头痛、落枕、急性腰痛、肩痛、颈椎病、痛经、残肢端疼痛、瘢痕痛及肌肉痉挛等。

（3）内脏出血，如肺出血、食管出血、胃十二指肠出血等，脑卒中急性期冷敷头部可减轻脑损伤。

（4）在偏瘫患者中的应用。偏瘫时，偏瘫侧上下肢浅层屈肌，如肱二头肌等有强直时，可用冷疗法暂时消除强直，并于此间进行运动。在假性延髓性麻痹时，可用冰块刺激口周围、舌两侧及软腭等处，然后让患者做发音练习，也可改用舌齿音和软腭部的音素，改善患者的发音能力。

（5）烧伤的急救治疗，尤适用于四肢部位烧伤。

（6）早期蛇咬伤的辅助治疗。

（7）其他，如高热、中暑的物理降温，扁桃体术后喉部出血水肿，类风湿关节炎，对由冷引起的支气管哮喘、寒冷性荨麻疹等行脱敏治疗。

### （二）禁忌证

（1）血栓闭塞性脉管炎、雷诺病、严重高血压，心、肺、肾功能不全，动脉硬化。

（2）冷变态反应者，对冷过度敏感者，阵发性冷性血红蛋白尿患者。

（3）大片组织受损、局部血液循环不良，或感染性休克、微循环明显障碍、皮肤颜色青紫时不宜用冷敷，以防微循环障碍加重而加速组织坏死。

（4）慢性炎症或深部有化脓病灶时，不宜用冷敷，以防局部血流量减少，营养不良，妨碍炎症吸收。

（5）皮肤感觉障碍，水肿部位，言语、认知功能障碍者慎用。

（6）下列部位忌用冷疗：

1）枕后、耳廓、阴囊处忌用，由于这些部位皮肤薄，血液循环量少，易引起冻伤。

2）心前区忌用，以防出现反射性心率减慢，心房、心室纤颤及房室传导阻滞。

3）腹部慎用，以防出现腹泻。

4）足心忌用，以防反射性末梢血管收缩，影响散热或引起一过性冠状动脉收缩。

## 四、设备与用具

进行冷疗法所需要的设备较简单,如常用的脸盆、毛巾、水袋、冰水、冰块、冰敷袋等,以及进行冷疗法所需要的冷疗仪器和冷疗制剂,见图10-1。

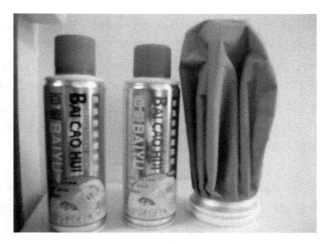

图10-1 常用冰袋及喷剂

## 五、操作方法与步骤

### (一)冷敷法

**1. 冰袋**

将冰块灌入冰袋内至1/2或1/3满,排出袋内空气,封好袋口,敷于患部。治疗时间根据病情而定,一般为同一部位15～20 min,若需较长时间或较深部位冷疗,可替换应用冰袋,最长以在同一部位不超过24 h为宜。随时查看冰袋有无漏水及被敷部位皮肤情况,若出现局部皮肤苍白、青紫或有麻木感时,应立即停止使用,防止冻伤。治疗结束,移去冰袋,擦干皮肤,检查皮肤和进行相应的治疗后评定。

**2. 化学冰袋**

采用高分子材料研制而成,内为二氧化硅凝胶水合物或聚乙烯醇,可保存在冰箱或冰柜中。其特点是柔韧、不渗水、可保持低温较长时间,但不会像冰一样使皮肤产生较低温度,一般不出现感觉缺失现象。特别适用于不需要过强、过长时间的冷疗。如化学冰袋太凉,可加绒布套包裹。治疗时间可根据病情需要选定。控制水肿、疼痛或出血治疗时间为10～20 min;烧伤等急救状态,可维持应用数小时。较长时间治疗者,可采用更换冷袋的方法进行,以保持冷袋和患者之间的温差相对稳定。

### 3. 冷湿敷法

将毛巾或敷垫放入混有冰块的冷水中完全浸透，然后拧去多余水分，再将毛巾或敷垫敷于患处，每2～3 min更换一次毛巾或敷垫，交替运用冷却的毛巾治疗，约10 min或直至皮肤感觉缺失，全部治疗时间为20～30 min。此方法适用于大面积受累的痉挛或疼痛性肌肉痉挛。

### 4. 冰贴法

冰贴法又分为间接冰贴、直接冰贴、冰块按摩3种方法：①间接冰贴法是将冰块隔着衬垫（如毛巾）放在治疗部位，可避免冰冻的骤然刺激，使皮温缓慢下降，治疗时间一般为20～30 min；②直接冰贴法是将冰块直接放在治疗部位，这种治疗方法刺激强烈，因此每次治疗的时间短，一般为5～10 min；③冰块按摩法是用冰块在治疗部位来回摩擦移动，治疗时间可比直接冰贴法稍长，一般为5～15 min。进行以上治疗时要注意观察患者皮肤，以不引起皮肤发生凝冻为宜。此法适用于小范围的疼痛性肌肉痉挛或急性损伤，用于减轻疼痛、水肿或出血。

### 5. 循环冷敷法

循环冷敷法是用循环冷却装置进行治疗，可分为体外法和体腔法两种：①体外法是用金属或塑料小管制成盘状或鼓状置于体表，冷水或冷却剂在管内循环而达到制冷效果的方法；②体腔法是用大小合适的管子连接一球囊，置于体腔内，再从管子中通予冷水而达到冷却治疗的目的，如胃肠道的局部冷疗。

## （二）浸泡法

### 1. 局部冷水浴

将所需治疗的病变部位直接浸泡于冰水（0～5 ℃）中，刚开始治疗时患者可以有痛感，首次浸入时间为2～3 s，后将患者肢体从水中取出擦干，进行主动或被动活动，等体温恢复后再浸入冰水中，浸入时间逐渐增加至20～30 s，反复进行，总的治疗时间一般为4～5 min。局部冷水浴能减轻疼痛，缓解痉挛，恢复肢体的运动能力，主要适用于指、手、肘、足等关节病变和偏瘫患者上下肢肌痉挛等的治疗；治疗蛇咬伤、虫咬伤时，治疗时间需延长至12～36 h，治疗烧伤需1～5 h。

### 2. 全身冷水浴

患者在冷水中短暂浸泡，水的温度根据病情而定，见表10-1，浸泡时间以患者出现冷反应（如寒战等）为准。注意浸泡时间要逐渐增加，首次一般浸泡1 min左右，以后逐渐增加（3～10 min）。全身冷水浴主要适用于全身性肌痉挛的患者，浴后可以缓解痉挛，有利于进行主动运动和被动活动；还可用于无力性便秘、肥胖症或用于强壮疗法。

表10-1 常用冷水浴温度范围

| 温度感觉分类 | 温度范围（℃） |
| --- | --- |
| 凉 | 19.0～27.0 |
| 冷 | 13.0～19.0 |
| 寒冷 | 0.0～13.0 |

#### 3．喷射法

喷射法是利用喷射装置将冷冻剂或冷空气（温度 −15 ℃以下）直接喷射于病变部位，通过挥发产生显著的冷却作用，使局部组织温度降低的一种治疗方法，常用于四肢关节、烧伤创面等表面凹凸不平和范围较大的病变部位。喷射时间因病情不同而异，短的可以治疗 20～30 s，长的可以持续治疗 15 min；但较常用的是间隔喷射法，如使用氯乙烷喷射治疗，间距 20～30 cm，每次喷射 3～5 s，间隔 30 s～1 min，一般一次治疗反复喷射 3～10 次，在治疗时要注意皮肤反应，以不引起皮肤凝冻为宜。

#### 4．灌注法和饮服法

灌注法是用冷水灌入体腔内，如冰水灌肠、冰水冲洗阴道，饮服法是饮用冰水。

### （三）影响冷疗的因素

#### 1．用冷方法和部位

冷疗的部位和方法不同，达到的效果也不同。如临床上为高热患者降温时，常选用在较大动脉处（腹股沟、腋下等处）用冷或选用全身冷疗法，如酒精擦浴、温水擦浴；若局部出血或有炎症者，为减轻局部充血和出血或抑制炎症和化脓，可选用局部用冷。

#### 2．用冷时间

冷疗的时间，应根据应用目的、机体状态和局部组织情况而定，一般冷疗的时间为 10～30 min，时间过长或反复用冷，可导致不良反应，如寒战、面色苍白、冻疮，甚至影响呼吸或脉搏。

#### 3．用冷面积

冷疗面积的大小与用冷效果相关，如全身用冷，冷疗面积大，反应较强；反之，则反应较弱。

#### 4．个体差异

由于患者的年龄、疾病和机体状况等各有不同，因此对冷疗的耐受性也各不相同。如高热患者可用冷疗降温，而麻疹高热患者则不可用冷疗降温。对于老幼患者，冷疗时应慎重；对末梢循环不良者应禁忌冷疗。

#### 5．环境温度

环境温度直接影响着冷疗的效果。如在寒冷干燥的环境中用冷，效果将会加强。

## 六、注意事项

（1）在治疗前需对患者做必要的解释，说明治疗的正常感觉和可能出现的不良反应。

（2）在采用冷治疗时，应防止过冷引起冻伤。

（3）在进行治疗时，尤其是冬季，要注意非治疗部位的保暖，防止患者受凉感冒。

（4）喷射法禁用于头面部，以免造成眼、鼻、呼吸道的损伤。

（5）皮肤冷治疗后出现痒、痛、红、肿者，应停止治疗，局部可用温热疗法如红外线等进行处理。

（6）冷过敏反应及其处理。一般全身反应少见，个别患者如出现震颤、头晕、恶心、面色苍白、出汗等现象，多因过度紧张所致，经平卧休息或身体其他部位施以温热治疗可很快恢复。冷治疗达一定深度时，有时会引起局部疼痛，一般不需特别处理；但是对反应强烈，甚至由于疼痛而致休克的患者，需立即停止冷疗，予以卧床休息及全身复温处理即可恢复，冷冻过度或时间过久，局部常可出现水肿及渗出，严重时有大疱、血疱。轻度者只需预防感染，保持创面清洁；严重者，应严格无菌穿刺抽液，涂1%～2%的甲紫液进行无菌换药可愈。治疗血管瘤时，应防止出血，见图10-2、图10-3。

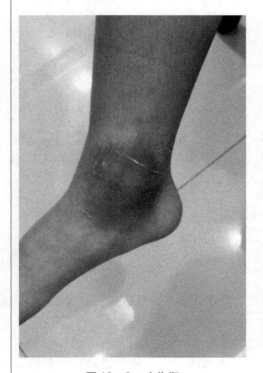

图10-2　冻伤期

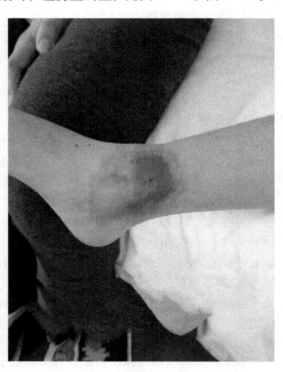

图10-3　冻伤愈合期

# 第二节　冷冻疗法

## 一、概述

### （一）定义

冷冻疗法（cryotherapy）是应用制冷物质和冷冻器械产生的0℃以下低温治疗疾病的一种方法。

# 第十章 冷疗法与冷冻疗法

冷冻疗法是在冷疗的基础上发展起来的。20世纪初,国外就有用液态空气治疗血管瘤、淋巴瘤的报道,并逐渐发展出利用二氧化碳(干冰)、液氮冷冻器、冷刀治疗膀胱肿瘤、丘脑肿瘤等疾病。在我国,冷冻治疗起步较晚,但发展迅速,外科、眼科、妇科、皮肤科、耳鼻喉科都开展了冷冻治疗,尤其在冷冻治疗颅脑肿瘤、肺癌、肝癌等方面取得了较好的效果。

## (二)物理特性

冷冻疗法是使人体局部组织迅速降温冷冻以治疗疾病的方法。正常的细胞,可由于极度冷冻而产生不可逆的损害、破坏。一般组织处于-20 ℃以下超过1 min即可导致坏死。当处于-40 ℃以下时,细胞内外形成冰晶,可造成细胞脱水、皱缩,直到细胞破坏死亡。去除制冷源后,即逐渐出现水肿、坏死、脱落,最终形成瘢痕。临床主要用以治疗体表的良性或恶性肿物,如疣、黑痣、小血管瘤、息肉等,常用的制冷剂有液氮、氯乙烷、干冰,也可用半导体制冷。

## (三)制冷机制

### 1. 相变制冷法

相变制冷法是利用低温物质或冷冻剂物理状态(固态、液态、气态)的变化过程所发生的吸热,如溶解热、升华热、汽化热,使周围介质冷却而制冷。

(1)利用溶解过程制冷:冰及冰的混合物(冰盐合剂,3份冰加1份食盐)可产生-20 ℃的低温,2份冰和1份浓硝酸(需事先放在冰箱中冷却)可产生-56 ℃的低温。用时必须将冰和盐捣碎,并充分混合,才能达到前述温度。目前冰盐冷剂在医疗上已很少采用。

(2)利用升华过程制冷:如二氧化碳(干冰)的汽化,可产生-78.9 ℃的低温,由于二氧化碳导热力差,因此应将它混在一种适当的液体(如丙酮、酒精、三氯乙烯等)中使用。

(3)利用蒸发过程制冷:如氯乙烷喷洒制冷。常用的还有液氮、二氧化碳等。

### 2. 节流膨胀制冷法

该法是按焦耳-汤姆逊效应使高压气体或液体通过阀门或小孔而绝热膨胀产生低温的方法。在室温下节流膨胀制冷效果决定于所用气体是否高于转化温度。高于室温的二氧化碳、氮等经节流膨胀时产生冷却效应;低于室温的氢、氦等经阀门膨胀时,气体温度反而升高。

### 3. 温差电制冷法

温差电制冷即利用直流电通过两种不同的导体或半导体交换处产生低温,这是利用帕尔贴效应产生低温的冷制方法。用几级串联法可获得更好的制冷效应?有人用三级温差电制冷,可获得-123 ℃的低温。

理疗技术

## 二、治疗作用与原理

### （一）生化作用

在深低温作用下，生物细胞可发生一系列的生物化学变化和病理生理改变。
(1) 细胞内外冰晶形成，使细胞发生机械性损伤。
(2) 当细胞外冰晶形成时，可造成细胞脱水、缓冲盐类结晶、电解质浓缩、酸碱度改变而产生毒性作用，导致不可逆的细胞损害。
(3) 细胞膜的蛋白和类脂蛋白变性，改变细胞膜的通透性。
(4) 血管内产生固态冰晶，血液瘀滞，动静脉血流被阻，微循环停止，组织细胞因缺氧和营养障碍而死亡。

总之，冷冻的生物学效应或机制是上述一系列因素综合作用的结果，但最终均导致生物细胞遭到破坏，达到治疗目的。制冷剂温度越低，对细胞的破坏作用越大。此外，低温还能使细胞膜类脂蛋白复合物变性，产生局部血液循环障碍，进一步促进破坏作用。冷冻融解期对组织的损伤作用一直存在，所以多次冻融较一次冻融具有更大的破坏性，具有临床治疗意义。

### （二）生理作用

冷冻对组织的作用效果与冷冻温度、冻融速度、冷冻时间、冰冻次数、局部血液供应、组织对冷冻的敏感性等有关，其作用特点如下：
(1) 组织破坏的均一性。冷冻使组织坏死的临界温度为 $-40 \sim -20\ ℃$。组织冷冻后，局部毛细血管堵塞，数小时至 24 h 后组织发生坏死，组织破坏的均一性是冷冻坏死的一大特点。
(2) 冷冻坏死的范围。冷冻坏死灶与周围正常组织界限清楚，冷冻坏死灶周围的正常组织修复力强，冷冻坏死灶的生理愈合较快，炎性反应较轻。
(3) 冷冻坏死的恢复过程。冷冻坏死的恢复须经过水肿期、坏死期和恢复期。冷冻后，皮肤上首先形成水疱，数小时后局部组织发生坏死，经过数天至数周，局部肉芽组织急剧增生，然后结痂脱落、组织上皮化。

### （三）治疗作用

**1. 对组织细胞的作用**

快速冷冻（温度变化 $10 \sim 100\ ℃/min$）后，细胞内外会有冰晶形成，细胞质、细胞核和染色体内的冰晶可使细胞立即死亡。温度骤降时，细胞发生的低温休克更甚于冷冻的直接作用，有时甚至未达到冷冻程度，即可使细胞遭受损伤。可用于治疗表浅肿瘤。

## 2. 对神经系统的作用

冷冻可使神经的传导速度减慢，以致暂时丧失其功能。由于此时感觉敏感性降低或消失，故有解痉、镇痛、麻醉等作用。

## 3. 对皮肤的作用

冷冻时，局部皮肤温度随冷冻程度而下降。如用氯乙烷喷射皮肤时，在皮肤温度降至冰点之前，皮肤血管收缩，触觉敏感性降低，皮肤麻木；当降至冰点时，皮肤骤然变白而坚硬；继续降温冷冻，则皮肤突起，出现凝冻，此时温度约为 -0.5 ℃。冷冻结束后皮肤开始解冻，由边缘区逐渐向中心区出现潮红，凝冻时间较长时则出现反应性水肿，如时间过长可出现水疱等现象。

## 4. 对免疫功能的影响

组织细胞经冷冻破坏后，可形成特异的抗原物质，使机体产生相应的免疫反应。治疗肿瘤时这种反应可增强对肿瘤细胞的破坏和吸收。

## 三、适应证与禁忌证

### （一）适应证

由于冷冻治疗后，伤口修复合乎生理要求，瘢痕形成较浅、范围小，不会引起组织缺损、组织变形和功能障碍等后遗症，所以冷冻疗法在临床上的应用非常广泛。

#### 1. 皮肤疾病

良性皮肤疾病有色素痣、雀斑、寻常疣、扁平疣、胼胝、单纯性血管瘤、渐进性脂肪坏死、光线性角化病、脂溢性角化病、良性表浅肿瘤、鸡眼等。恶性肿瘤有鳞状上皮癌、基底细胞癌、皮肤附件癌、恶性黑色素瘤等皮肤癌。

#### 2. 妇科疾病

良性妇科疾病有慢性宫颈炎、宫颈糜烂、宫颈息肉、宫颈间 1～2 级尖锐湿疣、宫颈黏膜白斑、纳氏腺囊肿、棘皮症、外阴白斑、外阴血管瘤及外阴神经性皮炎等。恶性肿瘤有子宫原位癌、宫颈癌等。

#### 3. 五官疾病

良性五官疾病有白内障、视网膜剥离、睑缘疣、耳廓软骨膜炎、耳血管瘤、耳乳头状瘤、过敏性鼻炎、鼻出血、鼻前庭和咽部乳头状瘤、慢性咽炎、喉部血管瘤、口腔白斑、口腔黏膜囊肿、舌下囊肿及舌血管瘤等。恶性肿瘤有牙龈癌、舌癌、鼻咽癌、睑板腺癌等。

#### 4. 外科疾病

良性外科疾病有内外痔、肛门湿疹、肛门溃疡、肛门脓肿及直肠息肉、腋臭、尿道肉阜、尿道口囊肿等。恶性肿瘤有颅脑肿瘤、肺癌、肝癌、直肠癌、软骨肉瘤、巨细胞瘤、阴茎癌等。

## （二）禁忌证

雷诺病、严重的寒冷性荨麻疹、冷球蛋白血症、冷纤维蛋白血症、严重冻疮、严重糖尿病患者以及年老、幼儿、体弱等对冷冻治疗不耐受者禁用。

## 四、设备与用具

临床上常用的设备有冷疗仪、冷气雾喷射器、液态氮装置等，见图10-4。

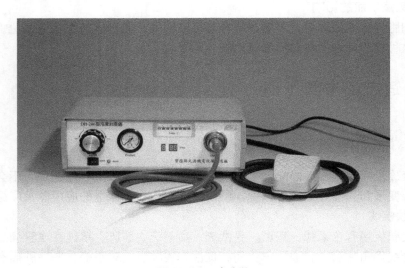

图10-4 冷疗仪

## 五、操作方法与步骤

### （一）接触冷冻法

将冷冻头直接接触病变部位进行冷冻的治疗方法，称为接触冷冻法，在外科最为常用。根据病变部位选择冷冻头，治疗良性病变，选择较病变面积稍小的冷冻头；恶性病变，选择大于病变0.5~1.0 cm的冷冻头，治疗时，将冷冻头轻压病灶，与病变处紧密接触。对血供丰富的组织和较深的病变，可加压冷冻。

### （二）插入冷冻法

将针形冷冻头插入肿瘤内，以达到较深部位肿瘤的治疗方法，称为插入冷冻法。主要用于破坏深部组织病变，可配合麻醉；对于较大病灶，可少量多次地进行治疗。

## （三）倾注冷冻法

倾注冷冻法将液态制冷剂直接倾注于病变部位进行冷冻的一种治疗方法，适应于范围大、局部不规则、侵入程度深的恶性病变。治疗时，先用凡士林纱布或泡沫塑料保护病变周围的正常组织，在病变处覆盖消毒棉球，再将液态制冷剂倾注到棉球处，持续 2～3 min。其制冷速度快，破坏力较强，一般在 24～48 h 后，局部组织细胞坏死，数天后坏死组织脱落。适用于治疗恶性肿瘤。

## （四）直接喷洒法

如将液氮直接喷在病变区，适用于表面积大而高低不平的弥散性浅表瘤。如氯乙烷喷射法，多采用间歇喷射，一次喷射 3～5 s 后停止 30 s，可反复进行多次，其特点为制冷速度快。

## （五）点冻法

将液氮倒入小容量容器中，用棉棒或棉球蘸少许液氮，直接点在病灶上。此法操作简单，但有时因局部压力不足，对深部组织破坏力较差，只适用于治疗表浅而局限的病变。如血管瘤、乳头状瘤、白斑、雀斑、疣等，由于冷冻范围和深度易控制，因此愈合后瘢痕轻薄。

## （六）治疗剂量

**1. 冷冻速度**

冷冻速度小于 100 ℃/min，称为缓慢冷冻，仅能使细胞外水分形成冰晶，对细胞功能的破坏性较弱；冷冻速度大于 100 ℃/min，称为快速冷冻，可在细胞内外同时形成冰晶，对细胞功能的破坏性强。

**2. 冷冻温度**

不同的组织对冷冻温度的耐受性差异很大，故冷冻温度可在 -20～-196 ℃ 之间选用。根据动物实验及临床观察，组织发生坏死的临界温度是 -20 ℃。快速冷冻到 -40 ℃ 以下，除大血管外，一般组织均被破坏。温度越低破坏力越强。治疗肿瘤时，冷冻头的温度应在 -80 ℃ 甚至 -100 ℃ 以下。

**3. 冷冻时间**

组织细胞破坏的程度与冷冻时间、治疗次数成正比。一般以病变区是否完全冻结、形成冰球，而不损伤正常组织为适宜。一般黏膜的冷冻时间为 0.5～2 min，皮肤的冷冻时间为 1～3 min，肿瘤的冷冻时间应为 3～5 min。

**4. 复温速度**

停止冷冻后复温愈慢，破坏作用愈强。复温分快速升温（100 ℃/min）与自然复温两种方法。

5. 治疗次数

冷冻治疗一般 1 次即可治愈，如需 2 次以上治疗，需脱痂后再进行。

（七）影响疗效的因素

1. 冷冻机制

冷冻对细胞的损伤开始是可逆的，终止冷冻后细胞的功能可以恢复，如果继续冷冻，细胞的损伤可以变为不可逆。冷冻后细胞内冰晶形成，类脂质胞膜凝固变性，可引起细胞膜破裂、细胞的渗透性破坏，直至细胞死亡。

2. 冷冻速度

冷冻有缓慢冷冻、快速冷冻、超速冷冻 3 种速度。

（1）缓慢冷冻。可使组织细胞外液冷冻形成冰晶，不形成对细胞有致命损害的细胞内冰晶，故对组织的破坏作用较少，不宜用于治疗恶性肿瘤。

（2）快速冷冻。可使细胞内和细胞间同时形成冰晶，对细胞损伤破坏作用大。

（3）超速冷冻。细胞内冰晶来不及形成，仅组织内结冰，细胞不受致命损伤。冷冻速度除与冷冻温度有关外，还与组织的大小、性质及原有温度等有一定关系。

3. 冷冻温度

根据动物实验及临床观察，许多学者认为组织发生坏死的有效温度是 -40 ℃。温度如果较高，只能引起细胞外冰晶形成，使细胞内液流至细胞间隙，不形成细胞内冰晶，不发生细胞膜的破裂和细胞死亡。在这种情况下，一旦冷冻停止复温后，细胞可以恢复原有的功能。

4. 冷冻时间

冷冻持续的时间愈长，被冷冻的组织温度愈低，对组织的破坏力愈大，被冷冻损伤组织范围也就愈大。

5. 冷冻融解速度

组织被冷冻成冰球后，冷冻停止，则冰球逐渐融化，局部充血肿胀，冰球融解速度慢，说明被冷冻的组织温降大，缓慢融解会继续吸收热量，使细胞内冰晶增大，对细胞及组织损伤较大。

6. 冷冻次数

目前多主张用冷冻—融解—再冷冻—再融解反复冷冻方法进行治疗，这样对组织损伤大。

7. 冷冻压力

加压冷冻可以使毛细血管闭塞、组织内血流量减少，则被冷冻的组织温降会较大。因此，冷冻血管丰富的组织、治疗皮下较深处的病变和血管瘤时，给予一定压力是必要的。

8. 冷冻面积

在冷冻探头周围被冷冻组织的温降有一定坡度，即离冷冻探头近，组织温降大；离冷冻探头远，则组织温降小。因此，探头要稍大于病变组织，特别是在冷冻恶性肿瘤时。

总之，温度越低，冷冻时间越长，冻融次数越多，降温越快，复温越慢，对细胞的杀伤力也越大。

## 六、注意事项

（1）在治疗前应向患者说明治疗的正常反应和可能出现的不良反应，患者在治疗中不得随意变换体位和触摸冷冻机器。

（2）在采用冷冻治疗时，要注意保护非治疗部位，操作时避免制冷剂外漏，溅洒在正常组织和衣物上。眼部治疗时，注意防止制冷剂损伤角膜。

（3）喷射法治疗后局部会出现水肿，渗出较多，应严格选择适应证，禁用于头面部，以免造成眼、鼻、呼吸道的损伤。

（4）加压冷冻治疗时，应避开主要神经分布区，以免损伤神经。皮下脂肪较少的部位不宜加压过重。

（5）冷冻治疗后 3～5 d 应保持创面清洁、干燥，结痂后禁用手揭，应让其自然脱落。

（6）冷冻反应和并发症的处理。

1）水肿和渗液。冷冻后局部组织可发生明显的水肿和大量渗液，一般冷冻后数分钟，组织内部水肿就迅速发展，12～24 min 后达高峰。术后 1 周左右可自行消退。但是，对咽喉部的病变进行冷冻治疗后，需常规应用糖皮质激素等药物雾化吸入或肌内注射，以防止局部水肿反应严重而影响呼吸道通畅。

2）出血。多因冷刀与病变组织黏着未完全融解而强行将冷刀抽出所致，多发生在黏膜病变上。恶性肿瘤冷冻时也较容易发生出血，血管瘤在重复冷冻后有时会因表面坏死而出血。对于局部小出血灶，可采用止血剂及压迫止血；如出现搏动性出血或出血较多，应采用结扎止血或堵塞止血。

3）局部创面感染。冷冻治疗本身对局部创面有灭菌作用，但如创口已发生感染，应给予抗生素治疗，并进行伤口换药。

4）瘢痕形成。加压重复冷冻后常于冷冻表面出现菲薄的瘢痕，咽部病变加压冷冻后，多数出现局部瘢痕，如鼻腔侧壁血管瘤，冷冻后发生瘢痕可致前鼻孔狭窄。

5）色素减退。各种病变行深度冷冻后局部色素常减退，以皮肤最明显，与周围正常的皮肤形成鲜明的界限，一般需半年至 1 年后始逐渐恢复。

6）疼痛。在深度冷冻过程中和冷冻后，绝大多数患者都感疼痛，但多能耐受。如对咽喉部病变进行冷冻，常规用 1% 的丁卡因喷雾表面麻醉。冷冻治疗后出现的短暂疼痛，一般不用做任何处理。如果患者对疼痛耐受较差或疼痛持续较久时，应酌情给予止痛剂以缓解疼痛。

7）神经损伤。冷冻对病变区穿过的神经支干有破坏作用。如损伤感觉神经，表现为神经支配区域出现麻木；损伤运动神经，出现神经所支配的肌肉麻痹。一般这种神经损伤是可逆的，多在给予神经损伤常规治疗后 3 个月左右恢复。

（陆雪清　崔　明）

# 第十一章 水 疗

## 第一节 概 述

### 一、水疗的定义

广义的水疗（hydrotherapy）包括体内水疗和体外水疗。体内水疗指饮水疗法和洗肠疗法。狭义的水疗专指体外水疗，是利用不同温度、压力和溶质含量的水，以不同方式作用于人体来防病治病和康复的方法。

### 二、水疗法的分类

#### （一）按水的温度划分

按水的温度分为冷水浴、低温水浴、不感温水浴、温水浴、热水浴、高热水浴。

#### （二）按水的成分划分

按水的成分分为海水浴、淡水浴、温泉浴、药物浴、矿泉浴、气水浴等。

#### （三）按水的成分划分

按水的成分分为冰水浴、水浴、气浴。

#### （四）按水压力划分

按水压力分为低压淋浴、中压淋浴、高压淋浴。

#### （五）按作用部位划分

按作用部位分为全身浴及局部浴。

## （六）按治疗方式划分

按治疗方式分为擦浴、冲洗浴、浸浴、淋浴、湿包裹、泳浴等。

## （七）按水疗的方法分类

按水疗的方法分类分为温热疗法、机械疗法、化学疗法、运动疗法、其他疗法。

# 第二节　水疗的作用与原理

## 一、水疗作用

### （一）对皮肤的作用

进行各种水疗法时，水首先在皮肤上产生作用。皮肤具有丰富的血管和神经末梢，故水疗的温度、机械及化学刺激因素除刺激局部皮肤外，还可以反射性地引起偏远部位器官发生各种不同反应，如热水坐浴可引起盆腔内充血，手浴能影响胸腔脏器，足浴能影响脑部血液循环。

### （二）对神经系统的作用

皮肤有丰富的感受器，冷热刺激后，由传入神经传导到中枢可起各系统的反应。由于温热刺激在大脑皮层可引起抑制过程，故进行温水或不感温水全身浸浴时有镇静作用，治疗后嗜睡。短时间的热水浴（40 ℃，1～2 min）可致兴奋，但长时间则可能导致疲劳、软弱、欲睡。

冷刺激亦有兴奋作用，短时间的冷疗法还可提高交感神经的紧张度，发挥强身作用。冷刺激能锻炼周围神经系统的功能，长时间刺激则会使神经系统的兴奋性降低，因此可用冷冻进行麻醉及镇痛。

不感温浸浴对皮肤刺激性非常小。不感温浸浴能使从周围到大脑皮层的冲动减少，因此可减轻中枢神经系统的负担，使其得到休息，从而增强其抑制过程，起镇静作用。

### （三）对心血管系统的作用

水疗对心血管系统的作用与水温、治疗时间、治疗部位及刺激强度有密切关系。心脏局部冷敷时，能使心脏收缩次数减少，但收缩力加强，脉搏有力，血压下降。心脏部热敷时，可使心搏加速，在适当情况下也可能增加心肌张力。但如温度超过 39 ℃ 或治疗时间长时，心脏张力即行减低。

### （四）对肌肉的作用

在短促的寒冷作用下，肌肉紧张度增高，可增加肌肉力量，减少疲劳，尤其伴随有机械刺激时作用更明显。但长时间治疗时，会使组织内的温度降低，肌肉变僵直，使运动发生困难。短时间的温水浴能提高肌肉的工作能力并减少疲劳，较长时间的温水浴会减低肌肉张力，减轻疼痛和痉挛，故常配合按摩及体疗，对治疗关节疾病有良好的效果。冷刺激可引起平滑肌收缩，而热刺激可使收缩的平滑肌舒展，此种现象以肠的平滑肌为最明显，如冷可使肠蠕动显著增加，而热则可减缓或解除痉挛。

### （五）对新陈代谢的作用

在水疗作用下，代谢过程加强，低温水疗时更是如此。低温水疗主要作用于脂肪代谢，可提高气体代谢。过热或过冷水疗时，还可令氮与蛋白质代谢增高，但作用停止后即可恢复。

### （六）对排泄功能的作用

在热作用下，汗腺分泌加强，汗液大量排出，可使血液浓缩，组织内的水分进入血管，故可促进渗出液的吸收，许多有害代谢产物及毒素可随汗排出。但大量出汗则可使氯化钠大量损失，令身体有衰弱感。因此，水疗时应注意患者排汗的情况，因为在热作用下，有时汗液分泌可达 1～2 L 或更多。

无论在局部还是全身应用温度刺激，肾脏血管均随皮肤血管的扩张而扩张，发生主动性充血，故尿量增加；但长时间做热治疗时，由于出汗多，尿量反而减少。在冷治疗下，初期因血管口径变小而尿少，随后血管扩张，故尿又增多。长时间的温水或不感温水（1～2 h）浸浴，可使肾血管扩张，有利尿作用。

## 二、水疗原理

### （一）温度刺激

所用水温多高于或低于人体温度，温热与寒冷刺激可使人体产生性质完全不同的反应，对寒冷刺激的反应迅速、激烈；而对温热刺激的反应则较为缓慢，不强烈。水温与体温之间差距愈大，反应愈强，温度刺激范围愈广、面积愈大则刺激愈强，作用的持续时间在一定时间范围内与反应程度成正比，如寒冷刺激在短时间引起兴奋，长时间后可致麻痹，温度刺激重复应用则反应减弱，因此在水疗时应逐渐增加刺激强度，以维持足够的反应。

### （二）机械效应

**1. 静水压力**

静水压强与浸入深度有关。患者洗盆浴时可出现胸部、腹部受压迫感，呼吸有某种程度上的困难，患者需用力呼吸来代偿，这就调节了气体的代谢。静水压力还压迫体表的血管和淋巴管，可促使体液回流增加，引起体内的体液再分配。

**2. 水流冲击**

水流冲击对皮肤有温和的安抚作用。淋浴、直喷浴、针状淋浴等水射流对人体有较明显的机械刺激作用，可引起血管扩张，增高神经系统兴奋性。

**3. 浮力作用**

根据阿基米德原理，浸于水中的物体受到一种向上的浮力（其大小等于物体所排除同体积的水的重量）。基于浮力作用，在水中活动较为省力。人体在水中失去的重量约等于体重的 9/10。对褥疮、烧伤、多发性神经炎患者采用浸浴，可免去身体的压力，同时借助水的浮力可进行水中运动。关节僵硬患者在水中活动较容易。肌肉痉挛和萎缩者可进行水中体操和按摩等治疗。

### （三）化学刺激

淡水浴所用水中包含微量矿物质。若往水中加入少量矿物盐类、药物和气体，这些化学性物质的刺激可加强水疗的作用并可使机体获得特殊的治疗作用。

## 第三节 设备与用具

### 一、水疗的基础设备

利用简单的设施，便可以为患者进行各种局部水疗。使用可以进行一种局部热疗和一种局部冷疗的设备，便可以进行热疗、冷疗、冷热交替治疗、冷手套摩擦疗和局部盐热疗。在这个级别，治疗室内也不必有流动水，但是需要有水池。

下面是基础设备的清单。

### （一）测水温的温度计

这是保证安全必不可少的。

理疗技术

### （二）足够多的织物

织物包括约 20 块洗洁布、4 块毛巾和 4 块浴巾。

### （三）整理箱或推车

用于放置水疗设备。

### （四）大托盘

用于摆放各种物品，如热水瓶、水罐、碗及用过后需要清洗的织物或其他物品。崭新的桌垫，要结实，可洗涤，便于水疗使用。

### （五）容量为 1 L 的金属碗或塑料碗

用于装水、冰块、盐（局部盐热疗用的）等，最好准备 2 个以上。

### （六）水罐

容积分别为 2 L 和 4 L。

### （七）放在桌子下面的塑料盆

用于装用过的毛巾。如果用其作为局部水浴容器，则需要多准备一套。

### （八）局部加热设备

可以选择低火力炊具、烧热水的土耳其炉具（可用于加热热疗用的盐、热笔垫、硅胶包裹、注入水瓶中的热水及手足浴的水）、微波炉（用于加热热笔垫和某种硅胶包裹）、毛巾消毒柜（可以装很多热的湿布）或湿加热垫。

### （九）局部制冷装置

可选择极冷的水（用于冷手套摩擦、冷敷和局部冷水浴）、冰袋、冰包裹或冰杯。各种形式局部冷疗都需要使用制冷设备。一台小型冰箱便可装下所有物品。也可以用一台小冰箱来盛放后续按摩程序中用的冰袋或冰杯。

## （十）各种尺寸的带拉链的袋子

用于制作冰包裹和冰敷包裹以及在微波炉中加热热罨垫。

## （十一）局部摩擦治疗时所需的设施

用于盐热疗法的硫酸镁和两块洗洁布，用手套摩擦的冷水和两块洗洁布，用于冰丝瓜络手套摩擦的丝瓜瓤手套或普通两块洗洁布，或用于干搓的软毛刷和两块洗洁布。

## （十二）塑料布

如果有需要，可以准备一块垫在床单下面的塑料布，以保护按摩床不被浸湿。如果没有大量的水溅在床上，用毛巾也可以。

## （十三）遮盖地板的物品

任何时候用水来进行治疗时，比起地毯，亚麻油布是遮盖地板的更佳选择，因为亚麻油布更易清洗。虽然亚麻油布有些凉爽的感觉，但是许多人并不介意。如果使用亚麻油布，可以在上面使用一层可以清洗的地毯，这样便可以轻易地取走并进行清洗，但是要注意使用那种背面有防滑层的地毯。

## 二、设备较完善的水疗室

设备较完善的水疗室由下列各室组成：更衣室、盆浴室、淋浴室、水中运动室、湿布包裹疗法室及疗后休息室等。

### （一）水疗室一般要求

**1. 采光水疗室**
采光水疗室应该有足够的自然光线。装置人工光源，灯光要装置在侧面，以免光线直接刺激眼睛。

**2. 通风水疗室**
通风水疗室要求有良好的通风设备，这一点在进行硫化氢浴、二氧化碳浴时尤其重要。一般要在这种治疗室安装专门的通风设备，其规格依据房间面积而定。

**3. 温度**
一定的温度在治疗上具有很大的重要性。盆浴室、淋浴室、水中运动室、温布包裹疗法室温度应在 22～23 ℃，更衣室温度在 19～20 ℃。

理疗技术

#### 4. 湿度水疗室

保持一定湿度，能增加空气的导热性。但湿度一般不要高于75%，在水疗室内最好安装一个湿度计。

#### 5. 管道

管道的大小，直接关系放水和排水的速度，过小则易被沉淀物淤塞。一般要求自来水管 3～4 in（1 in=2.54 cm），排水管 4～6 in。易生锈的金属管道应涂抹防锈漆，以增强其耐久性。热水管道应以保温材料处理。

#### 6. 墙壁与地面水疗室

墙壁与地面水疗室的墙壁最好镶嵌白瓷砖。地面制成一定坡度的光滑水磨石面，以利于排水和清洁。

### （二）更衣室

在设计上要符合无障碍通道的要求，而且要比一般更衣室大些，可同时为几种水疗服务。根据条件可设置储衣柜或在墙上装置衣钩。

### （三）综合淋浴室

#### 1. 面积

综合淋浴室的面积为 35～40 $m^2$，房间高度 3.5～4 m，每个淋浴设置占 3～4 $m^2$。

#### 2. 淋浴操纵台

供应各种淋浴规定温度和压力的水。应装在距离墙 1 m，距离对面墙 4 m，距离患者扶手架 3 m 以上的地方。

#### 3. 淋浴室

装设多种淋浴喷头，如雾样的、雨样的、针状的、周身的、上行的（即坐浴）和可以活动的直喷浴等。

### （四）盆浴间

一般要求与淋浴分开设置，以免在施行喷浴时把水淋到盆浴患者身上。每个盆浴间参考面积为 6～8 $m^2$，房间高 3.5 $m^2$。浴盆用陶瓷或搪瓷均可。亦可用白瓷砖砌成，浴盆长 1.7 m 左右，宽 60 cm，深 40～45 cm。

### （五）水中运动池

成人浴池容积大于 10 m×3 m×（1～1.4）m，治疗浴池采用水泥瓷砖建成；儿童浴池多采用圆形，深度为 0.6～1.05 m，材料多用不锈钢或陶瓷制成。

治疗浴池辅助设备包括：①电动悬吊装置，以转移患者出入治疗池，有担架式、坐位式及轮椅式，悬吊装置要求操作简便，启动灵活，安全可靠；②治疗床或椅，为患者提供在水中的固定位置，这种床和椅子要求有足够的重量，而且要防锈；③步行训练用双杠，其规格与地面上的相同；④漂浮物，用于支撑患者头颈部或肢体，或作为在水中进行抗阻力运动以及促进运动的辅助工具；⑤水过滤与消毒装置，水中运动池应安装过滤、循环和消毒装置；⑥其他，如 Hubbard 槽浴池、涡流浴池、气泡浴池、步行浴池。

### （六）湿布包裹疗法室

要求有治疗床，冷、热水管道和一个稍微大一些的陶瓷盘装置，用来浸湿被单。

### （七）水疗休息室

水疗休息室应设坐位和卧位两种，其数量按照水疗室的整个规模来决定，一般卧位占 75%，坐位占 25%。

除了上述条件，为了保证供应一定温度和压力的水，水疗室应有自己的小锅炉房和加压水泵，还应有自己的厕所设备，并同治疗室相连接。

## 第四节　操作方法与步骤

### 一、湿布包裹法

用一定温度的水浸湿被单，按照一定方式包裹全身，再用毛毯包裹保温的方法称为湿布包裹疗法。湿布包裹是最有用的水疗操作方法之一。如果提供足够的指导，这种治疗既可以在诊所也可以在家中进行。它有退烧、发汗、镇静等作用，分为全身和局部包裹两种。依据治疗目的和患者的情况，每次治疗 1~3 min。

#### （一）使用床或治疗台

将两张毛毯纵放在治疗台上，在头部放一小枕头。毯子必须足够大并能够盖住患者。首选没有绒毛的毯子，次选丙烯酸类的毯子。

#### （二）湿处理

在包裹前患者必须是潮湿的，如果不是，可以让患者先进行热水盆浴或淋浴，然后用干毛毯包裹，从背部进行透热疗法或任何其他适当的治疗。

## （三）准备床单

患者准备就绪后，将干净的白棉布床单（长度与患者的身高相当）浸渍冷水后充分拧干，如果有两个人一起拧绞床单则更方便。床单沿着治疗台纵向打开，两边留置的宽度相当，床单应该下垂到毛毯下方 30~60 cm。

## （四）下肢包裹

患者脱去所有的衣服，躺在床单上，双肩在床单顶部下 10 cm 处。患者举起双手，护理员快速将床单的一边缠绕躯体向对侧折叠，并小心塑形。臀部以下，床单包裹同侧的下肢。

## （五）上肢包裹

放下上肢，然后将床单对侧叠起缠绕双上肢及躯体，同时也卷起对侧的下肢。湿床单很快平铺在躯体上并与躯体全面接触，且缠绕双足部。整个治疗过程应快而有效地进行。

## （六）毛毯包裹

将一条毛毯很快地套在身体上并紧紧缠绕躯体，确保颈部和足部没有通风，另一条毛毯盖在患者身上并适当地缠绕。可以给患者戴上添加了热料的帽子以增加热作用。

当患者被包裹好以后，整个治疗过程中应有人在患者旁边，有些患者会突然惊恐发作并出现极端的焦虑。如果出现这种情况，首先应从足部开始，拆除床单，保证患者有足够的活动空间以缓和惊恐；如无效，则可能应该停止治疗。治疗过程中给患者喝热茶，如果患者主诉发冷，则应加盖毛毯，在足部放一个热水瓶或提供热饮料。

湿毯包裹分 4 个阶段起作用：增强或冷却期、不感温期、加热期、作用消退期。为了达到预期的效果，治疗师可以延长任何一个治疗阶段。

# 二、淋浴法

淋浴法指的是以各种形式的水流或水射流，在一定压力下向人体喷射的治疗方法。包括直喷浴、扇形淋浴、冷热交替法、雨样淋浴、针状浴、周围淋浴等。

## （一）淋浴法的操作常规

（1）操作人员按医嘱调好水温及水压。先开冷热水开关，再开下水开关，然后调节温度计，使温度达到医嘱要求。打开欲行治疗开关，关闭下水开关，调节水压。

（2）患者入浴时应戴防水帽，进行水枪浴及扇形浴时，患者应在距操纵台2.5～3 m处，禁止水直射头部、前胸及会阴部。

（3）治疗中密切观察患者反应，出现头昏、心慌气短、面色苍白、全身无力等症状时，应停止治疗。

（4）治疗结束后，先打开下水开关，即此时淋浴不再喷射。

（5）让患者出浴，用毛巾擦干皮肤，休息20～30 min。

（6）注意保护仪器，防止生锈。

（二）各种淋浴法的具体操作

1. 直喷淋浴

患者脱衣服，头戴防水帽，立于操纵台前2.5～3 m处，背向操纵台。操作人员以密集水流直接喷射患者。喷射顺序：背—肩，背—足部，水柱均匀喷射，再进行两侧面喷射。患者面向操作人员，操作人员用散开的水流喷射胸腹部，到下肢时再用密集水流。水温开始为35 ℃逐渐降低至28～25 ℃，水压开始为1～1.5个大气压，逐渐增加到2～2.5个大气压。治疗结束后，用被单和干毛巾摩擦皮肤，直至出现皮肤的正常反应。

2. 扇形淋浴

患者脱衣，戴防水帽，站在操纵台前2.5～3 m处。操作者用右手拇指按压喷水口，使水流成扇形射向患者，自足到头2～3次。患者转动顺序：背侧—前侧，每侧2～3次，时间2 min，水温由33 ℃逐渐降低到28 ℃，水压由1.5个大气压逐渐增高为3个大气压。治疗结束用干毛巾摩擦。

3. 冷热交替浴

热水温度40～45 ℃，16～30 min，冷水温度20 ℃，10～20 min，先热后冷，重复2～3次，治疗结束后，皮肤有明显充血反应，时间为3～5 min；治疗结束后，擦干皮肤，休息20～30 min。

4. 雨样淋浴

图11-1为下行淋浴，主要起温热作用。

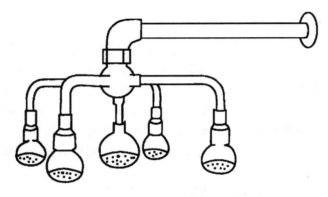

图11-1　雨样淋浴

### 5. 针状淋浴

图 11-2 为针状淋浴，应用 2～3 个大气压进行治疗，刺激性大。

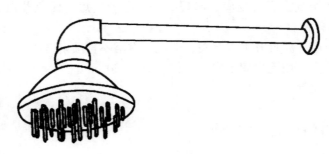

图 11-2　针状淋浴

### 6. 周围淋浴

在患者四周和上部用水流喷射，水温 33～36 ℃，压力 2～2.5 个大气压，时间为 3～5 min。

## 三、水中运动疗法

水中运动疗法是在水中进行各种运动训练的方法。水疗利用人体浸没在水中的生理效应及水的特性给患者提供适当的运动环境，以利于运动、增强肌力、提高稳定性与平衡能力、帮助放松与缓解疼痛，而在陆地上这些运动受到限制。它对肢体运动功能障碍、关节挛缩、肌张力增高的患者较为适宜。

### 1. 固定体位

治疗师通过器械或特别的固定装置使患者的肢体固定。患者躺在水中治疗床或治疗托板上，抓住栏杆、池边或池中固定器材如平行杠等物体。

### 2. 利用器械辅助训练

利用某些器械，如胶皮手掌或脚掌，可增加水的阻力；利用水中步行训练平行杠，可以练站立平衡和行走；利用水中肋木可训练肩和肘关节活动功能；利用水球做游戏，可训练上肢的推力。

### 3. 水中步行训练

水是步行训练时一种可利用的介质，通常水中步行是在地面上训练之前进行的。如果患者平衡功能好，在水中步行时，因有水的帮助，较在地面上容易。训练方法是：让患者进入水中，站在平行杠内，水面达颈部，双手抓杠练习行走。在水中，身体的重量比地面上轻，因而大大减低了下肢承受的体重，即使对于肌力比较弱的患者，亦有可能支撑起身体行走。对于负重关节有疼痛的骨性关节病患者或下肢骨折恢复期患者，训练时均会发现其在水中站立和行走较在地面上容易得多，而且感到舒适或疼痛明显减轻。

### 4. 水中平衡训练

让患者站在平行杠内，水深以患者能站稳为准，然后治疗师从不同方向推水浪或用水流冲击患者身体，训练患者保持平衡。

## 5. 水中协调性训练

在水中最好的协调性训练是游泳。开始可先让患者在一个固定位置进行原地游泳动作，以后逐渐过渡到让患者完全独立地进行游泳运动。

## 6. Bad Ragaz 训练法

Bad Ragaz 训练法亦称救生圈训练法，见图 11-3，它从瑞士 Bad Ragaz 地区兴起，训练方法如下：

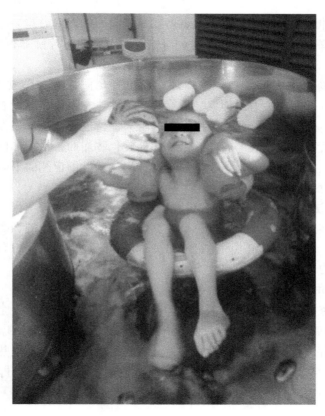

图 11-3 脑瘫小儿进行训练

（1）肩关节训练。患者仰卧位（可佩戴救生圈使身体浮起），右上肢尽量舒适外展，肘关节、腕关节和手指伸展。治疗师位于患者右上方，将右手放在患者的手掌部，令患者握手；左手放于患者右肩背部扶托患者，再让患者上肢主动内收，使上肢靠近躯干。治疗师身体后仰保持稳定，患者重复进行上肢弧形运动。

（2）上肢训练。患者俯卧位，由躯干圈和双踝关节周围的小浮圈支托。有时也可以使用颈圈，但它会妨碍肩部运动。治疗师面向患者，站在其左边头侧。患者左肩屈曲（抬高），治疗师将左手放在患者的左手掌中，令患者保持肘关节伸展，握紧治疗师的手并拉向外下方。与此同时，患者右手划水，身体在水中向前移动。当运动达到最大限度时，其左肩向前超过治疗师左肩的位置（注意肘关节在整个运动过程中必须保持伸展）。必要时治疗师可用右手诱导患者进行水中的运动。

理疗技术

(3) 躯干部的训练。患者仰卧位，由颈圈和躯干圈支托。治疗师在患者足侧，背靠池壁站立，尽可能使自己的身体保持稳定，然后治疗师双手握住患者的双足背部，令患者将足上抬屈髋，将双膝转向右方，并抬头看足。当达到充分屈曲后，治疗师将双足放于水中，双手握住患者足背部，令患者将双膝再转向左方，头部后仰。达到最大伸展后再重复屈曲，稍停顿后，再改变旋转方向，即患者躯干屈曲时，膝部转向右方，伸展时则转向左方。

(4) 髋关节训练。治疗师站在患者的足端，双手握住患者足跟后外侧。患者取仰卧位，双膝关节伸展，髋关节外旋。令患者双足跟向下外方用力蹬。治疗师对这一运动施加阻抗，并将双手向下方和侧方移动。当患者在水中向治疗师靠近时，躯干向后仰，训练髋关节屈伸。

(5) 下肢训练。患者仰卧位，治疗师站于患者足侧，将右手放于患者左足跖侧，用力将足拉向下方，使髋关节呈伸展、外展和内旋位。左手放在患者右足背侧，首先指示患者左下肢向下外方用力，并克服治疗师的阻力保持这一肢位。在保持左下肢等长运动的同时，令患者右下肢髋关节屈曲、内收和外旋，膝屈曲，足背伸内翻，运动达终点时，放松下肢，然后返回至起始位，反复进行这一运动。固定侧的下肢可以在屈曲或伸展共同运动中进行等长收缩运动。

### 7. Halliwiek 法

这是根据流体力学和运动学原理，研究脑瘫及其他患者游泳的训练方法。这种方法不借助任何器具，由治疗师和患者进行一对一训练，最终目标是使患者能在水中获得完全独立的游泳能力。

### 8. 水中运动用浴槽

水中运动用浴槽是为了进行简单水中运动疗法而制造的、供个人全身使用的、各种形状的（如葫芦状）金属制浴槽，又称为哈巴式槽。它的特点是治疗师站于池边不必下水，方便对患者进行浴槽中的治疗操作。此浴槽比运动池省水，电热费与水中运动池相比也比较便宜。身体活动不便的患者可以通过手动、电动、油压升降机等进入浴槽。除此以外，浴槽还装配有多种附属装置，可产生气泡和涡流，因此还具有水中按摩、喷浴的优点。

### 9. 步行浴

治疗前先检查升降机等设备是否完好，然后在步行浴槽内放入 2/3 容量的水，温度 38～39 ℃，便可对患者进行训练。训练方法如下：

(1) 仰卧位训练。将患者移上担架，利用升降机把患者送入水中，使其头部抬高，浮在水面，身体浸入水中，让患者借助水的浮力，进行移动体位、翻身和伸展四肢的训练。患者在水中由于受温度和浮力的影响，其活动要较在地面上容易得多。

(2) 坐位训练。让患者坐在浴槽的浅水处，或使用水中的椅子，借助水的浮力，做坐位状态下的肢体活动训练。

(3) 起立训练。用升降机将患者送入水中之后，调节升降机或治疗椅的高度，让患者在浅水中依托升降机或椅子进行起立训练。

(4) 站立平衡训练。在大约 1 m 深的步行浴槽内调节扶手，让患者进行站立、交替踏步的平衡运动训练。

（5）步行训练。依照站立训练的方法，在站立平衡训练的基础上进行步行训练。开始时偏瘫患者先迈出患肢，后迈出健肢。截肢患者可依托上肢和扶手的支撑练习步行。治疗时间每次 15～20 min，每日 1 次，20～30 次为 1 个疗程。

步行浴是步行训练的理想方法，目前国内开展尚少。训练时需应用一种步行浴槽，浴槽由不锈钢制成，有浴槽和油压升降机两个部分。浴槽全长 230 cm，宽 130 cm，容水量 2 t。立面是透明的观察窗，通过观察窗能对患者的训练情况进行观察、拍照和记录。为了更好地观察患者的活动情况，可在观察窗上印制测量标准线以测量患者的步态参数，用以指导患者训练。小型油压升降机可将患者从坐位或卧位送入水槽中治疗，它通过电钮操纵可使治疗椅（担架）停止在任何一个高度，患者可以得到治疗所需要的适宜高度。

## 四、涡流浴

### （一）涡流浴设备

现代的涡流浴槽多用不锈钢或塑料制成，水的温度、涡流刺激作用的强弱和治疗时间，均能自动控制调节。

（1）上肢涡流装置浴槽容量较大，槽内有一个喷水嘴，能容纳一只或两只手臂。

（2）下肢涡流装置浴槽容量较大，槽内有喷嘴，适合于下肢治疗。

（3）涡流设备装置有温度及时间设定。

### （二）操作方法

（1）根据患者治疗部位，选择合适的涡流浴装置，并进行检查。

（2）注入 2/3 容量浴水，水温在 37～43 ℃之间，打开涡流开关、充气开关。

（3）上肢治疗的患者脱去上衣，下肢治疗的患者脱去裤子。

（4）患者采取舒适体位，将肢体浸入水中进行治疗。

（5）治疗过程中保持恒温，水流强度要适中。

（6）治疗过程中应使患者全身感觉舒适，精神爽快，无疲劳。

典型的涡流浴槽可以对躯干下部如大腿、膝部、小腿及足部进行水疗。应根据患者治疗部位，选择大小适宜的涡流浴装置。在涡流浴治疗中，温度仍然是一个重要因素。对大多数患者应维持水温 39 ℃左右；治疗关节炎，水温可以高些；治疗非开放性损伤，水温则应低些。糖尿病足治疗时可在水中加入甲硝唑等药物，每次治疗 15～30 min，10～20 次为 1 个疗程。

## 五、浸浴

浸浴法是临床上很常见的一种方法,是让患者身体浸入水中进行治疗的方法。

### (一)按治疗部位分类

浸浴法根据治疗部位分为全身浸浴法、半身浸浴法、局部浸浴法3种。

**1. 全身浸浴法**

全身浸浴法是将患者全身浸入水中进行治疗的方法,见图11-4。其操作常规为:①患者更换浴衣、拖鞋,准备治疗;②操作人员根据医嘱,在浴盆中放入200~250 L水,测定水温。需药物浴者,再加入相应剂量的药物,使其符合医嘱;③让患者入浴,入浴后水面高度不宜超过胸部乳腺以上,采用卧式,使头颈及前胸部露出水面,以减少水对心脏的机械压迫;④医嘱要求热水浴时,头部应予以冷敷;⑤开始记录治疗时间;⑥治疗中应密切观察患者反应,如有头晕、心慌气短、面色苍白、全身无力等症状时,操作人员应该立即将患者扶出;⑦治疗结束后,用干毛巾擦身,不得进行冲洗;⑧治疗结束后,可休息20~30 min再离开浴盆;⑨治疗结束后,应对浴盆进行消毒,先用清水冲洗两遍,然后用20%甲酚皂消毒两遍,再用清水冲洗两遍。

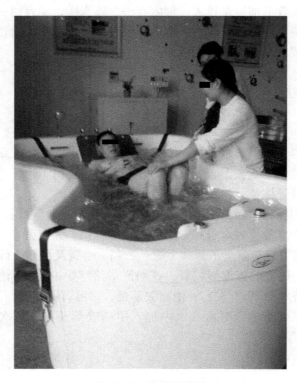

图11-4 全身浸浴法

## 2. 半身浸浴法

半身浸浴法是让患者坐于浴盆中，伴以冲洗和摩擦，在治疗中逐渐降低水温的一种柔和的治疗方法，见图11-5。具体分为兴奋性半身浸浴法、强壮性半身浸浴法、镇静性半身浸浴法和退热性半身浸浴法。半身浸浴法的操作常规：①先向浴盆中倒入一定温度的水，再让患者脱去衣服，淋湿头部，将颈以下身体数次浸入水中。②在浴盆中坐起，水面淹没脐部，用小桶舀取浴盆中的水，以均匀速度的水流冲洗患者背部及胸部。③边冲洗边摩擦患者的背部、肩部、腹部，直至出现良好反应为止。④冲洗加摩擦的处置，要反复进行数次，并在治疗中将水温降低2～3℃。⑤最后用水冲洗患者背部、胸部，令患者出浴，用干毛巾擦干全身。⑥水温在35～30℃，治疗时间不超过5 min，治疗后休息20 min，每日或隔日1次。⑦治疗过程中出现寒战应立即停止治疗。⑧治疗过程中要求动作迅速，尽快完成。⑨兴奋性半身浸浴，水温30～20℃，逐渐降至20℃以下；强壮性半身浸浴法，开始时水温35～36℃，逐渐降至30℃，治疗时用2小桶比水浴温度低1～2℃的水冲洗；镇静性半身浸浴法，开始水温37～36℃，逐渐降至34～33℃，进行极轻按摩，浴终时不冲洗；退热性半身浸浴法，水温为19℃，进行强力按摩。

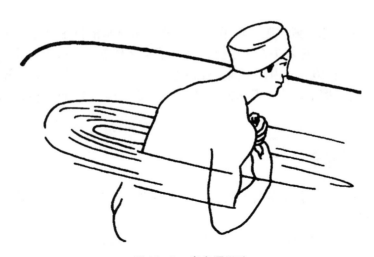

图11-5 半身浸浴法

## 3. 局部浸浴法

将人体某一部分浸浴在不同温度的水中，由冷热水的直接刺激，引起局部或全身产生一系列生理性改变，从而达到治疗目的的方法，称为局部浸浴法。可分为手盆浴、足盆浴、坐浴、渐加温浴等。

（1）手盆浴：将脸盆放在椅子上或盆架上，倒入40～50℃的水。患者脱去外衣，将衣袖挽至两肘以上6～9 cm部位。患者坐在椅子上，面对脸盆将一侧或双侧手腕与前臂浸泡于盆内。每次治疗时间为10 min，为保持水温，需不断加入热水或更换热水。治疗结束后，应擦干皮肤，用棉衣或棉被包裹保温。可以应用冷热交替法进行，冷水为20℃以下，热水为40～45℃，先热水0.5～1 min，再冷水10～15 s，交替进行。治疗结束后，让患者休息，可增强疗效。

（2）足盆浴：操作同手盆浴。

（3）坐浴：是骨盆区域的局部浸浴。在特殊结构的浴盆中很容易进行，但是在普通的浴盆中进行也同样有效。坐浴可以采用热水浴、不感温浴、冷水浴或交替冷热水浴。

1）热水坐浴：通常持续3～10 min，水温控制在40.6～46.1 ℃。其主要的作用是止痛。不感温坐浴：通常水温为33.3～40.6 ℃，持续时间为15 min～2 h，坐浴期间有必要提供足够的覆盖物以免寒战。在水中加入适量的草药、盐或其他药物可达到更佳的治疗效果。在1～3 min的温热水坐浴后立即给予冷水坐浴，水温12.8～23.9 ℃，持续30 s～8 min。

2）交替坐浴：一般有3组，即3次热水和冷水的交替。需要2个独立的浴缸以便于操作。热水的温度为40.6～46.1 ℃，冷水的温度为12.8～29.4 ℃，重复交替时的温度依据治疗的条件以及患者的承受能力决定。标准治疗方案是3 min热水、30 s冷水交替。热水浴缸中的水面应高于冷水浴缸水面约30 cm，并充分覆盖身体以减少寒战。交替坐浴与所有的水疗处理一样，都是以冷水浴结束。交替坐浴可改善盆腔循环，增强局部平滑肌的张力。

（4）渐加温浴：患者脱衣服，将手和足部放在相应水浴槽中（浴槽有盖，盖上有一小孔，插入水温计）。患者坐在椅子上，用被单及毛毯盖好，头上包冷毛巾。开始水温为36～37 ℃，7～10 min内，水温上升到44～45 ℃，让患者出汗，先面部后全身。操作人员将患者的汗擦干，让患者保持安静。治疗持续10～15 min，出浴，擦干皮肤，卧床休息30 min。

## （二）按水温分类

浸浴法根据水温的不同分为冷水浸浴法、不感温水浸浴法、热水浸浴法3种：

### 1. 冷水浸浴法

冷水浸浴法包括冰水浴法、冷水浴法、低温水浴法。

### 2. 不感温水浸浴法

不感温水浸浴法或称平温浴，是一种全身浸浴，水温通常与皮肤温度相同，为33.3～35.0 ℃，时间10～15 min。接受浴疗的患者应既不感觉到暖又不感觉到凉，小于1 ℃的细微温度变化可能产生完全不同的治疗效果。理想的水温依据患者的状况及患者对水温的反应而定，通常利用患者的感觉而不是温度计来指导水温的调节。不感温浴的时间可以持续15 min～4 h，如果浴疗的时间超过20 min，有必要添加热水以维持温度。不感温浴的主要作用是产生一种兴奋性减低的状态，如对神经系统的镇静作用。激发作用主要是对肾脏的激活，因中性的温度不会刺激出汗导致水分丢失，长时间的浸浴躯体，会促进水的吸收使尿液的生成增加，还可以促使肾病患者的磷酸盐排泄增加。因此，长时间的浸浴应引起特别关注。由于缺乏正常的产热刺激如冷空气对皮肤的作用，因此不感温浴可以引起体表温度的下降。体表温度下降2.2 ℃，在浸浴后将引起轻微的发冷感，因此治疗后应特别注意给患者保温。建议家庭治疗时，不感温浴最好在上床前进行，以免引起寒战。

**3. 热水浸浴法**

热水浸浴法包括温水浴、热水浴、高热水浴，禁用于全身，可用于局部。

### （三）按水中成分分类

根据水中成分分为海水浸浴法、淡水浸浴法、温泉浸浴法、矿泉浸浴法、药物浸浴法和气水浸浴法6种。

**1. 海水浸浴法**

海水浸浴法采用的方法为游泳、浅水浴、涉水浴、坐浴。水温应是20 ℃以上，气温高于水温。饱餐及空腹后不宜进行，应在饭后1～1.5 h进行。入浴前，应体检，详查血压及心率，并进行适当的体操活动和日光浴。水浴后先在浅水用手捧水冲洗头颈、胸腹部再入浴。海水浸浴后，温热淡水淋浴，躺卧休息10 min。海水浸浴均应有救生和抢救设备。

**2. 淡水浸浴法**

淡水浸浴法同局部浸浴法的操作常规。

**3. 温泉浸浴法**

温泉浸浴法应用温泉的温度进行治疗。操作方法同局部浸浴法。

**4. 矿泉浸浴法**

矿泉浸浴法应用水中的矿物质及温度进行治疗。操作方法同局部浸浴法。

**5. 药物浸浴法**

药物浸浴法应用特殊的中药及西药进行治疗，包括盐水浴、人工海水浴、松脂浴、芥末浴、碳酸氢钠浴、硫黄浴及中药浴。操作方法同部位浸浴法。

（1）盐水浴：含盐量1%～2.5%，水温38～40 ℃，时间8～15 min。

（2）人工海水浴：含盐量4%～5%。

（3）松脂浴：食盐1000 g，白松油5 g，酒精15 g，纯松节油5 g，水温36～38 ℃，时间15～20 min。

（4）芥末浴：芥末粉200～500 g，水温35～38 ℃，时间5～10 min。

（5）碳酸氢钠浴：碳酸氢钠75～100 g，水温36～38 ℃，时间8～15 min。

（6）硫黄浴：硫磺18 g，50%碳酸氢钠120 mL，0.3%氢氧化钙300 mL，制好后向水中加入100 mL，水温37～39 ℃，时间10～20 min。

（7）中药浴：配方中药制剂放入锅内，加水煮30～40 min，制成1500～2000 mL溶液。每次用200 mL，适用于风湿性关节炎、风湿性肌痛症、神经痛、神经炎等。

**6. 气水浸浴法**

气水浸浴法是指含有饱和气体的水浴，包括二氧化碳浴、氧气浴、硫化氢浴、氢气浴。主要应用气体的有效成分作用于人体达到治疗目的。

理疗技术

## 六、泉水疗法

饮用或外浴泉水以治疗人体疾病、促进身心康复的方法，称为泉水疗法。泉水是指由地下深处自然（或钻孔）涌出于地面含有一定量矿物质的水。泉水的种类很多，依其温度高低，可分为冷泉（小于25 ℃）、低温泉（25～33 ℃）、微温泉（34～36 ℃）、温泉（38 ℃）、热泉（38～42 ℃）、高热泉（43 ℃以上）。温泉多外浴。按泉水所含矿物质的不同，可分为硫磺泉、朱砂泉、矾石泉、雄黄泉、食盐泉、砒石泉等，末者有毒，不作康复之用。

### （一）方法

**1. 泉浴法**

泉浴法又称浴疗，是康复治疗中最常用的方法。泉浴法所使用的泉水，以温泉为主，但也可根据病情需要，选用冷泉。

（1）全身浴法。患者仰卧浸泡在浴盆或专备的矿泉浴池里，以水浸平乳头为佳，如水面过高则会影响心跳与呼吸。全身浴法，凡按摩适用范围，均可配合水下按摩法，效果更好，皮肤疥疮疾患除外。根据泉水温度的不同与浸浴时间的长短，全身浴法又可分为温浴法和时浴法两种，以适应不同病情的需要。还可依其浴中结合何种疗法而分为以下4种：

1）单纯浸浴法。方法见浸浴法。

2）喷柱浸浴法。浸浴中，配以40～50 ℃的强压（7～10 mH$_2$O）热矿泉水浇注身体各部的方法，喷柱直径0.5～1 cm，喷注次序：腹—上肢—腰—背—患部，时间各5 min，总入浴时间不超过20 min。本法具有舒筋通络、活血化瘀、理气止痛的作用。适用于伤筋、腰痛（瘀血腰痛）、风寒湿痹等。

3）按摩浸浴法。浸浴过程中，由按摩师施行水下按摩，水温38～39 ℃，入浴时间15～20 min。按摩手法以被动运动为主。本法具有舒筋通络、滑利关节等作用。

4）运动浸浴法。浸浴过程中，在医务人员的指导下，配合医疗体操锻炼。水温38～39 ℃，入浴时间15～20 min。本法须在特定的水中运动治疗室中进行（水池面积300 m$^2$左右，水深1.5 m，周缘设有扶手、栏杆、双杠等器械）。本法具有活血化瘀、强心壮体、滑利关节等治疗作用。对神经系统疾病、代谢系统疾病、呼吸系统疾病及颈椎病、肩周炎、腰痛、偏瘫等的康复具有一定疗效。

（2）半身浴法。患者半坐浴盆或浴池里，根据需要，水面平脐或腰。其上身覆盖大毛巾，以免受凉。该法具有振奋、强壮和镇静作用。半身浴也可视病情而采取冷浴、温浴、热浴等不同方法。

1）温补半身浴：要求泉水温度较低。开始38～39 ℃，随着机体适应性提高，每浴1～2次将水温降低0.5～1 ℃，直至降至32～34 ℃时，嘱患者沐浴中用力摩擦皮肤，同时向背部浇水。每次3～5 min，浴后擦干皮肤以防受凉。本法具有温阳强壮作用，浴后有全身温暖舒适感。

2）镇静半身浴法：开始温度 38～39 ℃，随着治疗次数增加和个体耐受性增高，逐渐将水温降至 36～37 ℃。泉浴时不用水冲背，也不需摩擦皮肤，浸泡于泉水中，每次 10～15 min。本法具有镇静安神作用。

（3）局部浴法：是指在人体某一局部区域进行浴疗，如坐浴、手臂浴和足浴等。具有舒筋活络、镇静安眠作用。常用的有以下 6 种：

1）坐浴。坐于浴盆中，使臀部、腰部、骨盆及大腿上部浸泡于矿泉水中的方法。水温 38～39 ℃，时间 15～20 min。此法具有行气活血、镇惊安神、解痉止痛等作用。常用于前阴诸疾、痔漏手术后遗症等的康复。

2）手臂浴。将手及前臂浸在热矿泉水中，水温 40～42 ℃，时间 15～20 min，有行气宽胸、活血止痛之效。可用于咳喘、心痛等的康复。

3）足浴。双足浸泡于热泉水中的方法。水温 40～42 ℃，时间 15～20 min，有引火归元、平肝潜阳之效，主治头痛、眩晕、不寐等。

（4）淋浴法。具有强壮体质作用，用于增强体质和清洁皮肤。其中也有冷浴和温浴两种，可按习惯选择。

（5）喷浴法。喷浴法是指用特制水管喷射某一局部，以达到治疗疾病的目的。其中喷射温泉，有舒筋活络的功效，喷射冷泉，有止血除毒、消肿、兴奋等功用。

（6）肠浴法。肠浴法是指用泉水灌肠，以治肠道疾病的一种方法。

**2. 饮泉疗法**

饮泉疗法又称泉饮法，泉饮法皆用冷泉。

（1）冷饮法。汲冷泉水适量（以饮用者自觉舒适为度，不勉强多饮，100～300 mL 不等），空腹或饭后片刻饮用为宜。每日 3～4 次，每次数分钟内饮完，有强壮、滋阴、解毒功效。用于消渴病、肥胖症、反胃症、胃脘满痛、慢性便秘、眩晕、慢性肝胆疾病、淋证、虚损等。

（2）热饮法。将热泉水煮沸，待温饮用，以适量为度。对体质虚弱者较适宜。

（3）煮食法。用冷泉作日常煮茶、食用，可增进营养。用冷泉煮补阴药可增强养阴作用。

## 七、擦浴

擦浴是一种用不同温度的水浸湿毛巾或布料，对皮肤进行摩擦，以机械刺激为主进行治疗的方法。擦浴分为冷摩擦与清洗。冷摩擦或清洗是按预定顺序用冷水对躯体进行摩擦。

### （一）冷摩擦

冷摩擦不同于海绵擦浴法，冷摩擦更能提高肌张力，并且是使用更粗糙的材料更用力地进行操作。毛织的擦浴手套很适用，也可以使用粗的毛巾或丝瓜绒。治疗师用擦浴

理疗技术

手套蘸取凉水或冷水强有力地摩擦躯体的一个部位,直至摩擦部位发红;依据需要达到的冷却反应,擦浴手套的干湿比摩擦更重要。如果患者很虚弱,最好在开始操作时使用粗的干毛巾擦干。如果患者强壮有力,可以等到治疗结束后再擦干。仰卧位的患者,清洗治疗的顺序是从胸到手臂再到腿,然后给患者翻身,清洗腿和足的后部、臀部,最后是背部。冷擦浴主要起增强作用,因此可用于需要补益治疗的情况,如疾病、手术或热敷(如桑拿浴、涡流浴或热水浴)后疲劳。有规则地使用冷摩擦与清洗,联合桑拿浴、热水盆浴与按摩可以很好地预防疾病。

### (二)清洗

患者脱衣直立,用温度相差 1 ℃ 的两种水,先用温度高的水冲洗,再用温度低的水冲洗,使水流缓慢地从颈部、肩部均匀地流向整个身体,治疗时间 2～3 min,每天 1 次,治疗操作要迅速。

## 八、桑拿浴

桑拿浴是水疗的一种类型,是利用蒸汽的温度和湿度达到治疗目的的一种方法。桑拿浴不仅对风湿性关节炎等具有疗效,而且可以强身、消除疲劳和减肥等,具有很好的实用价值。

### (一)桑拿浴的种类

桑拿浴可分为干热蒸汽浴和湿热蒸汽浴两种。

**1. 干热蒸汽浴**

干热蒸汽浴根据浴室温度的不同,一般可分为两种类型:

(1)芬兰浴。使用比较广泛,其特点是室内温度较高,可达 90～100 ℃,但其相对湿度较低,为 20%～40%,治疗过程中人体干热感较强。

(2)罗马浴。罗马浴室内干热空气温度相对较低,为 60～70 ℃,但湿度则较芬兰浴稍大。

**2. 湿热蒸汽浴**

根据浴室内的温度和湿度的不同可分为 3 种类型:

(1)土耳其浴。土耳其浴室内的温度为 40～50 ℃,其湿度通过蒸汽根据需要进行调节。

(2)俄罗斯浴。俄罗斯浴室内温度同土耳其浴,因此种浴室内充满蒸汽,其湿度可增至 100%。

(3)伊朗浴。伊朗浴室内湿度也较高,但不形成水雾,室温为 50～55 ℃。

## （二）治疗方法

患者或健康人脱去衣服进入室中，治疗 7～10 min，使体温升高 2～3 ℃，然后用 10～20 ℃ 的冷水冲洗，或者到 10～30 ℃ 的凉水中浸浴 2～3 min，使身体迅速降温，休息 10 min 后再进入桑拿浴室，反复 2～3 次后，再用温水洗净全身，然后擦干身体到休息室中休息 30 min。休息时可饮用矿泉水、盐水或其他饮料，以补充浴中身体丢失的体液。桑拿浴进行的剂量，如温度、湿度和时间等，应由医师根据个体的全身情况决定。一般每周可进行 1 次。

## （三）适应证和禁忌证

**1. 适应证**

风湿和类风湿关节炎、非特异性上呼吸道感染、外周性血液循环障碍、肥胖症、神经症、喘息性支气管炎等。

**2. 禁忌证**

急性化脓性炎症、肺结核、心脏疾患、重度高血压、动脉硬化、糖尿病伴有酸中毒、肾功能不全等。

# 第五节　临床应用

## 一、水疗技术的适应证

### （一）局部热敷的适应证

（1）肌肉痉挛。
（2）局部血液循环欠佳。
（3）肌肉骨骼疼痛。
（4）肌肉紧张。
（5）按摩前。
（6）深度按摩后感觉身体酸痛。
（7）痛经。
（8）活动性触发点。
（9）偏头痛。
（10）神经紧张。
（11）局部发冷。

理疗技术

（12）全身发冷。

（二）局部冷敷的适应证

（1）肌肉劳损后前 24～48 h。
（2）挫伤后前 24～48 h。
（3）关节扭伤后前 24 h。
（4）导致迟发性肌肉酸痛的过量运动。
（5）急性、慢性腰痛。
（6）类风湿关节炎、骨关节炎。
（7）滑囊炎。
（8）肌肉僵硬或痉挛。
（9）肌无力时暂时性刺激肌肉收缩。
（10）刺激局部循环（作为冷热交替治疗的一部分来使用）。
（11）偏头痛。
（12）体温过高。

## 二、水疗技术的禁忌证

禁忌证是指使治疗程序或其他治疗产生危险的一些特殊症状或疾病。要避免为药物或酒精中毒的患者、急性病的患者，或者刚刚饱餐一顿的患者实施水疗，要在患者饱餐至少 1 小时后才可以进行水疗。不能进行水疗的特殊病症如下。

（一）急性局部炎症

患有急性局部炎症的患者禁忌热敷疗法，否则会促进水肿。

（二）人工装置

不要在移植器官、心脏起搏器、除颤器、医疗泵或其他人造器官的部位进行水疗操作。可以在人造肩关节和膝关节部位进行热疗或冷疗。

（三）哮喘

许多哮喘病患者发现全身性热疗和局部湿热疗法让他们感觉很舒适，使用起来也安全。然而，吸入冷的、干燥的空气会导致哮喘发作，对某些人来讲甚至在做完桑拿或蒸汽浴后遇到冷空气也会诱发哮喘。在进行水疗期间或结束后，都不能让哮喘病患者受冷。

## （四）循环系统疾病

除非患者的医生给予特别批准，有如下疾病的患者禁忌全身性热疗。

（1）高血压患者。在全身性热疗的开始阶段，血压会在极短的时间内升高。这种情况对某些人是危险的。

（2）低血压患者。全身性热疗，特别是热水浴，会导致患者晕倒。

（3）心脏疾病患者。如冠状动脉疾病或充血性心力衰竭患者，其心脏可能无力适应全身性热疗。

（4）静脉炎。静脉炎患者禁局部热疗。

（5）静脉曲张。在慎重操作的情况下，静脉曲张患者可以考虑局部治疗。

（6）雷诺病。患者禁局部冷敷，这样会诱发血管痉挛的发作。

（7）其他病症：①足部和小腿动脉硬化不要使用热水、热水瓶、加热垫或石蜡浴形式的足部局部热敷；②血栓闭塞性脉管炎禁止使用热足浴或热水瓶、加热垫或石蜡浴为足部加热。

## （五）糖尿病

糖尿病患者足部通常无法感受到压力和温度，因此在接受热疗时，患者无法及时给予反馈，会因水温太高而烫伤脚。

## （六）冷热感觉能力丧失

动脉粥样硬化、神经损伤、接触有毒物质、糖尿病和神经肌肉方面的问题（如脊髓损伤和多发性硬化症）会导致患者丧失正常的感觉能力。为丧失冷热温度感觉能力的患者进行治疗的潜在风险是热疗中灼伤皮肤或冷敷时冻伤皮肤时，患者无法告知。

## （七）淋巴水肿

热疗所导致的血管扩张会对四肢造成不良影响。

## （八）多发性硬化症

全身性热疗和高强度或长时间接触患者皮肤的局部热疗会使患者的核心体温升高。对于患多发性硬化症的患者，这样的操作会导致极度疲劳，因此应禁止。

## （九）癫痫

过高温度的热疗或过低温度的冷疗，可能会导致癫痫发作。

## （十）皮肤感染和皮疹

不要在感染或有皮疹的皮肤上进行水疗操作。

## （十一）甲状腺疾病

对于甲状腺功能减退的患者禁止进行频繁的热疗，对于甲状腺功能亢进的患者禁止进行频繁的全身性冷敷。

## （十二）肢体神经损伤或挤压伤

患有神经损伤或挤压伤的患者可能会永久性地对遇冷高度敏感，如果患者遇冷时感觉非常不舒服，则应禁止冷疗。

## （十三）服用处方药

患者正在服用促进血管收缩的药物（如治疗偏头痛的药物，包括咖啡因）时，不能够接受促进血管收缩的冷疗。而患者服用促进血管扩张的药物（如减少充血的药和治疗偏头痛的药物）时，不能接受热疗。

# 三、水疗技术的注意事项

（1）水疗室温度应保持在 23 ℃ 左右，室内通风良好，整洁安静。

（2）治疗前应检查浴槽、起重装置是否完好。

（3）患者水疗前应进行必要的检查，排除传染病、心肺肝肾功能不全、重症动脉硬化、皮肤破损感染、肿瘤、出血、妊娠等禁忌证。检查患者是否有二便失禁等。

（4）每次水疗前应测量体温、脉搏、血压、体重等。

（5）盆浴患者入浴后，胸前区应露出水面，以减轻静水压对心功能的影响，用 38 ℃ 以上热水时，应给患者头部放置冷水袋或冰帽。

（6）活动不便的患者进行水疗时，必须由工作人员协助患者上下轮椅、穿脱衣服及出入浴器等。对于年老体弱、儿童或有特殊情况者，治疗中应严格观察，注意安全，加强护理。

（7）不得在饥饿或饱餐 1 h 内进行水疗。

（8）感冒、发热、炎症感染、呼吸道感染等不宜进行水疗。

（9）膀胱、直肠功能紊乱者，应排空大小便，方可入浴。

（肖　冰　崔　明）

# 第十二章 压力疗法

## 第一节 概述

### 一、定义

压力疗法（compression therapy）是指对肢体施加压力，以达到治疗疾病目的的一种疗法。如果将正常环境下的大气压设为零，则把高于环境大气压的压力称为正压，低于环境大气压的压力称为负压。

### 二、分类

压力疗法可分为正压疗法与负压疗法，或两种压力交替的正负压疗法。20 世纪 90 年代后期随着微电脑技术的日趋普及，压力疗法的设备较过去有了较大的改进，呈现出轻巧化、精致化和易操作化的趋势。目前康复科临床所使用的通常是正压疗法，负压疗法与正负压疗法使用较少，相应的设备也不多见。本章节重点介绍正压疗法。

## 第二节 正压疗法

正压疗法包括正压顺序循环疗法、体外反搏疗法及皮肤表面加压疗法 3 种。皮肤表面加压疗法通常分为绷带加压法和压力衣加压法，主要适用于瘢痕的预防及治疗，相关内容主要在作业治疗学中介绍，在此不再赘述。

### 一、正压顺序循环疗法

（一）概念

应用正压顺序循环治疗设备（sequential compress device）（又称为循环压力治疗仪、四肢循环仪、梯度压力治疗仪、空气波压力仪或压力抗栓泵等）进行治疗疾病的方法叫作正压顺序循环疗法。通常用于四肢的治疗，有时也可用于躯干部分。

## （二）治疗作用与原理

正压顺序循环疗法主要是通过对多腔气囊按由远端到近端的顺序进行反复充放气，形成了对肢体和组织的循环压力，对肢体进行均匀有序的挤压，这种压力由远端向近端产生梯度式的压差，可促进血液和淋巴的流动及改善微循环，加速肢体组织液回流，有助于预防血栓的形成、预防肢体水肿，能够直接或间接治疗与血液淋巴循环相关的诸多疾病。

另外，被动均匀地挤压可以起到类似于按摩的作用，加速血液循环，加速血液中代谢废弃物、炎症因子、致痛因子的吸收。此外，还可以防止肌肉萎缩，防止肌肉纤维化，增加肢体的含氧量，有助于解决因血液循环障碍引起的疾病。

## （三）适应证与禁忌证

**1. 适应证**

肢体创伤后水肿，淋巴回流障碍性水肿，截肢后残端肿胀，复杂性区域性疼痛综合征（如神经反射性水肿、脑血管意外后偏瘫肢体水肿），静脉瘀滞性溃疡。对于长期卧床或术后制动、被动体位者可用于预防下肢深静脉血栓形成。

**2. 禁忌证**

肢体重症感染未得到有效控制，近期下肢深静脉血栓形成，大面积溃疡性皮疹。

## （四）设备与用具

治疗仪器由主机（气泵和控制系统）、导气管道和气囊三部分组成，见图 12-1。根据厂家及型号的不同，可有 4～12 腔不等的气袋，采用梯度加压的工作方式，每腔压力为 0～180 mmHg（0～24 kPa）可调。腔的数量越多，分级加压层次越多，对逐级

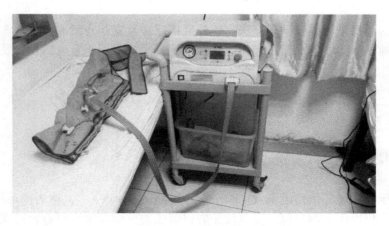

图 12-1 正压顺序循环仪

加压越有利。由于每腔压力可单独设定，因此如遇某些部位不宜加压时，可设定该处零压力跳过此处，从而更加符合临床的需求。

除了通常用于上下肢的仪器外，目前还有专门用于手部治疗的仪器，见图12-2。通过连接专门的手套，可以对5个手指循环加压，不仅可以消除手部肿胀，还可以通过空气压力自动地驱使手指及手腕部活动，以降低痉挛，帮助偏瘫患者恢复手指功能。

正压顺序循环治疗仪目前临床上应用广泛，因仪器体积小，操作简便，所以患者也可自行购买在家中使用。

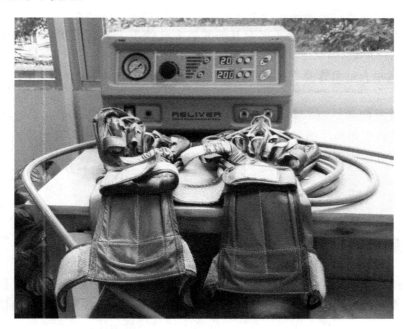

图12-2 手部正压顺序循环仪

（五）操作方法与步骤

（1）治疗前评估。选择合适的治疗对象，排除禁忌证，检查治疗设备是否完好；根据患者的实际情况选择对应的治疗方法与治疗参数，并告知患者可能的感觉及注意事项。

（2）治疗的实施。患者取舒适体位，选择大小合适的气囊套在患肢上，并拉好拉链。将导气管按顺序插在气囊接口上。设定压力及时间，打开电源即开始治疗。其末端压力可设定在100～130 mmHg（13.3～17.3 kPa）之间，其他各节段压力由电脑控制相应递减，也可根据实际进行手动调节。治疗过程中应加强巡视，患者有不适时应及时处理。每次治疗30 min，特殊患者小于30 min。治疗每日1次或2次，6～10次为1个疗程。

（3）治疗后检查治疗结束后，关闭电源，取下气囊后检查患者肢体循环情况，无特殊后方可让患者离开。

### （六）注意事项

（1）治疗前应检查设备是否完好和患者有无出血倾向。

（2）向患者说明治疗作用，解除其顾虑，鼓励患者积极参与并配合治疗。

（3）每次治疗前应检查患肢，若有尚未结痂的溃疡或压疮应加以隔离保护后再行治疗，若有新鲜出血伤口则应暂缓治疗。

（4）治疗应在患者清醒的状态下进行，确保患肢无感觉障碍。

（5）治疗过程中，应注意观察患肢的肤色变化情况，并询问患者的感觉，根据情况及时调整治疗剂量。

（6）对老年人、血管弹性差者，治疗压力可从低值开始，治疗几次后逐渐增加至所需的治疗压力。

（7）治疗时通常是由远端向近心端进行顺序循环加压治疗，但在必要时亦可由近心端向远端进行反向顺序循环加压治疗。对一些以改善末梢循环为目的的治疗，还可选用正向与反向组合加压交替的治疗模式。

## 二、体外反搏疗法

### （一）概念

体外反搏（external counterpulsation）是以心电 R 波作为触发信号，在心脏进入舒张早期时，将扎于四肢及臀部的气囊充气，并由远端向近端依次快速加压，迫使主动脉流向四肢的血液受阻，并产生逆向压力波，提高主动脉的舒张压，从而增加冠状动脉、脑动脉及肾动脉的血流量，起到辅助循环的一种无创性治疗方法。

### （二）治疗作用与原理

体外反搏作用机制主要定位在提高动脉舒张压，提高幅度为 26%～157% 不等，增加冠状动脉灌注压。同时还可以促进侧支循环建立，进而改善器官组织的缺血状态。

### （三）适应证与禁忌证

**1. 适应证**

冠心病，病态窦房结综合征（心率在 40 次/min 以上），心肌炎恢复期，结节性大动脉炎，高血压病并且血压控制在 160 mmHg/100 mmHg 以下，血栓闭塞性脉管炎，缺血性脑血管意外，短暂脑缺血发作，腔隙性脑梗死，脑血管栓塞，椎-基底动脉供血不足，等等。

**2. 禁忌证**

血压大于 160 mmHg/100 mmHg，频发性期前收缩或心率大于 140 次/min，主动脉瓣关闭不全，大动脉病变，如夹层动脉瘤、肺梗死、肺心病、梗阻型心肌病、二尖瓣狭窄，脑水肿及有发生脑水肿趋势的情况，肢体有感染、皮炎、静脉炎及新近有静脉血栓形成，有全身或局部出血倾向。

### （四）设备与用具

目前，国内多数医院使用的体外反搏仪包括单纯正压型和正压、负压双向型两种，多为四肢序贯式充排气反搏器。体外反搏治疗目前多不在康复科进行。

### （五）注意事项

（1）反搏前嘱患者排尿及排便，保证室温舒适，检查记录心率、血压，必要时记录心电图。

（2）下列情况须立即停止反搏：①监控系统工作不正常；②气泵故障或管道漏气，反搏压达不到 0.035 MPa；③充排气系统发生故障；④反搏中出现心律失常，心电极脱落，或患者自诉明显不适而不能坚持治疗时。

## 第三节　负　压　疗　法

### 一、分类

负压疗法可分为全身负压和局部负压两种。目前仅局部负压治疗用于临床治疗。

### 二、治疗作用与原理

目前对于负压疗法改善循环的作用机制尚不十分清楚，可能与下列因素有关：负压下血管被扩张，血管跨壁压增高，血流量增加；抗缺血肢体自由基损伤。有研究表明，肢体负压疗法可减少缺血肢体的脂质过氧化反应，增加氧自由基的清除能力，减轻缺血损伤。

### 三、适应证与禁忌证

**1. 适应证**
雷诺病、血栓闭塞性脉管炎、糖尿病足及下肢坏疽等。

**2. 禁忌证**
出血倾向，静脉血栓塞早期，近期有外伤史，动脉瘤，大面积坏疽，血管手术后，

理疗技术

治疗部位有感染灶,治疗部位有恶性肿瘤。

### 四、设备与用具

局部负压疗法最常见的是拔罐,是以罐为工具,利用燃火、抽气等方法产生负压,使之吸附于体表,造成局部瘀血,以达到通经活络、行气活血、消肿止痛、祛风散寒等作用的疗法。中国传统医学中常用的是拔火罐,现代康复中常用的是抽气罐,通常会与其他治疗方法联合使用,以达到更好的治疗效果,比如常见的负压干扰电疗法、吸附式点刺激低频疗法等。近年兴起的易罐疗法也是局部负压疗法中的一种。

### 五、注意事项

(1)治疗前应检查患者有无出血倾向和设备是否完好,治疗部位如有尚未结痂的溃疡灶或压疮应加以隔离保护后再治疗;如有新鲜出血或伤口,则应暂缓治疗;治疗应在患者清醒的状态下进行,患肢应无感觉障碍。

(2)治疗过程中应注意观察患肢的肤色变化情况,并询问患者的感觉,根据情况及时对治疗剂量进行调整。患者如出现头晕、恶心、心慌、气短、出汗等症状时应立即暂停治疗。

(3)负压治疗后出现瘀血是正常反应,瘀血在停止治疗两小时后即可恢复,但应防止肢体出血,若有明显出血情况应停止治疗。

## 第四节 正负压疗法

### 一、概述

正负压疗法目前主要用于人体四肢,通过改变肢体外部的压力,增加血管跨壁压力来促进肢体血液循环,不仅可用于肢体血管疾病,还可应用于由血液循环障碍所引起的各种疾病的治疗。

### 二、治疗作用与原理

正负压疗法可产生周期性的正负压变化,促使毛细血管壁两侧压力也产生一个周期性的压力差,相当于在微循环内加入一个吸排泵的作用,它可促进血管内外的物质交换,改善由于各种病因造成的物质交换障碍,促进溃疡、压疮以及局部因营养障碍引起的各种病变的再生与修复。

## 三、适应证与禁忌证

**1. 适应证**

单纯性静脉曲张，静脉炎早期和病情已经稳定的动脉栓塞引起的循环障碍，四肢动脉粥样硬化，动脉中层硬化，血栓闭塞性脉管炎，周围血液循环障碍，免疫性疾病引起的血管病变，糖尿病性血管病变，局部循环障碍引起的皮肤溃疡、压疮、组织坏死，其他非禁忌疾病引起的血液循环障碍、淋巴水肿、冻伤，预防术后下肢深静脉血栓形成。

**2. 禁忌证**

出血倾向，静脉血栓塞早期，近期有外伤史、动脉瘤、大面积坏疽，血管手术后，治疗部位有感染灶，治疗部位有恶性肿瘤。

## 四、设备与用具

目前所采用的正负压疗法装置多为电脑调控舱或压力治疗舱，可进行正负压交替治疗，当然也可单纯进行负压治疗或正压治疗。舱式正负压治疗仪主要由透明筒状压力舱及密封肢体固定装置、操作和控制系统、压力表等组成。

## 五、注意事项

（1）治疗前应检查患者有无出血倾向和设备是否完好，治疗部位如有尚未结痂的溃疡灶或压疮应加以隔离保护后再治疗；如有新鲜出血或伤口，则应暂缓治疗；治疗应在患者清醒的状态下进行，患肢应无感觉障碍。

（2）治疗过程中应注意观察患肢的肤色变化情况，并询问患者的感觉，根据情况及时对治疗剂量进行调整。

（叶正茂）

理疗技术

# 第十三章 生物反馈疗法

## 第一节 概 述

生物反馈疗法（biofeedback therapy）是现代理疗学的一项新技术，是一种无损伤、无痛苦、不需任何药物的治疗方法，它涉及物理医学、控制论、心理论、生理学等许多学科。这种方法作为一种有效的康复医疗措施，自 20 世纪 60 年代才开始在临床治疗中应用。近年来，随着集成电路和电子技术的不断发展以及人们对这种疗法的深入研究，这种方法日渐广泛地应用于临床。

### 一、基本概念

#### （一）反馈技术

反馈技术是指将控制系统的输出信号以某种方式返输回控制系统，以调节控制系统的方式。反馈控制技术常用于工程和电子技术方面，用于生物和医学的反馈技术称为生物反馈。

#### （二）生物反馈

建立生物反馈需要两个必要的条件：第一要有将生物信息转换为声、光、图像等信号的电子仪器；第二要有人的意识（意念）参与，才能构成完整的反馈环。由于有人的意识参与故称为生物反馈。生物反馈的形成不同于某些动物经训练而形成的条件反射，生物反馈需要发挥人的主观意识的作用，需要根据治疗要求而有意识地改变声、光等信号的强度。当患者掌握了用意念控制声、光信号时，就学会了控制和调节自身的某些生理活动。从这个意义上讲，生物反馈法属于一种借助于专门仪器的行为疗法。

#### （三）生物反馈的作用方式

**1. 直接作用**

直接作用即利用反馈仪发出的信号来补充、完善体内反馈联系通路，以达到加强对骨骼肌运动的调节能力和内脏器官活动的随意性调节。如通过生物反馈训练，可直接降低或提高骨骼肌的肌张力，对急性腰扭伤、落枕、肌痉挛等的治疗是直接通过肌张力的下降而达到治疗目的的。

**2. 间接作用**

间接作用是通过反复训练，改变行为模式，达到抗应激的作用。如生物反馈放松训练，对身心疾病有良好的治疗作用。

### （四）生物反馈疗法

生物反馈疗法是应用电子仪器将人体内正常的或异常的生理活动信息转换为可识别的光、声、图像、曲线等信号，以此训练患者学会通过控制这些现实的信号来调控那些不随意的（或不完全随意的）、通常不能感受到的生理活动，以达到调节生理功能及治疗某些身心疾病的目的。由于在开始训练治疗时必须借助于灵敏的电子仪器（生物反馈仪）进行监视，所以此法又称电子生物反馈训练法。

生物反馈疗法是一种新的心理（行为）治疗方法，也是一种意识自我调节的新方法。当代医学研究和临床实践证明，来自心理和社会的紧张刺激已成为人体疾病发生、发展的重要因素。对于这类疾病，单靠药物、手术等常规治疗的效果欠佳。因此，心理、行为治疗已成为适应生物-心理-社会这种新的医学模式的重要治疗手段，生物反馈治疗即是其中的一种。

## 二、生物反馈治疗的作用与原理

### （一）治疗作用

生物反馈疗法适用于抑郁、焦虑、失眠、神经症、应激障碍、强迫症等，也适用于在学校心理咨询中心处理考试应激、情绪障碍、网络成瘾、社交障碍、自杀倾向等，或在大学心理系进行教学示范（各类生理信号示范）、科研（采集不同生理信号，给课题提供有效工具）等；还适用于体育领域，如辅助运动员激活水平调节、心理素质训练、注意力维持训练等。此外，在特殊领域如警察、军队、飞行员、服刑人员等高压力人群的身心健康维护方面也有应用。

### （二）治疗原理

人对外界刺激的感知，可引起应激生理反应，通过反馈仪，人可间接感知体内信息变化，经有意识学习或训练，形成新的变化，达到应激反应的修正。这个控制环路，在随意控制下，维持着机体内环境的平衡。另外，机体还可通过内部信息反馈环路，调节机体的生理反应。

生物反馈训练能加强机体对体内信息的直接感知，提高敏感度，使间接感知转化为直接感知。例如，用肌电生物反馈治疗头痛，可以测得额部肌电信号。肌电幅值降低，反映肌肉紧张度减低,因此头痛减轻。肌电信号经过处理后,可以变换为声音,肌电信号弱则声音低,肌电信号强则声音高,患者由感知声音高低,得知肌肉紧张度的变化。这样,患者便可通过意识,改变肌电反馈信号声音,使肌肉放松。患者在肌电信号的引导下,通过学习和训练,可逐步掌握控制主观意识,达到放松和缓解头痛的治疗目的。当患者经过反复训练,改变了对内部信息的感知,就可以在放弃使用生物反馈仪的情况下,亦能保持生理过程的调节和控制。此点说明,生物反馈仪是学习和训练工具,不是一个单纯的治疗仪。利用生物反馈仪进行训练的目的,是增强患者对机体内部自我感知能力,从而由意识控制内环境、调节机体和治疗疾病。

从生物反馈疗法原理讲,各种生物信息都可以用于生物反馈疗法。目前常用的生物反馈疗法有肌电生物反馈、心电生物反馈、血压生物反馈、手指皮肤温度生物反馈以及直流电皮肤电反应生物反馈等。

## 三、适应证与禁忌证

### (一)适应证

生物反馈疗法广泛应用于预防医学、临床医学和康复医学。

**1. 健康人**

对健康人进行训练能增强体质、陶冶性情而达到防病强身的目的;对运动员、飞行员、海员、演员等进行训练可稳定情绪,提高自控能力,以适应专业需要。

**2. 临床医学**

用于患者能通过改善神经系统功能,促进疾病的恢复。尤其是对心身疾病、自主神经功能紊乱所致的疾病疗效更好。如高血压病、心律失常、消化性溃疡、支气管哮喘、偏头痛、紧张性头痛、癫痫、更年期综合征、分娩、肩周炎、腰背痛、脑损伤后遗症、卒中后遗症、焦虑症、抑郁症、面神经瘫痪、周围神经损伤、痉挛性斜颈、书写痉挛、类风湿关节炎、糖尿病等。

**3. 康复医学**

在康复医学中,主要用于上运动神经元的损害(脑血管意外、脊髓不全性损伤、脑性瘫痪)、下运动神经元的损害(主要是周围神经损伤和中毒引起的神经疾病)、癔症性瘫痪、原因不明的肌肉痉挛(如冻结肩、急性腰背痛、痉挛性斜颈、肌腱移植固定术、假肢活动的功能训练等)。

以上情况,经反馈训练主要解决痉挛状态、松弛状态、肌萎缩、疼痛、运动受限等,使正常的功能重新建立或获得改善。

### (二)禁忌证

(1)不愿接受训练者,变态人格不能合作者。
(2)5岁以下儿童,智力缺陷者,精神分裂急性期。

（3）严重心脏病患者，心肌梗死前期或发作期间，复杂的心律失常者。
（4）青光眼或治疗中出现眼压升高者。
（5）训练中出现血压升高、头痛、头晕、恶心、呕吐、失眠、妄想或有精神症状时也应停止治疗。
（6）感觉性失语的患者。

## 四、注意事项

（1）治疗室保持安静、舒适，光线稍暗。将外界的干扰降到最低。
（2）治疗前向患者解释该疗法的原理、方法以及要求达到的目的，解除患者疑虑，求得患者合作。
（3）治疗前要找好最适合的测试记录类别和电极放置部位。治疗后在皮肤上做好记号，以便提高以后治疗的效果。
（4）治疗训练时要让患者注意力集中，密切配合治疗师的指导和仪器显示。
（5）治疗训练时治疗师用指导语引导，其速度、声调、音调要适宜，也可采用播放录音带的方式进行，待患者熟悉指导语后，可让患者默诵指导语。
（6）治疗过程中，要有医务人员陪伴，及时给患者以指导和鼓励，树立患者对治疗的信心，并可同时施行心理治疗。训练中注意不能使患者有疲劳和疼痛的感觉。
（7）根据患者情况，可每日进行生物反馈训练 1 次。每次 5 min、15 min、30 min 不等，一般 10～20 次为 1 个疗程。有些疾病常需连续训练数周乃至数月。也有的可每天训练数次。

# 第二节　肌电生物反馈疗法

## 一、定义

肌电生物反馈疗法（electromyographic biofeedback therapy）是通过反馈仪将肌电信号叠加输出，转换成患者能直接接受的反馈信息（如颜色、数字、声响），让患者根据反馈信息对骨骼肌进行放松训练或对瘫痪肌群进行运动功能训练的方法。

## 二、治疗作用与原理

### （一）治疗原理

肌电生物反馈用的反馈信息是肌电信号。治疗原理是对所采集的肌电信号，进行放大、滤波、双向整流、积分，用积分电压驱动声、光、电、数码等显示器件。由于积分电压与肌紧张成正比关系，我们借此能直接观察到肌紧张或松弛水平。因为骨骼肌是受随意神经控制的，所以肌电自身调节比较容易学会，治疗方法也较容易被患者接受，而且疗效可靠，是目前临床应用范围最广、最成功的一种反馈疗法。

## （二）治疗作用

### 1．放松性

肌电生物反馈疗法治疗时依病情选择相应的肌肉，将肌电生物反馈仪的皮肤电极安放在张力过高的肌肉肌腹部位，治疗开始，先在 10 min 的安静状态下，测量出该肌肉的基准肌电电位数值，并记录下仪器发出的声音响度以及指示灯显示的颜色。使患者能够清楚地看到和听到仪器上显示的这些信号。然后训练患者主动设法降低该肌肉的张力，同时注意仪器荧光屏上肌电电位 μV 数值的下降、声音响度和指示灯颜色的变化。训练者要不断地启发患者努力通过主观意念去放松肌肉，以使患肌肌张力下降。为使仪器上的信号变化易于认识，可先将电极置于健侧的正常肌肉上，通过肌肉的活动来熟悉信号的变化，然后再用同法对患侧进行训练。

紧张性头痛是由于精神紧张、焦虑而引起的发作性头痛，是一种常见类型的头痛。发作时，头颈部肌肉发生痉挛。通过肌电生物反馈松弛疗法，可收到较好效果。紧张性头痛治疗前，先要排除器质性病变，向患者说明生物反馈治疗的必要性，使患者积极配合治疗，一般采用额肌肌电反馈训练，即借助仪器让患者努力减小仪表的读数和声调，首次训练 30 min，以后每次 20 min，每周 2～3 次。患者可在家中继续训练并学会不用仪器，使额肌放松，每日在家做 10～15 min 训练。收效良好。

在现在的心理治疗中，肌电生物反馈已成为主要的角色，或单独应用或结合热反馈与附加治疗（如默念、运动），这是每天应用生物反馈的心理治疗师的主要工具。深度放松直接作用于紧张的肌肉从而获得全身广泛的放松，在临床康复中是非常有用的。

### 2．增强性（再训练性）

肌电生物反馈疗法旨在通过训练使患者自主地提高患肌的肌张力，增强肌肉功能，预防肌肉萎缩，使松弛肌肉的收缩功能得以恢复。例如，脊髓或周围神经损伤后，相应肢体的肌肉由于失神经支配而发生迟缓性麻痹，或因脑血管意外后遗症所致足下垂、伸腕、伸指困难等，均可通过肌电生物反馈训练增强患肌功能，改善症状。临床上多使用此种治疗方法。

在治疗足下垂时，将仪器的表面电极置于胫前肌表面（或用针电极刺入胫前肌），先在安静状态下记录起始的基准肌电位和声、光等信号特征，然后训练患者努力背屈踝关节。根据肌肉活动时仪器显示信号的变化，让患者反复练习，努力提高胫前肌的收缩功能，促使患足背屈。为了便于掌握对患肢的训练要领，常先将电极置于健侧的胫前肌部位，使患者体会治疗要求及仪器显示的信号变化情况。一般治疗训练进行 20 min，每天治疗 1 次，可连续治疗 10～20 次。

## 三、适应证与禁忌证

### （一）适应证

偏头痛、紧张性头痛、颈椎病、腰椎病、高血压病、失眠、神经症、焦虑症、痉挛性斜颈、脑卒中偏瘫、脊髓损伤及周围神经损伤等。

### （二）禁忌证

意识障碍和认知障碍者。

## 四、设备与用具

肌电生物反馈治疗仪，见图13-1。其他用品有75%酒精、导电膏、细砂纸、固定带等。

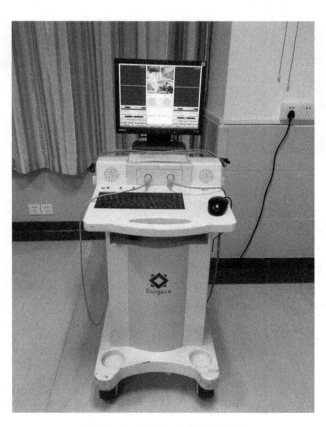

图13-1 肌电生物反馈治疗仪

## 五、操作方法与步骤

### (一) 治疗前准备

(1) 检查治疗仪各开关旋钮是否在位，能否正常工作，检查无误后开启治疗仪。

(2) 患者治疗前取舒适体位，暴露治疗部位，见图13-2，用肥皂水清洁拟安放电极部位的皮肤，再用75%的酒精脱脂；角质层厚的部位可先用细砂纸轻擦皮肤，再用75%的酒精脱脂。

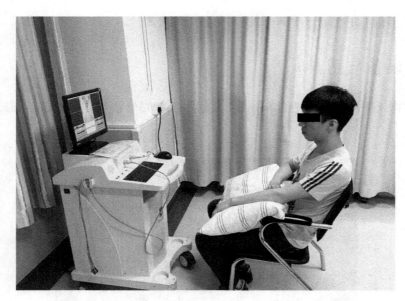

图13-2 患者体位

### (二) 治疗操作

(1) 放置电极。在电极表面涂以导电膏，固定于治疗部位皮肤上，若是一次性粘贴电极可直接贴于皮肤上。治疗头痛时电极放在额部，治疗肢体瘫痪时将电极放在患肢上。可将电极并列放于作用部位，或将电极放在相应特定的位置，见图13-3。将电极导线与治疗仪相连，调节好提示语音音量。

(2) 调节治疗仪。启动治疗仪，调节肌电基线，并调节达到基线的输出电流强度，见图13-4。

(3) 患者治疗过程。按治疗要求，由治疗师或治疗仪的指导语引导患者学会根据视听反馈信号，通过自我控制调节肌电电压，从而使治疗部位肌肉放松或紧张，见图13-5。

第十三章　生物反馈疗法

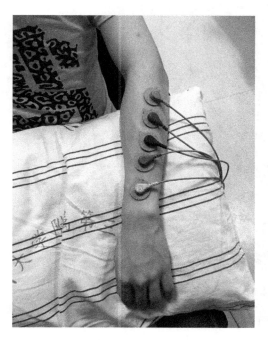 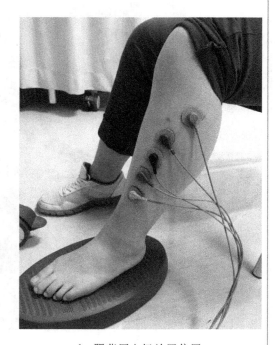

a. 伸腕电极放置位置　　　　　　　　　　b. 踝背屈电极放置位置

图 13-3　放置电极

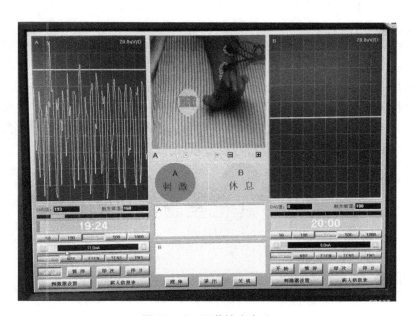

图 13-4　调节输出电流

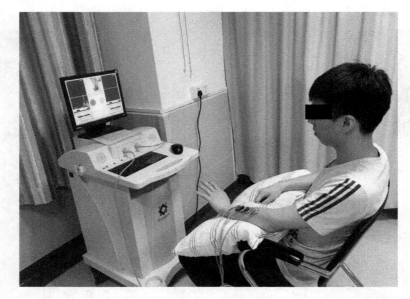

图13-5 患者治疗中

（4）治疗完毕把输出电流归零，从患者身上取下电极，关闭电源。

## 六、注意事项

（1）选取最佳的治疗电极与参考电极放置部位，治疗后在皮肤上做好记号，以便下次治疗时参考选取。

（2）治疗训练环境应安静，治疗时患者要集中注意力，仔细体会肌肉放松与紧张的感觉，注意视听信号和医技人员或录音带的指导语。

（3）治疗中治疗师指导语的速度、音调、音量要适宜。

（4）进行若干次治疗后，可让患者自己默诵指导语，按照在治疗室学会的感受和自我控制技术，在家中不用治疗仪进行自我训练，以强化认识和记忆，巩固疗效，最后过渡到完全不用治疗仪进行自我训练治疗。每日治疗训练可进行多次。

# 第三节 其他生物反馈治疗

## 一、脑电生物反馈

### （一）概述

脑电图有α、β、δ和θ4种基本波形。α波是正常人处于安静状态下的主要脑电波。

情绪紧张、焦虑，α波消失，而β波增多。θ波在人体欲睡时增大，在焦虑、失望时，也有发生。目前脑电生物反馈（EEG biofeedback）常用α波和θ波作为反馈信息，治疗时用声、光等反馈信息诱发α波，让患者认知信号特征，并努力增加α波的成分。θ波脑电生物反馈，是把增加θ波的分量作为训练目标。这种方法常用于精神抑郁、神经衰弱、失眠、癫痫等症。应用脑电生物反馈仪可训练患者产生特定的脑电节律。

### （二）治疗原理

在癫痫患者的治疗中，多采用加强感觉运动节律的方法。感觉运动节律是由大脑中央回诱发出来的脑电波，其频率为12～15 Hz，不具4～7 Hz的高幅θ波成分。一般认为，感觉运动节律的出现，意味着运动系统受到抑制。训练时要求患者必须注意仪器发出的反馈信号，一旦感觉运动节律出现，即刻让患者记住当时的信号特征。要求患者通过主观意念去寻求产生这种信号的状态和方法。通过训练，使患者脑电的感觉运动节律得到加强，同时使频率为4～7 Hz的脑电波受到抑制，从而使癫痫发作得到缓解。

### （三）治疗方法

治疗训练时，电极置于头部并让患者注意仪器显示的声、光反馈信号的变化，一旦特定的脑电节律出现即告知患者认清并记住当时反馈信号的特征。在治疗过程中，要求患者努力寻求发生这种信号时大脑和身体所有表现的活动状态，并逐渐诱导产生这种信号的方法。

## 二、手指温度生物反馈

### （一）概述

手指温度与肢体外周血管功能状态和血液循环有密切关系。当人体处于应急状态时外周血管阻力很大，血流减少，手指温度降低；在精神安定、情绪良好的状态下，手指温度升高。手指温度变化，可用热敏元件制成的温度传感器，红外线测量装置进行检测。

### （二）治疗方法

将温度传感器置于示指或中指指腹，用数字显示温度值，或用一排红、黄、绿三色彩灯显示温度变化方向、速度和大小，还可辅以音调指示温度的相对变化。患者在指导语和手指温度转变来的视、听反馈信号引导下，能逐步达到随意调节手指温度的升高或降低。

### (三）治疗原理

手指皮肤温度生物反馈疗法实质上是通过训练使患者能随意地降低交感神经兴奋性。缓解小动脉痉挛，减低动脉管壁张力，以使局部血液循环改善，皮肤温度升高。

### （四）临床应用

此法常用来治疗雷诺病。本病为血管运动神经功能紊乱所致的肢端小动脉痉挛。临床表现为四肢肢端对称性、间歇发作潮红并伴有局部寒冷、麻、针刺样疼痛等。情绪激动或受寒冷易诱发本病，多发于中青年女性。生物反馈一方面在于放松训练以对抗焦虑，另一方面在于升高局部温度。

治疗偏头痛时，将两个热敏电阻传感器分别置于前额和右示指。文献记载，经过反馈训练可在 2 min 内使皮肤温度上升 0.5 ℃，手部皮肤显著发红，偏头痛症状明显缓解。

## 三、血压生物反馈

### （一）概述

现代研究结果表明，相当部分的高血压病，是由于心理应激或中枢神经系统过度紧张造成的。因此，生物反馈治疗高血压病的前景乐观。

### （二）治疗方法

（1）治疗仪器由自动充气袖带和电子听诊器组成，治疗时将袖带固定于上臂，电子听诊器置于袖带下肱动脉表面。开始后仪器每分钟自动给袖带充气一次。根据仪器发出的科罗特科夫声将充气压力调节至 50% 的脉搏能通过袖带时的水平，此时的压力即相当于平均压。当袖带压力每增减 2 mmHg（266.64 Pa）时，科罗特科夫声相应增减 25%。根据仪器声音的改变患者就可以自主地调节血压的升降。

（2）使用自动测血压计治疗时，当出现科罗特科夫声时，让患者观察多导描记仪器上的记录。根据仪器显示的血压数值，指导患者努力通过主观意念调节血压的变化。

### （三）治疗原理

高血压病约占高血压患者的 90%，病因尚不明确，一般认为与遗传、饮食、体重及精神、情绪持续紧张等因素有关。生物反馈的训练，能降低交感神经兴奋性，使血中儿茶酚胺含量下降，周围血管扩张。对精神紧张、心理障碍等因素造成或加重的高血压病疗效显著。

## 四、心率生物反馈

### （一）概述

心率是自主神经控制的。正常人的心率为 70 次/min 左右，在精神松弛、心情平静的状态下，心率减慢；情绪激动、焦虑、运动或有其他刺激时，心率加快。此疗法多用于训练患者自主地控制心率和治疗心律失常。

### （二）治疗方法

治疗时通过电极将患者的心电引入生物反馈仪中。仪器以红、绿、黄 3 种指示灯的颜色来显示心率的快慢。当红灯亮时，表示心率较正常快，要告知患者设法减慢心率；当绿灯亮时，表示心率较正常慢，令患者设法加快之；黄灯亮时则表示心率正常或心率控制成功。仪器上的仪表刻度（0～100）用于表示训练成功的程度。患者根据指示灯的颜色变化调节自身心率，一般在训练开始时可先让患者学会通过意念增快心率，然后再学会减慢心率。每 4 min 交替 1 次。经反复训练，最后力求达到脱离仪器亦能自主地控制和调节心率。

### （三）治疗原理

情绪应激和强烈的心理冲突，可使交感神经张力增高，血中儿茶酚胺增多，增加心肌电的不稳定性而引发致命性心律失常或猝死。生物反馈则可以控制这类心理障碍引起的心律失常。由于情绪、睡眠得到改善，神经系统调节功能增强，冠状血管、外周血管得到扩张，从而可减轻心肌缺血状态，使心律失常得到改善。此法常用于治疗室性期前收缩、心动过速、心房颤动以及预激综合征等。

（李　鑫　李　奎）

# 第十四章 冲击波疗法

## 第一节 概  述

### 一、冲击波与体外冲击波的概念

#### (一) 冲击波

物理学上讲的冲击波是在介质中传播的机械波,具有声学、光学和力学的某些性质。比如原子弹的爆炸、重型炮弹的杀伤等,其主要致伤因子就包括冲击波,具有压力瞬时增高和高速传导的特性。

#### (二) 体外冲击波

治疗用体外冲击波(extracorporeal shock wave,ESW)是脉冲的声波而不是连续的超声波,是单向波而不是超声波的双向正弦波,实际包括开始超过正常大气压的高(正)压部分和低于大气压的低(负)压部分,其波形见图14-1。

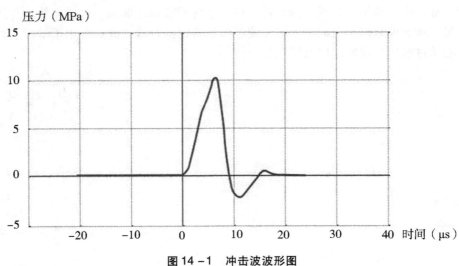

图14-1 冲击波波形图

## 第十四章 冲击波疗法

### （三）体外冲击波疗法

近年流行的体外冲击波和超声波其实同属于声波，都是依靠声波的机械能，通过与皮肤的直接接触，将能量逐层传递到皮肤、肌肉、骨与关节等深部组织，达到治疗的目的。利用体外冲击波治疗骨骼肌肉系统、神经肌肉系统或其他系统疾病的方法叫体外冲击波疗法（extracorporeal shock wave therapy，ESWT）。

### （四）体外冲击波的波源

体外冲击波的波源有聚焦和散焦两类。聚焦类包括液电式、电磁式和压电式。液电式是利用火花塞放电原理，电磁式是利用通电使金属膜片振动，压电式是利用反压电效应使石英晶体产生振动。散焦类通常为气压弹道式，是利用压缩空气产生动能来驱动金属弹道撞击探头底部的发射器。产生冲击波的波源类型见图14-2。

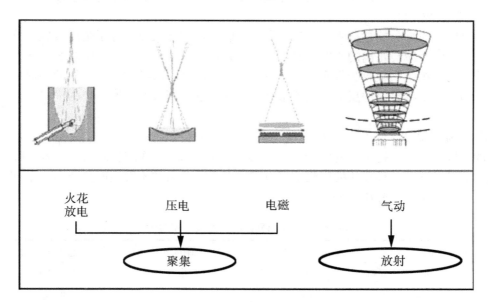

图14-2 冲击波波源示意图

### （五）体外冲击波的治疗深度

聚焦型冲击波超过大气压力的高压（正压）部分波幅可达 80～120 MPa（1 MPa = 10 Bar = 1000000 Pa）或更高，在人体组织中的冲击波波前区厚度为 1.5～6 μm，焦区长度约 60 mm，有效治疗深度约 120 mm；散焦类的气压弹道式冲击波由于不聚焦，所以衰减极快，峰值压力仅有 0.10 MPa，在组织中有效治疗深度为 20～60 mm。

### (六) 体外冲击波的治疗剂量

体外冲击波的治疗剂量大致分为大、中、小三级，大量约为 0.6 mJ/cm$^2$，中量约为 0.28 mJ/cm$^2$，小量约为 0.09 mJ/cm$^2$。聚焦型发生器可以有大、中、小剂量的输出，而散焦型发生器只能产生中、小剂量的输出。

## 二、治疗作用与原理

### (一) 体外冲击波在组织中的物理学过程

冲击波治疗仪辐射的声波必须由表及里，经过皮肤、脂肪、肌肉等各种介质逐层向深部推进。声波行进中遇到声阻抗不同的两种介质的界面时将发生吸收、反射、折射、透射等效应。这些过程的强弱决定于介质的密度、传播速度、声阻抗等参数。

**1. 吸收冲击波**

经过组织时部分能量被吸收，包括黏滞吸收、热传导吸收、分子弛豫吸收。穿透中冲击波的能量衰减与距离的 3 次方成正比。各种组织中含水分少的肌腱吸收最多，而含水分较多的软组织则吸收少得多。但是由于活组织的多层次结构，各结构的黏滞性和吸收性不同，加上各界面的反射，这些都是非线性参数，所以冲击波治疗的准确计量十分困难。

**2. 反射冲击波**

冲击波达到声阻抗不同的两种组织界面时发生的反射，可使第一介质的声压增加，吸收的能量倍增。两种介质的声阻抗没有多大差异时冲击波不发生明显作用。不同界面的声能反射和透射百分比见表 14-1。

表 14-1 不同界面的声能反射和透射

| 界　面 | 反 射 压 力 | 反射的声能 | 透射的声能 |
| --- | --- | --- | --- |
| 水—脂肪 | -5% | 0.25% | 99.75% |
| 脂肪—肌肉 | 11% | 1.2% | 98.8% |
| 肌肉—脂肪 | -11% | 1.2% | 98.8% |
| 肌肉—骨 | 44%～60% | 19%～36% | 81%～64% |
| 肌肉—模型骨 | 22% | 5% | 95% |
| 模型骨—肌肉 | -22% | 5% | 95% |
| 肌肉—空气 | -99.9% | 99.9% | 0.1% |

**3. 折射冲击波**

冲击波以不同入射角进入第二介质时会发生折射，因此，可以利用冲击波发生器聚焦声能。不同冲击波源（产品）的聚焦性能不同，不同位置信号的声强分布不同，电火花声源和压电声源的峭化程度也不同,所以不同仪器治疗效果的比较需要考虑这些因素。聚焦型冲击波的有效穿透深度为 12 cm,而散焦型冲击波的有效穿透深度通常只有 3 cm。散焦型冲击波治疗较之聚焦型冲击波治疗的优点是治疗面积大,不需要影像学的精确定位聚焦,不需要麻醉,费用也较低,治疗效果相同或略优。缺点是穿透深度较差,能量密度不能太大,适应证受到一定影响。

4. **峭化声波**

传播的速度与介质的密度有关。冲击波传播时局部的极高声压可使介质密度增加,介质密度增加则传播速度加快,使得后面部分的声波赶得上前面部分,形成典型的陡峭冲击波前沿。此时在 1～5 μm 的波前距离内可产生 100 MPa 的压力差,这是冲击波治疗最重要的作用因素。陡峭程度取决于声波的压力、聚焦和介质特性。在低衰减的介质如水中,冲击波仪发射的能量很低时即可发生峭化。但是在活组织中能量吸收较快,压力有相当的衰减,因此,需要高压或经过较长的传输距离才能峭化。

5. **空化冲击波**

冲击波的空化指的是在流动的液体中,因为压力差而在短时间内出现气泡的产生与消灭的物理现象,这是不稳定的空化,与连续超声波的稳定的空化不同。液体介质中有许多 100 μm 以下非常小的气泡核或裂隙,称为空化核,平时泡内外的压力相等。外部压力变小时,空化核变大至一定大小。而后外部压力迅速增加,气泡收缩并吸收能量。此能量够大时气泡向内爆炸而坍塌,储存的额外能量瞬间以十分猛烈的方式释放至周围的介质中,压力可达数百个大气压。冲击波在一侧压缩,特别是在接近界面一侧压缩时,气泡不对称坍塌,水流射向界面对侧。此种冲击波的射流速度可以达到 100～800 m/s 或更高,足以穿透铝板和塑料,其破坏效果远强于原发峭化的声波。

## (二) 体外冲击波对组织的生物物理和生物化学影响

1. **直接的撕裂作用**

冲击波的峭化和反射作用,使得在短距离内形成巨大的压力差,仅仅几个分子层的细胞壁难以承受如此大的张力,突出表现为细胞膜的分子间联系松动,管道和裂隙增宽。各种离子和分子的通道过分开放,破坏了细胞的正常代谢活动。被撕裂的不仅有细胞膜,也可以是线粒体和细胞核等细胞器的膜。在通过声阻抗没有很大差异的软组织时冲击波的直接效应不大。

2. **间接的空化作用**

空化的结果如同爆炸,发出微细的射流,射程可以达数十微米,直接粉碎细胞结构如细胞浆、肌动蛋白、波形纤维等,或者穿破血管壁而导致细微的针状出血。空化作用的高温产生的自由基也有重要的生物学意义。

3. **化学效应冲击波**

治疗可以产生一系列化学变化,最普遍的是产生自由基,导致细胞损伤。冲击波作用于不同的组织有不同的特异生物化学产物,但是这些化学因子产生的具体原因尚不明确,影响临床效应的机制也不明确。似乎它们是非特异性产生的,可能是生物膜通透性增高或整个细胞崩解的非特异性后果。最为容易被接受的观点是新生血管增加，血液循环改善，因而调节了各种组织的不同功能。

#### 4．热效应冲击波

冲击波治疗没有热效应。前述空化中的数百度的高温，只是非常局部的瞬间温度变化，对于整个组织或器官没有意义。

### （三）冲击波治疗的病理生理学作用

冲击波治疗的基本因素是在细胞水平上的力学刺激。低剂量冲击波可增加细胞、线粒体、粗面内质网、细胞核膜的通透性，导致胞浆空化，肌动蛋白和波形蛋白丝损害；高剂量冲击波可以导致严重的细胞坏死或崩解。其后的所有病理生理现象都是继发的。冲击波作用于不同的部位，引起的相应组织的反应各有其特异性。冲击波作用于任何组织均可造成局部微血管扩张、通透性增强，血管生长因子增加、血管内皮增生，新的微血管形成，但是不造成小动脉增加。在研究冲击波的治疗作用时总离不开血管生成和循环改善这一普遍的因素。

（1）对于钙化灶，高能量的冲击波可以直接作用于钙化灶的表面，由于液体和钙化灶界面的声阻抗差异巨大而被反射，在界面造成大的能量吸收，使钙化灶与周围介质的界面受到压力和张力。经过多次冲击波的反复冲击，钙化灶由于强度的限制终因疲劳而松动、分解或成片破碎，碎片进入关节囊后被吸收。空化效应使破碎作用更加明显。

（2）对于迟连接和不连接骨折，冲击波治疗的机制在于选择性破坏骨细胞，产生松质骨的微骨折，促使骨髓干细胞生长并向骨髓细胞分化，增加成骨细胞的增殖和分化。

（3）对于腱膜和肌腱的作用是冲击波在肌肉与骨之间的力的传导，触发修复过程。腱病是肌腱过度使用而愈合不当造成的，是变性过程，与腱炎的炎症过程截然不同。腱病的修复没有炎症细胞参与，所以很少有修复反应，而有非炎性腱内胶原变性、纤维排列紊乱变细、过多散在的血管增殖、纤维内黏多糖增加。缺氧性变性、黏液样变形、玻璃样变性都是终极阶段难以逆转的过程。使用冲击波治疗腱病是要引起胶原紊乱，触发修复过程。

（4）对于神经组织，冲击波作用于神经或神经细胞压力敏感的离子通道，可改变膜的离子流，从而改变兴奋性和刺激阈。

（5）镇痛作用。低强度的冲击波可以激活无髓鞘的 C 纤维产生超刺激，抑制痛觉传入；中等强度的冲击波可以直接阻断机械性（如瘢痕或增生骨的压迫）疼痛。立即镇痛效果的一种解释是冲击波抑制了释放内啡肽的疼痛感受器，破坏了末梢神经微管致痛介质的上流，另外一种解释是通过门控理论的脊髓水平抑制。二次镇痛是由于改善了局部血流，消除了炎症。但是需要注意到的是冲击波的镇痛是伴随着原发病的治疗的疼痛缓解。

（6）解痉作用。冲击波可以通过酶或非酶的途径产生 NO，而 NO 是周围神经肌肉接头构成和信号传递的调节物，可能是冲击波解痉的机制之一。

### （四）冲击波与超声波治疗效能的差异

冲击波治疗十分接近脉冲超声波治疗，它们的治疗原理没有本质的差别，适应证也基本相同。不过由于技术的进步和设备的改良，冲击波治疗的能量密度大幅度提高。传统治疗用超声波的频率大约 1000000 Hz，单个波宽约 1 μs，能量密度 0.00001 mJ/mm²，峰值压力 0.5 Bar。而冲击波单脉冲能量密度以 0.1 mJ/mm² 计，分布时间大约为 10 μs，峰值压力 500 Bar，能量密度和峰值压力均约为普通超声波治疗的 1000 倍。因此，冲击波治疗的效果明显优于超声波。

## 三、适应证与禁忌证

### （一）适应证

冲击波治疗本质上是破坏缺血组织的微结构，启动或促进其生理性修复过程。冲击波本身没有直接的化学作用。冲击波的治疗方法没有标准化，因此不提倡广泛扩大适应证，而应仔细观察，严密判定，防止弊大于利的情况发生。

冲击波治疗一般的适应证包括足底筋膜炎、跟腱炎、肩周炎、肱骨外/内上髁炎、软组织疼痛或钙化、骨折延迟愈合或骨不连等。近年，有人用于治疗心肌缺血和痉挛性瘫痪等。

### （二）禁忌证

冲击波治疗的禁忌证：血凝障碍、胶原性疾病、活动性结核；使用免疫抑制剂、全身衰竭；活动性感染（体温 38 ℃以上、C 反应蛋白 5 mg/dL 以上、白细胞 12000 K/UL 以上）、良性与恶性肿瘤或者局部有感染或开放伤、病理性骨折；阿尔茨海默病或其他脑病。生长期骨骺、治疗部位有重要神经、血管、星状神经节、妊娠的子宫、心区、脑区、睾丸区禁用。金属内固定物不在冲击波与治疗目标之间阻挡，不妨碍冲击波的治疗效果。

## 四、设备与用具

主机：体外冲击波治疗仪。主要配件：不同直径的多聚焦冲击波发射头和聚焦冲击波发射头，探头更换元件等。辅助用具：手推车（可在使用场所中自由推动）。耗材：耦合剂（减少声头与皮肤之间的声能损耗）；卫生纸（治疗后清洁耦合剂）。体外冲击波治疗设备与用具见图 14-3。

理疗技术

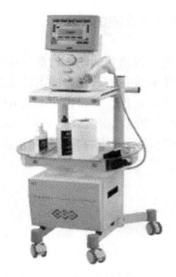

图14-3 冲击波治疗设备与用具

## 五、操作方法与步骤

### （一）冲击波治疗操作方法与步骤

冲击波治疗最大的作用部位处于特殊的组织界面，如软组织和骨头或软组织和肌腱之间，治疗操作比较简单，只需掌握以下6步：①通过按压，定位疼痛点或治疗部位；②手动设置治疗参数或使用预设处方；③涂抹耦合剂；④开始治疗；⑤观察患者反应，调整治疗；⑥治疗结束，清洁皮肤及探头，观察患者治疗后反应。主要操作方法与步骤见图14-4。

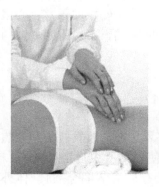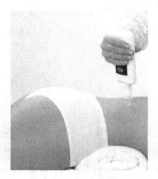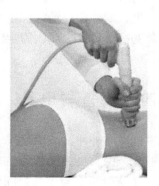

图14-4 冲击波治疗主要操作方法与步骤

## （二） 冲击波治疗参数与处方

（1）治疗压力通常为 1.5～5 Bar。
（2）一次疗程的脉冲数一般为 500～3000 个，取决于所需治疗的部位。
（3）频率 1～22 Hz 可调，取决于患者的耐受程度。
（4）疗程一般为 2～6 个，取决于所需治疗的部位和不同的病症。
（5）每个疗程之间的间隔建议 5～7 d，以帮助愈合。

注意：接受治疗后的 2～3 d，患者应避免进行运动；需治疗最疼痛部位的周围组织以达到治疗各个激痛点的目的。

## 六、注意事项

### （一）治疗部位

冲击波治疗宜聚焦于结石钙化点、肌腱附着点、肌腱压痛点、异常感觉点（痛或酸）、新鲜骨折线上下、骨不连线端面。散焦型冲击波则宜将患区置于波束的扇面之内。

冲击波治疗首先要通过触诊定位痛点或不适部位，而且痛点必须是恒定的。不能确定疼痛部位者如弥漫性疼痛或不合作者不治。冲击波不能用于治疗内有空气组织（肺）的区域，不能治疗靠近大神经、大血管、脊柱的区域或头部周围区。

### （二）能流密度

冲击波剂量最重要的参数是能流密度，一般冲击波治疗仪出厂时都标记有该仪器的焦柱深度、长度和宽度，焦区的能流密度。原始的概念是将剂量分为大、中、小 3 级。一般使用中小剂量，大剂量有明显的破坏作用，宜严格控制使用。大剂量治疗时疼痛明显，需要麻醉。小剂量用于心肌梗死治疗时需要特殊的治疗和监护设备。

### （三）冲击次数

冲击波剂量的另一个参数是冲击次数，次数愈多则作用愈大。有时低强度的多次冲击可以与中高强度的少次冲击取得同等疗效，但是也有时低能量密度的冲击波即使冲击次数无限增加也不一定能够达到高强度的效果。实际使用的强度和次数应当根据文献报道及自己的经验，既不可以盲从，也不可以冒险。

### （四）治疗密度和次数

冲击波治疗为破坏性治疗，其疗效有赖于后续的修复反应而不是立即的效果。因此，一般每周治疗1～2次。总的治疗次数依病情而定。一般3～5次可以达到最大的效果。如果治疗效果不断进步，则可以增加次数到疗效不再进步为止。也不要追求痊愈，因为文献报道的疗效都不是100%治愈。

### （五）疼痛或不适

冲击波治疗时都有程度不一、持续时间不定的疼痛或不适的感觉。如果没有这种感觉说明定位不正确或剂量不够，应加量治疗。治疗后疼痛反应在24 h以内消失者为剂量适当，可以继续。24 h后仍痛或疼痛加剧则为过量，宜于疼痛反应消失后减量再治。治疗后立即疼痛剧烈者可以予以喷雾麻醉，不会有后遗症，可以减量再治。

### （六）副作用

冲击波没有麻醉剂那样的特殊直接镇痛作用，有一定的副作用。因此，不能将冲击波治疗作为万能镇痛剂使用。体外冲击波治疗的副作用不多见而且轻微，有局部发红、水肿、疼痛或麻木。不过这些都可数天后自愈，不必处理，或者治疗后立即有疼痛、恶心、出汗、头晕、瘀斑、钝痛、麻木，但没有长久的不适，可以立即恢复活动，不耽误工作。

## 第二节　常见病症的冲击波疗法

### 一、可用冲击波疗法治疗的病症

#### （一）疼痛急性病症

持续时间不超过3个月的疼痛为疼痛急性病症。针对这些病症，冲击波疗法具有镇痛和消肿的作用，可促进微循环，提高局部新陈代谢，加速修复过程和放松肌肉。

#### （二）疼痛慢性病症

持续时间在3～6个月，甚至触发愈合机制的疼痛为疼痛慢性病症。针对这些病症，冲击波疗法具有放松肌肉、镇痛和抗水肿作用，可提高肌肉质量，强健肌肉结构，刺激血管舒张，促进局部新陈代谢和微循环，促进深层组织结构的再生和胶原蛋白的产生。

## （三）激痛点

激痛点是位于骨骼肌或肌筋膜的过敏性点，按压激痛点时可引起疼痛、压痛或自主现象。超过60%的疼痛患者都具有激痛点症状。冲击波疗法治疗激痛点是通过放松肌肉、促进微循环、增加新陈代谢率，产生镇痛和抗水肿作用。适应证包括腰脊柱疼痛、腰椎坐骨综合征、尾椎骨骨折、痛肩、颈部和膝部疼痛、头痛、偏头痛、眩晕。

## （四）钙化

骨头与肌腱附着处钙化突出可引起广泛疼痛，限制或妨碍肢体灵活性。冲击波疗法可引起机械脱钙和刺激性长久性的生物化学脱钙。冲击波疗法还有显著的镇痛作用，可促进微循环和局部新陈代谢，具有改善营养和抗水肿作用。

## （五）起止点病

起止点病是指肌腱端炎症。如强直性脊柱炎、足底筋膜炎、跟腱炎等。

## （六）肌腱病

肌腱病是一种由于过度使用导致肌肉纤维微裂，并引起肌腱修复细胞增加和炎性细胞缺乏的疾病。该种情况会导致肌肉拉伸强度减小，增加肌腱断裂的可能性。

## 二、常见病症的冲击波疗法

### （一）足底痛

引起足底痛的最常见病因有两种：一种是足底筋膜炎，另一种是跟骨骨刺。

足底筋膜炎是一种由足底筋膜过度磨损或异常生物力学改变造成足底腱膜过度牵伸或短缩所引起的疼痛性炎症，该病症通常是由于长时间负重或活动突然改变所引起的。疼痛通常处于足底筋膜的跟骨附着部，早晨下地的第一步最为疼痛。

肥胖、体重增加、长期行走在坚硬路面上、鞋子无拱形支架或支架过小、不活动等原因都可能产生跟骨骨刺。跟骨骨刺本身并不可怕，可怕的是骨刺通常会引起疼痛。跟骨骨刺可通过放射检查（X射线）发现，通常患有足底筋膜炎的患者均有跟骨骨刺。跟骨骨刺包括一个钙化小尖，该钙化小尖处于跖腱膜与其连接的跟骨处。跟骨骨刺是长期炎症的结果，并不是引起疼痛的根源。

冲击波治疗足底筋膜炎或跟骨骨刺示范见图14-5。

有研究表明，冲击波治疗足底筋膜炎与跟骨骨刺的成功率达80%以上。冲击波治

理疗技术

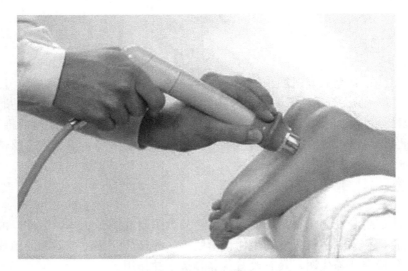

图 14-5　冲击波治疗足底筋膜炎或跟骨骨刺示范

疗跟骨骨刺前后对比见图 14-6。

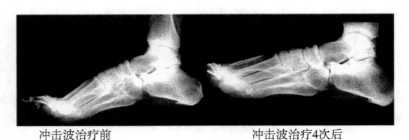

冲击波治疗前　　　　　　　　冲击波治疗4次后

图 14-6　冲击波治疗跟骨骨刺前后对比图

（二）跟腱痛

跟腱痛的最常见病因是跟腱炎。跟腱炎通常是由于过度使用患病肢体，特别是运动员在不理想的身体状态下进行训练所引起的。由于跟腱本身的血液供应不良，故本损伤愈合缓慢。冲击波疗法可显著提高跟腱部位的微循环和新陈代谢，加速跟腱愈合和炎症的消散，治疗示范见图 14-7。

（三）胫骨边缘综合征

胫骨边缘综合征是由于过度使用踝关节造成的，如在坚硬的表面上长期跑步和跳高，引起胫骨前肌腱急性炎症，导致小腿前面径骨外侧产生按压疼痛，尤以直腿屈踝时的疼痛和压痛最为明显。冲击波疗法对胫骨边缘综合征有较好效果，治疗示范见图 14-8。

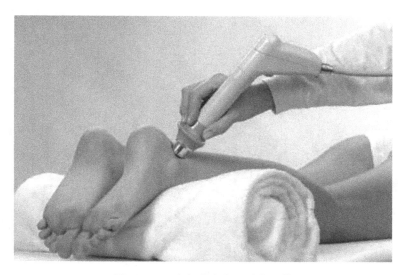

图 14-7　冲击波治疗跟腱炎示范

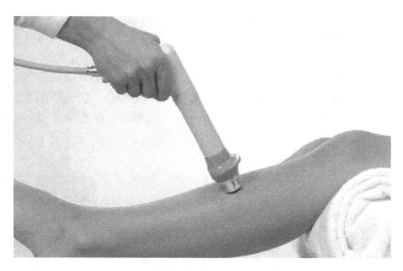

图 14-8　冲击波治疗胫骨边缘综合征示范

### （四）髌骨尖综合征

髌骨尖综合征，又称髌骨肌腱病或跳跃膝，是由于膝关节伸肌结构重复性超负荷所引起的过度使用伤害，常引起运动员髌下支疼痛。许多运动员均有此伤，在足球、排球、篮球、羽毛球等需要急速瞬时发力的运动项目运动员中尤为普遍。该病症除非停止运动，否则会因身体愈合机制的速度无法超过微小损伤的速度而不能痊愈。髌骨尖综合征冲击波疗法治疗示范见图 14-9。

理疗技术

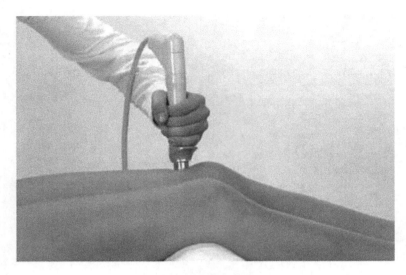

图 14-9　冲击波治疗髌骨尖综合征示范

（五）腘绳肌附着处疼痛

腘绳肌连接髋关节和膝关节两个主要关节，是膝关节的主要屈肌，并协同伸髋。腘绳肌紧张短缩往往是患者膝关节和脊柱病理状态的促成因素。腘绳肌附着处损伤疼痛非常常见，且对运动员成绩有非常重大的影响。腘绳肌附着处损伤冲击波疗法治疗示范见图14-10。

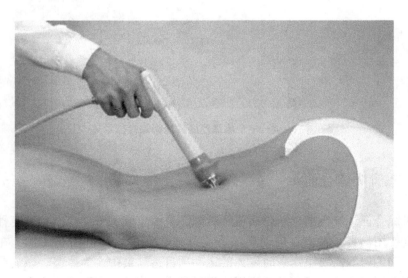

图 14-10　冲击波治疗腘绳肌附着处损伤示范

## （六）股骨大转子滑囊炎

股骨大转子滑囊炎是臀肌腱疾病所引起的转子滑囊发炎，常引起髋区和髂胫束疼痛。股骨大转子滑囊与其他滑囊一样，具有对与转子相近肌肉活动减震和润滑功能。有时，转子滑囊会由于类风湿性关节炎或损伤等引起发炎并产生疼痛。患有该病症的患者在行走时髋区疼痛，股骨上方按压疼痛，不能患侧卧位。中年妇女常患此病，传统疗法效果差，冲击波疗法效果较好，治疗示范见图 14-11。

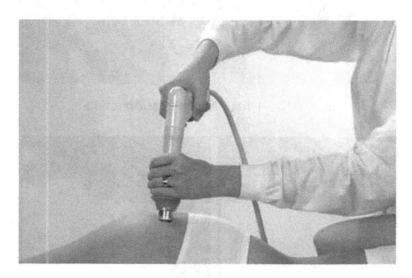

图 14-11　冲击波治疗股骨大转子滑囊炎示范

## （七）痛肩

钙化性肌腱炎、撞击综合征等都可引起痛肩，并且它们的症状紧密相连，或单独出现，或综合出现。如果肩袖和滑囊受到刺激而发炎或肿大时，肩袖和滑囊在肱骨头与肩峰之间就会受到挤压。手臂重复运动或肩部多年活动老化会刺激并磨损肌腱、肌肉和周围组织。损伤可能包括轻微发炎至肩袖大部分发炎，当肩袖肌腱发炎变厚时，其可能被卡在肩峰下，肩袖夹紧被称为撞击综合征。

钙化性肌腱炎是一种紊乱症，其特点为：可发生在身体所有肌腱，由羟磷灰石（一种磷酸钙结晶）沉积引起，通常发生在肩袖（肩部）肌腱中并引起疼痛和炎症。冲击波疗法现已广泛应用于治疗钙化性肌腱炎、撞击综合征等都可引起痛肩。治疗示范见图 14-12。

在德国的许多研究中，冲击波治疗使得 30%～70% 的患者的疼痛得到了缓解，20%～77% 的病例中钙沉积消失或散开，治疗前后对比见图 14-13。

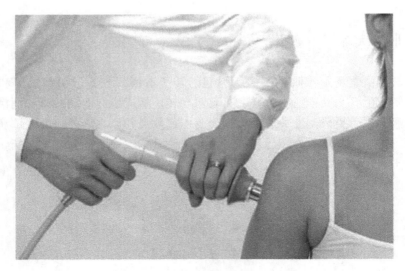

图 14-12 冲击波治疗肩部钙化性肌腱炎示范

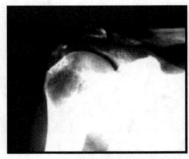 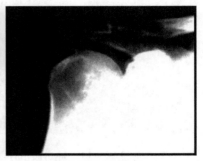

冲击波治疗前　　　　　　　　冲击波治疗3次后

图 14-13 冲击波治疗肩部钙化性肌腱炎前后对比图

## （八）肱骨上髁炎

肱骨上髁炎包括肱骨外上髁炎（网球肘）和肱骨内上髁炎（高尔夫球肘），都属过度使用症候群或重复伤害症候群，主要表现为腕伸肌或腕屈肌肌腱附着点——肱骨外上髁或肱骨内上髁的细微撕裂和炎症反应，肘外侧或内侧疼痛，腕伸肌或屈肌力弱。冲击波治疗肱骨外上髁炎示范见图 14-14。

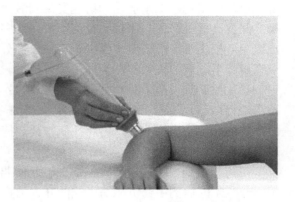

图 14-14 冲击波治疗肱骨外上髁炎示范

## 三、冲击波疗法的主要优点

冲击波疗法的主要优点：①快速缓解疼痛（一般只需3～5个疗程）；②高效（许多患者在第一次治疗后即感到疼痛减轻）；③治疗时间短（每个疗程只需 15 min）；④无须麻醉（低能的冲击波疗法耐受性好）；⑤无须药品；⑥适应证较广泛。

（李　奎）

理疗技术

# 中英文对照

| | |
|---|---|
| 超刺激电疗法 | ultrastimulation electro therapy，UE |
| 超短波疗法 | ultrashort wave therapy |
| 超激光疗法 | ultra laser therapy |
| 超声波疗法 | ultrasound therapy |
| 传导热疗法 | conductive therapy |
| 磁疗法 | magnet therapy |
| 达松伐电疗法，共鸣火花电疗法 | D'arson valsation |
| 低频电疗法 | low frequency electro therapy |
| 低温疗法 | hypothermia |
| 电疗法 | electro therapy，ET |
| 电睡眠疗法 | Electrosleep Therapy |
| 动磁场疗法 | dynamic magnetic field therapy |
| 动态干扰电疗法 | dynamics inter-ferential current therapy，DICT |
| 短波透热疗法 | shortwave diathermy |
| 感应电疗法 | farado therapy |
| 干扰电疗法 | interference current therapy，ICT |
| 高频电流 | high-frequency electrical currents |
| 高压低频电疗法 | high voltage pulsed current stimulation，HVPC |
| 功能性电刺激 | functional electrical stimulation，FES |
| 功能训练 | functional training |
| 光疗法 | phototherapy |
| 恒流电流、稳恒直流电 | direct current therapy，DCT |
| 红外线疗法 | infrared therapy |
| 肌电生物反馈疗法 | electromygraphic biofeedback therapy |
| 激光疗法 | laser therapy |
| 间动电疗法 | diadynamic electrotherapy，DE |
| 经颅磁刺激技术 | transcranial magnetic stimulation，TMS |
| 经颅微电流刺激疗法 | cranial electrotherapy stimulation，CES |
| 静磁场疗法 | static magnetic field therapy |

## 中英文对照

| 静态干扰电疗法 | static interferential current therapy, SICT |
| 静息运动阈值 | resting motor threshold, RMT |
| 可见光疗法 | visible light therapy |
| 冷冻疗法 | cryotherapy |
| 冷疗法 | cold therapy |
| 立体动态干扰电疗法 | stereo dynamic interferential current therapy, SDICT |
| 脑电生物反馈 | EEG biofeedback |
| 泥疗法 | mud-therapy |
| 热疗法 | heat therapy |
| 神经肌肉电刺激疗法 | neuromuscular electrical stimulation, NMES |
| 生物反馈疗法 | biofeedback therapy, BFT |
| 石蜡疗法 | paraffin wax |
| 手法治疗 | manual therapy |
| 水疗 | hydro therapy |
| 体外冲击波 | extracorporeal shock wave, ESW |
| 体外冲击波疗法 | extracorporeal shock wave therapy, ESWT |
| 体外反搏 | external counterpulsation |
| 调制中频电疗法 | modulated medium frequency current therapy, MMFCT |
| 透热疗法 | diathermy |
| 微波 | microwave |
| 物理因子 | physical agents |
| 物理治疗 | physical therapy or physiotherapy, PT |
| 压力疗法 | compression therapy |
| 音频电疗法 | audio frequency current therapy |
| 音乐-电疗法 | music-electro-therapy, MET |
| 正压顺序循环治疗设备 | sequential compress device |
| 直流电药物离子导入疗法 | electrophoresis |
| 中频电疗法 | medium frequency electrotherapy |
| 紫外线疗法 | ultraviolet therapy |

理疗技术

# 参 考 文 献

[1] 中国康复医学会. 常用康复治疗技术操作规范（2012 年版）［M］. 北京：人民卫生出版社，2012.

[2] 华桂茹，陈丽霞. 北京协和医院物理医学康复科诊疗常规［M］. 2 版. 北京：人民卫生出版社，2012.

[3] 何成奇，范建中，吴军. 物理因子治疗技术全书［M］. 北京：人民卫生出版社，2010.

[4] 吴军，张维杰. 物理因子治疗技术［M］. 2 版. 北京：人民卫生出版社，2015.

[5] 燕铁斌. 物理治疗学［M］. 2 版. 北京：人民卫生出版社，2013.

[6] 乔志恒，华桂茹. 理疗学［M］. 北京：华夏出版社，2005.

[7] 范振华，周士枋. 实用康复医学［M］. 南京：东南大学出版社，1998.

[8] 中华医学会. 临床技术操作规范——物理医学与康复学分册［M］. 北京：人民军医出版社，2012.

[9] 殷秀珍. 康复医学［M］. 北京：北京医科大学出版社，2002.

[10] 燕铁斌. 现代康复治疗学［M］. 广州：广东科技出版社，2004.

[11] 南登崑. 实用物理治疗手册［M］. 北京：人民军医出版社，2001.

[12] 郭新娜，汪玉萍. 实用理疗技术手册［M］. 2 版. 北京：人民军医出版社，2005.

[13] 乔志恒，范维铭. 物理治疗学全书［M］. 北京：科学技术文献出版社，2001.

[14] 窦祖林. 经颅磁刺激技术基础与临床应用［M］. 北京：人民卫生出版社，2012.

[15] 燕铁斌. 物理治疗学［M］. 北京：人民卫生出版社，2008.

[16] 朱贞国. 实用物理治疗学［M］. 南京：南京出版社，1997.

[17] 周然，张俊龙. 水疗［M］. 北京：科学出版社，2014.

[18] 邢更彦. 骨肌疾病体外冲击波疗法［M］. 北京：人民军医出版社，2007.

[19] AQIL A, SIDDIQUI M R, SOLAN M, et al. Extracorporeal shock wave therapy is effective in treating chronic plantar fasciitis: a meta-analysis of RCTs［J］. Clin Orthop Relat Res, 2013, 471 (11): 3645 – 3652.

[20] COLLINS E D, HILDRETH D H, JAFARNIA K K. A clinical study of extracorporeal shock waves (ESW) fortreatment of chronic lateral epicondylitis［J］. Current Orthopaedic Practice, 2011, 22 (2): 185 – 192.

[21] DIZON JNC, CONZALEZ-SUAREZ C, ZAMORA MTG, et al. Effectiveness of extra corpo real shock wave therapy in chronic plantar fasciitis［J］. Am J Phys Med & Rehabil, 2013, 92 (7): 606 – 620.

[22] ELSTER E A, STOJADINOVIC A, FORSBERG J. Extracorporeal shock wave therapy for nonunion of the tibia [J]. Orthop Trauma, 2010, 24: 133-141.

[23] GONKOVAA M I, ILIEVAA E M, GIORGIO FERRIEROC G, et al. Effect of radial shock wave therapy on muscle spasticity in children with cerebral palsy [J]. International Journal of Rehabilitation Research, 2013, 36 (3): 284-290.

[24] HAYASHIDENSO, KAWAKAMI KAZUYOSHI, ITO KENTA, et al. Low-energy extracorporeal shock wave therapy enhances skin wound healing in diabetic mice: a critical role of endothelial nitric oxide synthase [J]. Wound Repair & Regeneration, 2012, 20 (6): 887-895.

[25] ITOY, ITO, SHIROTO T. Cardiac shock wave therapy ameliorates left ventricularremodeling after myocardial ischemia-reperfusion injuryin pigs in vivo [J]. Coronary Artery Disease, 2010, 21 (5): 304-311.

[26] JEAN-MARC D, GUIDO C, ANDREA T. Treatment for painful calcified chronic pancreatitis: extracorporeal shock wave lithotripsy versus endoscopic treatment: a randomised controlled trial [J]. Ann Rehabil Med, 2014, 38 (4): 523-533.

[27] KIM I G, LEE J Y, LEE D S, et al. Extracorporeal shock wave therapy combined with vascular endothelial growth factor-c hydrogel for lymphangiogenesis [J]. Journal of Vascular Research, 2013, 50: 124-133.

[28] MENSE S, HOHEISEL U. Shock wave treatment improves nerve regeneration in the rat. Muscle & Nerve, 2013, 47 (5): 702-710

[29] MORI L, MARINELLI L, PELOSIN E, et al. Shock waves in the treatment of muscle hypertonia and dystonia [J]. Bio Med Research International, 2014, 19: 637450-637450.

[30] NOTARNICOLA A, TAMMA R, MORETTI L, et al. Effects of radial shock waves therapy on osteoblasts activities [J]. Musculoskeletsurg, 2012, 96: 183-189.

[31] SHAMY E L, MOHAMED S, AHMED M, et al. Effect of extracorporeal shock wave therapy on gait pattern in hemiplegic cerebral palsy: a randomized controlled trial [J]. Am J of Phys Med & Rehab, 2014, 93 (12): 1065-1072.

[32] SOHN M K, CHO K H, KIM Y J, et al. Spasticity and electrophysiologic changes after extracorporeal shock wave therapy on gastrocnemius [J]. Ann Rehabil Med, 2011, 35 (5): 599-604.

[33] 谭维溢. 对高频电疗法的认识和应用中的常见误区的解析 [J]. 中华物理医学与康复杂志, 2006, 28 (12): 861-863.

[34] 李秋革, 李贺芝. 超短波在临床疾病治疗中的研究进展 [J]. 中国社区医师, 2011, 13 (34): 17-18.

[35] 谢志刚, 谭维溢. 超短波治疗剂量的电极间隙调节方法探讨 [J]. 中华物理医学与康复杂志, 2003, 25 (5): 316.

[36] 叶冬梅, 白跃宏. 金属植入物对高频电疗法热效应的影响 [J]. 中华物理医学与康复杂志, 2014, 36 (3): 224-226.

[37] 周建,陈克明,葛宝丰,等. 电磁场的应用与研究进展 [J]. 现代生物医学进展,2011,S2:5162-5167.

[38] 陈兆和,余万东,周平,等. 冷冻疗法临床应用 25 年的回顾 [J]. 临床耳鼻咽喉科杂志,2001,15 (2):91-95.

[39] 陈崑. 冷冻疗法在皮肤病治疗中的应用 [J]. 中国麻风皮肤病杂志,2001,17 (2):124-125.

[40] 钱坤. 冷冻疗法进入新领域 [J]. 世界发明,2002,9:23.

[41] 杨燕珠. 液氮冷冻疗法在皮肤科的临床应用及护理 [J]. 广州医科大学学报,2002,2 (19):86.

[42] 鞠梅. 眼睑部皮肤病的冷冻疗法 [J]. 国外医学皮肤性病学分册,2002,28 (6):385-386.

[43] 王凯. 冷冻疗法在耳鼻咽喉科中的应用 [J]. 中国中西医结合耳鼻咽喉科杂志,2005,13 (2):93-94.

[44] 黄根娥. 冷疗法在家庭急救护理中的应用 [J]. 中国社区医师,2005,1:77-78.

[45] 王翔南. 生物反馈技术及其应用的新进展 [J]. 中华行为医学与脑科学杂志,2012,21 (6):574-575.

[46] 王庭槐. 生物反馈及其机理进展 [J]. 医学信息,2002,15 (10):610-614.

[47] 刘玲玲,冯珍. 肌电生物反馈的临床研究及应用进展 [J]. 中国康复医学杂志,2012,27 (3):289-292.

[48] 余雷. 脉冲电磁场治疗骨质疏松的初步研究 [D]. 广州:第四军医大学,2004.